RUNAS
— para la —
Bruja Verde

"*Runas para la Bruja Verde*, de Nicolette Miele, es una clase magistral con correspondencias que brinda un enfoque único y holístico a la mezcla de misterios rúnicos y herbalismo. Prepárate para ser guiada por la pasión y los conocimientos de Nicolette. Desde la introducción al formulario rúnico de aceites e infusiones hasta las botellas mágicas y demás, te encantará el sistema que presenta este libro. Colmado de folklore y aplicaciones medicinales, así como una visión muy personal e ingeniosas correspondencias, *Runas para la Bruja Verde* se volverá, sin duda, un referente clásico para el futuro".

NICHOLAS PEARSON, AUTOR DE
FLOWER ESSENCES FROM THE WITCH'S GARDEN
Y *STONES OF THE GODDESS*

"Este libro es como tener cuatro volúmenes sintetizados en uno solo. No solamente incluye información bien documentada sobre las runas, también ofrece correspondencias con propósitos mágicos para cada una de las runas del Futhark. Este completo grimorio herbal entreteje la magia de las plantas, en su conjunto, con relatos personales de la propia autora".

MAJA D'AOUST, WITCH OF THE DAWN Y
AUTORA DE *FAMILIARS IN WITCHCRAFT*

RUNAS
— para la —
Bruja Verde
UN GRIMORIO DE HIERBAS

Nicolette Miele

Traducción por Vrylak Faemana

Inner Traditions en Español
Rochester, Vermont

Inner Traditions en Español
One Park Street
Rochester, Vermont 05767
www.InnerTraditions.com

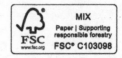

Inner Traditions en Español es un sello de Inner Traditions International

Título original: *Runes for the Green Witch: An Herbal Grimoire*, publicado por
Destiny Books, sello de Inner Traditions International.

La información contenida en este libro no pretende diagnosticar, tratar, curar, prevenir
ninguna enfermedad ni reemplazar el consejo médico profesional. Nunca ingiera ni
administre remedios a base de hierbas sin antes realizar una investigación y evaluación
exhaustiva de los posibles riesgos. Ni el autor ni el editor son responsables de ningún
mal manejo que resulte de la siguiente información de *Runas para la Bruja Verde*.
Practica siempre magia segura.

ISBN 979-8-88850-148-1 (impreso)
ISBN 979-8-88850-149-8 (ebook)

Impreso y encuadernado por Estados Unidos por Lake Book Manufacturing LLC.

10 9 8 7 6 5 4 3 2 1

Diseño por Virginia Scott Bowman y maquetación por Mantura Kabchi Abchi.
Este libro fue tipografiado en Garamond Premier Pro y Gill Sans con Geographica
Hand y Bradley DJR como tipos de letras de presentación.

Para enviar correspondencia a la autora de este libro, envíe una carta por correo a la
atención de Inner Traditions • Bear & Company, One Park Street, Rochester, VT
05767, y le remitiremos la comunicación, o pónganse en contacto directo con la
autora a través de **www.handfulofdust.com**.

Escanea el código QR y ahorra un 25 % en InnerTraditions.com.
Explora más de 2.000 títulos en español e inglés sobre espiritualidad,
ocultismo, misterios antiguos, nuevas ciencias, salud holística y
medicina natural.

Dedico este libro a mi abuelo Mark
y a la amada memoria de mis abuelas
Gloria y Donna.

AGRADECIMIENTOS

Agradezco especialmente a todos en Inner Traditions, a Richard Grossinger, Eric Benson, Sus Kushner-Benson papá, Kate Moran, Sean Möwer, J. J. Miele, Jaquan Smith, Larry Brooks, Lena Wilde, Judy Ann Nock, Michelle Stuart, Caelynn Hartwig, Amanda Ruth, Beth Songer, Omie, Lunar, Sabbath, Indie y a mi hijo Maddox, una de las personas más increíble que he conocido.

ÍNDICE

Primer Aett

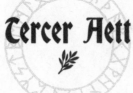

Segundo Aett

Tercer Aett

Normas generales de seguridad y recolección de plantas silvestres

Recolección de plantas silvestres. La adecuada identificación de una planta es crucial y puede salvar vidas. Las plantas tienen "dobles". Por ejemplo, la benigna zanahoria salvaje, conocida también como carrota, o *Queen Anne's Lace* en inglés, es casi idéntica a la cicuta, cuya ingestión puede ser letal. La única ligera diferencia entre estas dos plantas es la apariencia de sus tallos. Las guías de campo son especialmente valiosas para la recolección, y se pueden encontrar guías específicas para cada región. Además, hay *apps* para teléfonos inteligentes que permiten identificar plantas. Por seguridad y respeto a nuestros ecosistemas y al planeta Tierra, antes de recolectar plantas, por favor infórmate sobre cuáles son sobreexplotadas o están en peligro de extinción. Cuando las recolectes, es mejor cortar los tallos en vez de extraerlas desde la raíz, porque así les damos oportunidad de regenerarse.

Aceites esenciales. El uso tópico es el más recomendable para los aceites esenciales de las plantas y deben ser diluidos en aceites portadores. Su ingesta no es recomendable, porque pueden provocar más daño que bien. Siempre verifica las instrucciones de seguridad de un aceite antes de usarlo, sobre todo si estás embarazada, en periodo de lactancia o sufres de alguna enfermedad física.

INTRODUCCIÓN

Y al bosque me voy, para dejar atrás mi mente y encontrar mi alma.

JOHN MUIR

La magia verdadera y la brujería no son lo que solemos ver en las películas y la televisión. Desgraciadamente, las brujas de verdad no chasquean los dedos para lastimar a sus enemigos, y tampoco montan escobas y surcan los cielos en la noche. Son muchas las definiciones de magia y brujería, y las interpretaciones varían de persona a persona. El ocultista Aleister Crowley define la magia como "la ciencia y el arte de provocar cambios de acuerdo con la voluntad"*. El autor Christopher Penczak escribe: "La brujería es la construcción de un espacio sagrado en mí mismo, en mi vida y en mi entorno"†. Estoy de acuerdo con ambas afirmaciones y las resumo más o menos así: "la brujería es el proceso de búsqueda activa de los misterios y las fuerzas que operan detrás de la existencia misma". Algunos podrán argumentar que mi definición sugiere investigación científica, pero mi punto de vista es que la brujería es un mecanismo que sirve para explorar los fenómenos naturales aún no comprendidos.

La verdad es que no hay nada **sobre**natural en la magia; es tan natural como el sol, los árboles y los procesos de nacimiento y muerte. Antes de que la humanidad entendiera las mareas, las estaciones y las fases de

---

*Aleister Crowley, *Magia (K) en Teoría y Práctica,* (Madrid, España: Luis Cárcamo, Editor, 1973), 86.

†Christopher Penczak, *The Inner Temple of Witchcraft: Magick, Meditation, and Psychic Development* (Woodbury, Minn.: Llewellyn Publications, 2003), 3.

la luna, dábamos explicaciones sobrenaturales a dichos procesos, lo que dio origen a muchos de los dioses y diosas con los que aún trabajamos hoy. En la actualidad entendemos la ciencia que opera detrás de estas cosas y dejamos de etiquetarlas como sobrenaturales. En pocas palabras, la magia es un fenómeno natural que todavía no podemos comprender. Aun así, es practicada por muchas personas que intentan fervientemente entender esos fenómenos, o por lo menos vislumbrar qué significan.

Cuando se trata del significado de la magia, mi mente retrocede a algo que escuché en la canción *New Skin*, de Incubus, cuando era adolescente. Es una cita del arquitecto y filósofo Buckminster Fuller que dice: "Hasta el siglo veinte, la realidad era todo aquello que los humanos podían tocar, oler, ver y oír. Pero desde la aparición del espectro electromagnético, los humanos aprendieron que aquello que pueden tocar, oler, ver y oír es menos de una millonésima parte de la realidad". **Menos que una millonésima parte de la realidad.** ¡Una millonésima parte! Creo que la primera vez que escuché eso, mi mente explotó. Y hoy me sigue ocurriendo lo mismo, cada vez que pienso en ello. Hay mucho más en el mundo y en el cosmos de lo que jamás podremos conocer, y no poco ocurre justo frente a nosotros, lo cual no deja de ser una idea fascinante, pero a la vez frustrante. La sola cita de Buckminster Fuller me lanzó a una gran misión: la búsqueda de las partes de la realidad que no podemos percibir fácilmente. Fue eso y la *Alegoría de la caverna*, de Platón, que en mi opinión esboza una idea similar. Esta misión inevitablemente me llevó por la vía rápida hacia la práctica de la magia... y no he parado desde entonces.

Esta es una época interesante para ser bruja. Ya no tenemos que preguntarnos cómo aprender nuestras artes y, mejor aún, no tenemos que preocuparnos de ser quemadas en una hoguera. Aunque estoy segura de que todavía existe gente malhumorada que no dudaría en utilizarnos como malos ejemplos. **¡Pues, mal por ellos!** Otra ventaja que tenemos como modernos practicantes es que tenemos a nuestra disposición una impresionante gama de herramientas para ayudarnos en nuestros hechizos y rituales. Somos afortunados de vivir en un tiempo en que no escasea la venta de artículos metafísicos, en tiendas físicas o en línea, con una variedad que asombraría a nuestras predecesoras mágicas. Con internet a nuestro alcance, estas herramientas propias del oficio ya no están limitadas por nuestra ubicación. No es preciso que vivamos en África para tener acceso al olíbano, ni hay que visitar el norte de Europa para entrar en contacto con el misticismo y las fuentes de conocimiento.

Los mercados relacionados con la nueva era, la espiritualidad y lo oculto están en auge estos días. De acuerdo con el Foro Económico Mundial, "[la espiritualidad] contribuye anualmente con alrededor de 1.2 billones de dólares al valor socioeconómico de la economía estadounidense, y no muestra signos de detenerse"*. Hoy, las comunidades espirituales experimentan la influencia del capitalismo, lo cual es inevitable debido a la creciente popularidad de estos temas, sin olvidar la imperiosa necesidad de las brujas de ganar dinero para poder sobrevivir.

Mi intención no es hacer sentir mal a los demás por cómo gastan su dinero. Al igual que mis maravillosas abuelas y predecesoras, soy una absoluta amante de las compras. En casa tengo una habitación privada para rituales (una "cueva de bruja", como mi hijo la llama), colmada de piso a techo de libros de ocultismo, runas, mazos de tarot, mazos de oráculos, cristales, estatuas de dioses, frascos de boticario llenos de hierbas y resinas y otras herramientas y chucherías varias. Honestamente, casi siempre parece que una tienda de ocultismo explotó dentro de esa pequeña habitación, lo cual **me encanta**. Sin embargo, a veces tengo que recordarme que debo tomar con calma la compra de velas y pensar si realmente necesito otro mazo de tarot. Aunque una parte de mí siempre fantasea con regalar todas mis pertenencias y mudarme a una pequeña y apartada cabaña en el bosque, donde pueda vivir completamente de la tierra, también soy realista y reconozco que mis cosas me gustan. Lo ideal es alcanzar un equilibrio y tener moderación.

La idea de este libro no solo surgió de mi pasión por el trabajo rúnico y la herbolaria, sino también de mi necesidad de practicar lo que predico y poner de nuevo a la naturaleza al frente de lo que hago. A final de cuentas, lo único que **realmente** se necesita es intención, enfoque y habilidad para generar y dirigir la energía. Pero para aquellos que, como a mí, les gusta emplear diversas herramientas o aliados

---

*Brian J. Grim, "Religion May Be Bigger Business Than We Thought. Here's Why". World Economic Forum (sitio web), Enero 5, 2017.

espirituales, la naturaleza ofrece siempre lo mejor de que dispone. ¿Y qué mejor manera de rescatar nuestras raíces que trabajando con las manifestaciones de la Tierra y el cosmos?

Lo que sigue es un rápido recuento preventivo respecto de las necesidades mágicas. A los once años adquirí mi primer libro de hechizos. Antes, mi único conocimiento sobre brujería era lo que había visto en la película de 1996, *Jóvenes brujas*, que sigue siendo una de mis cintas favoritas. Quedé totalmente cautivada por el personaje de Nancy, así que tomé la firme decisión de que, cuando creciera, sería como ella, excepto por lo que se refiere a su ira asesina y la locura final. Pero me estoy desviando del tema. A mi corta edad no era consciente del enfoque en la intención y en la energía. Asumía que la magia residía únicamente en las palabras, los ingredientes, las herramientas y las acciones rituales, como encantamientos y gestos sincronizados, hierbas, cristales, velas, etcétera. Me parecía que realizar hechizos y rituales no era diferente de cocinar; si se siguen las instrucciones al pie de la letra, es probable que el resultado sea exitoso. Me preguntaba: "¿Qué autoridad mágica dio a estos autores ocultistas las palabras exactas para que, en conjunto, hagan que un hechizo funcione? ¿Cómo sabían cuál es el ritual que hará que el chico lindo de la clase se enamore de mí?". Estas preguntas se grabaron en mi mente hasta que, eventualmente, me turbaron lo suficiente como para dejar atrás mis sueños de brujería juvenil. Decidí entonces que la magia era un fraude. ¡Y el hecho de que el chico lindo de la clase nunca se enamorara de mí, fue el último clavo en el ataúd!

No recuerdo el momento exacto en que entendí las cosas ni qué fue lo que desencadenó mi comprensión, pero fue muchos años más tarde que tuve un hallazgo que me dio el verdadero impulso: el poder de la magia no reside meramente en un grupo de palabras y movimientos coreográficos, sino más bien en **intención**, **concentración** y **energía**. Aprendí sobre la ley de la atracción, la magia imitativa, la magia contagiosa y las leyes herméticas. Me conecté con otras brujas y ocultistas y las cosas comenzaron a encajar. Cuando de hechicería se trataba, empezaron a ocurrir resultados exitosos.

Mi historia de decepción preadolescente y eventual epifanía pretende ser un recordatorio de que todos los rituales y hechizos que leas en este libro, o en cualquier otro de la misma materia, son simplemente sugerencias. No hay encantamientos que debas aprender palabra por palabra, ni hay combinaciones exactas de ingredientes o acciones que te aseguren que tendrá éxito tu magia. Y no importa cuán escrito en piedra pueda parecer un hechizo o un ritual, todos son adaptables. De hecho, te invito a modificar hechizos ya escritos para que encajen con tu estilo y necesidades personales o, de plano, crear los tuyos desde cero. No es necesario que sean sofisticados o complicados; algunos de los mejores hechizos son cortos y simples. Un ritual elaborado no sirve para nada si te enreda con muchas palabras y pasos que sólo te llevan a preguntarte si estás haciendo las cosas bien. La brujería es cuestión de creatividad porque, al final del día, lo que funciona para alinear los poderes que están en movimiento son tu voluntad inquebrantable, tu actitud y tu concentración. Todo lo demás solo sirve para asistirte en la generación, el fortalecimiento y el enfoque de esa energía.

En cuanto a los rituales conocidos que se emplean en la magia actual, en especial aquellos que pertenecen a la magia ceremonial, como el trazado del círculo, los rituales mayor y menor de destierro del pentagrama o la bajada de la luna, es importante recordar que fueron creados por humanos que simplemente se valieron de sus habilidades creativas e intuición. Ellos sintieron la energía de la planta, de la luna o de la estación, y la aplicaron de la forma que consideraron adecuada. Tú eres capaz de lograr lo mismo. Una pregunta que me hacen con frecuencia es: "¿Tienes un hechizo para...?" Y mi respuesta suele ser: "Sí, pero ¿por qué usar un hechizo mío si tú puedes crear uno propio?" Porque si bien existen pautas para la creación de hechizos, sigo creyendo firmemente que no existen reglas para ello.

Dicho lo anterior, espero que lo que halles en estas páginas te ayude a expandir tu conocimiento acerca de las diversas practicas esotéricas, y que descubras que incluso aquellas que parecen ser independientes pueden trabajar en conjunto de manera armoniosa. *Runas para la Bruja Verde* es una obra organizada en veinticuatro capítulos principales, cada uno dedicado a una runa del Futhark Antiguo, y en cada capítulo compartiré las plantas asociadas y cómo han sido usadas tradicionalmente, tanto en la magia como en la medicina. También incluyo otras correspondencias, como con el tarot, los planetas y diversas deidades, a fin de proporcionarte más ideas en caso de que decidas explorar otras combinaciones de sinergia mágica, lo cual te animo a hacer. Aprender correspondencias básicas es una base fantástica para quienes desean crear sus propios hechizos y rituales.

En este libro nos enfocaremos en plantas y runas, las cuales tienen mucho en común. Como cada planta, las runas nórdicas son microcosmos que contienen los planos del macrocosmos. Ambas son manifestaciones de las energías cósmicas y terrestres, así como reflejo de las dinámicas y misteriosas fuerzas de la naturaleza. Si bien las runas no emergen de la tierra, como las plantas, estos símbolos ancestrales son, sin duda, producto de la interacción divina con los humanos y de la incapacidad de la humanidad de antaño para explicar las fuerzas de la naturaleza y su fascinación por los elementos y las estaciones.

Ambas, runas y plantas, poseen la capacidad de curar y dañar. Parafraseando al afamado alquimista Paracelso: "La diferencia entre medicina y veneno está en la dosis". Este importante aforismo nos recuerda que debemos evitar la tentación de etiquetar a las runas, a las plantas o a la **naturaleza** como intrínsecamente "malas" o "buenas". Todo tiene un espectro y tales generalizaciones despojan a estos receptáculos espirituales de su complejidad.

Aunque solo hay veinticuatro runas, en comparación con las casi cuatrocientas mil especies de plantas en la Tierra, tanto unas como otras ofrecen usos y conocimientos infinitos, y ambas nos llevan de lo mundano a lo extático. Las dos pueden ayudarnos en la magia y los rituales, y poseen la espiritualidad primigenia de la naturaleza. Unas fortalecen a las otras, y la sinergia de las dos prácticas equivale a una suma mayor que las partes. Cuando las combiné, mi práctica personal comenzó a tomar verdadera forma. Fue un momento de revelación que no quería guardar exclusivamente para mí. En última instancia, el propósito de este libro es resaltar las fortalezas de la magia sinérgica mientras se fomenta una verdadera conexión, o reconexión, con la *raison d'être* o razón de ser de las brujas: la naturaleza. A través de las runas y las plantas, que se complementan bellamente unas a las otras, honramos el espíritu salvaje que reside en cada uno de nosotros.

La magia de las plantas

Solemos aprovechar el poder de las plantas de muchas maneras. Las consumimos, nos bañamos con ellas, engalanamos nuestras casas y patios con su presencia, las quemamos como incienso y creamos medicinas y mezclas mágicas, como tinturas, pociones, óleos rituales y otras preparaciones encantadas. En el ámbito de la curación, las plantas pueden usarse para tratar casi cualquier cosa, desde la ansiedad hasta la caspa, y desde la indigestión hasta un corazón roto.

Si eres nuevo en el trabajo con hierbas o en la magia en general, probablemente te preguntes cómo es que una hierba puede servir para sanar un corazón roto... Es una buena pregunta. Como todo en la naturaleza, las plantas poseen energías y vibraciones que afectan al cuerpo, la mente y el espíritu. Para dolencias del corazón podemos recurrir al espino, que tiene gran afinidad con la salud cardiaca. Estudios clínicos demuestran que las bayas de espino benefician al corazón en más de una forma, pues apoyan el tono muscular, mejoran la circulación, reducen la tensión y energizan las células. Estas energías notables, que se centran en el fortalecimiento físico del corazón, también se prestan para los asuntos emocionales, como el amor, la alegría y el duelo. No cabe duda de que nuestros pensamientos afectan nuestra salud. Piensa en los síntomas fisiológicos del estrés. La carga de un gran duelo, por sí sola, puede causar un agrandamiento repentino de los músculos cardiacos, lo que resulta en insuficiencia cardiaca. Es una condición rara llamada cardiomiopatía de Takotsubo, o síndrome del corazón roto, y es tan solo un ejemplo de cómo los diferentes niveles que componen el "yo" interactúan de manera energética. El ingeniero e inventor Nikola Tesla dijo una vez: "Si quieres encontrar los secretos del universo, piensa en términos de energía, frecuencia y vibración"*. Y es así, precisamente, como llegamos a entender la manera en que las plantas sanan, y lo hacen holísticamente.

El estrés es una respuesta de baja vibración en la mente que irradia bajas frecuencias hacia todo el cuerpo físico. La depresión, que hoy en día afecta a casi diez por ciento de los estadounidenses, puede manifestarse en una serie de síntomas físicos, como fatiga, dolor de pecho, muscular o de cabeza, indigestión y más. El nerviosismo puede causar sudoración y la excitación que conlleva genera una fuerte detonación de energía. Probablemente conozcas la máxima que reza: "Eres lo que comes". Si tal fuera el caso, ¡yo sería poco más de metro y medio de pizza! Igual de cierto (si no es que más), es que **uno es lo que piensa**. Lo que pasa en la mente pasa en el cuerpo. Como es arriba, es abajo. Como es el universo, así es el alma.

A medida que avances en el conocimiento de los perfiles de las plantas, descubrirás que sus virtudes mágicas y medicinales tienden a traslaparse, y que entenderlas no siempre es tan fácil como interpretar la forma de una baya de espino. Sin embargo, muchas veces la sola apariencia de una planta puede darnos pistas sobre sus beneficios. A esto se le llama Teoría de las Signaturas, y establece que las plantas que se asemejan a alguna parte del cuerpo pueden usarse para tratar dolencias en dicho lugar, porque hay similitudes entre la forma y sus funciones. Un ejemplo es la pulmonaria, planta históricamente utilizada como tratamiento contra diversas dolencias respiratorias, como la bronquitis y el asma. La pulmonaria recibe su nombre por la forma de sus hojas, que supuestamente se asemejan a... Adivinaste, ¡a los pulmones! Por otro lado, las flores de la clitoria claramente semejan una vulva, con clítoris y todo, y efectivamente sirven para tratar problemas vaginales, además de funcionar también como afrodisiaco.

A medida que avances en tu conocimiento de las plantas y aprendas aplicaciones tradicionales mágicas y medicinales, deberás tomar en cuenta que al igual que las personas, las plantas son extraordinariamente complejas. Si en alguno de tus estudios herbales encuentras poca o nula información sobre los beneficios de alguna planta, no es

---

*Goodreads (sitio web), "Nikola Tesla > Citas".

porque no los tenga, más bien es porque aún no ha sido examinada y documentada a detalle.

Es importante considerar también que el valor de las plantas va más allá de la magia y las dolencias para las cuales son "buenas". Las plantas son seres inteligentes y espirituales. Tal vez no tengan voz como nosotros, pero es un hecho que se comunican con nosotros, con su entorno y entre ellas mismas. Estudiarlas solo desde la perspectiva clínica, impide que conozcamos todo su potencial. Por eso debemos experimentarlas en la naturaleza y escucharlas con el espíritu, no con los oídos. Abundaremos en este tema más adelante.

Aunque prefiero tener un acercamiento holístico a la herbolaria, en este libro he separado lo mágico de lo medicinal, para presentar claramente las diversas formas en que cada planta ha sido utilizada en la antigüedad. Una vez que tengas la información pertinente, podrás unificar lo espiritual con lo físico y lo tradicional con lo contemporáneo, y eliminar las fronteras entre magia y medicina, pues no están separadas en absoluto.

Para aprender sobre una planta en específico, recomiendo comenzar por dedicarle tiempo a solas; una forma de hacerlo es bebiéndola como infusión simple. Solo asegúrate de que su consumo sea seguro. Una infusión simple no es más que una hierba macerada en agua caliente. Sé consciente mientras la bebes y concéntrate en su sabor, su temperatura y aroma. Pregúntate cómo te sientes al ingerir no solo sus componentes, sino el espíritu de la planta. ¿Qué sientes respecto de la hierba tras beberla diariamente durante una semana? ¿Y después de dos semanas? Aprende sobre su composición energética, dónde crece y sus correspondencias planetarias. Báñate con la hierba o quémala como incienso, después de averiguar si esas aplicaciones son seguras con esa hierba en particular. Si te apetece, lleva un diario de tus experiencias con la planta. ¿Bañarte con ella se sintió energéticamente diferente que beberla? Estas son formas de familiarizarte estrechamente con las plantas, más allá de solo estudiarlas.

La sutil comunicación entre los humanos y las plantas se basa en la intuición primigenia, y para acceder a ella muchas personas deben esforzarse hoy en día. En estos tiempos modernos existe una irritante desconexión entre la humanidad y la naturaleza, sobre todo en Occidente. Cuantos más avances tecnológicos conquista la humanidad, más nos alejamos de nuestras raíces, literal y metafóricamente. Por eso debemos esforzarnos más que nuestros ancestros para mantener la conexión, mientras que enfrentamos múltiples distracciones provenientes de todas direcciones. Cuando encuentres ese *algo* que fortalezca tu conexión con tus raíces, te invito a que lo conserves y le des prioridad. Resulta inquietante saber cuán fácilmente los aspectos espirituales de nuestras vidas pierden prioridad ante las mundanas rutinas diarias. Y no es algo intencional; simplemente estamos sobrecargados. No hay duda de que lo mundano debe tener su lugar, pero hay que equilibrarlo con lo espiritual. Descuidar el espíritu es descuidar una gran parte de lo que somos, la parte que es eterna y que no pertenece a este mundo. La Tierra es nuestro hogar, y es hermosa y mágica, pero es un hogar temporal. Quienes descuidan su bienestar espiritual pasarán por la vida sintiendo que algo les falta, como si tuvieran un vacío en espera de ser llenado y una necesidad que les corre por las venas. Esa necesidad es la razón por la que te encuentras en tu camino actual, la razón por la que escogiste este libro.

RUNAS DEL FUTHARK ANTIGUO

Los siguientes párrafos comprenden un desglose de los conceptos básicos de las runas del Futhark Antiguo y servirán, a manera de introducción, mientras avanzas a lo largo de cada capítulo y exploras las intrincadas características de cada runa. Espero que quienes se inicien en este tema continúen su aprendizaje sobre la historia, la mitología, las prácticas mágicas y las teorías de las runas.

La palabra **runa** deriva del gótico *runa,* que significa "misterio" o "secreto". La palabra *Futhark* es un acrónimo creado con las primeras letras de las primeras seis runas: **Fehu, Uruz, Thurisaz, Ansuz, Raidho** y **Kenaz.** El término **antiguo** simplemente distingue este conjunto de su sucesor, el Futhark Joven, cuyo predominio tuvo su auge durante la era vikinga. Este libro se enfoca en el Futhark Antiguo, el cual se cree fue creado alrededor del primer siglo de nuestra era. De hecho, en estos tiempos modernos el Futhark Antiguo sigue siendo el más utilizado.

Las runas del Futhark Antiguo poseen aplicaciones duales: sirven como letras de un "alfabeto" y como símbolos esotéricos espirituales. Debido a que los nórdicos antiguos dependían íntimamente de la naturaleza, que en invierno equivalía a un entorno muy hostil, los dioses y los mitos resultantes surgieron de la necesidad de la gente de lidiar y comprender las fuerzas naturales, todavía desconocidas. Las runas, por lo tanto, sirvieron como canal para tener una comunicación abierta entre lo divino y lo humano, con un lenguaje que ambas partes podían entender.

El Futhark Antiguo está constituido por veinticuatro runas, divididas en tres grupos de ocho runas cada uno, llamados *aettir,* el plural de la palabra *aett.* Cada *aett* lleva el nombre de una deidad nórdica y

11

comienza con la runa correspondiente a ese dios, siendo el primero el *aett* de Freyja o Freya; el segundo, el *aett* de Hagall, y el tercero, el *aett* de Tyr.

En cuanto al orden de las runas, ten por cierto que no es arbitrario. El Futhark comienza con los temas de la creación y el nacimiento de toda la vida en el universo, y termina con la iluminación personal de un individuo, algo similar a los arcanos mayores del tarot. Cada *aett* representa su propio tema universal. El *aett* de Freyja se refiere a la creación, instinto y supervivencia básica; el *aett* de Hagall representa el dinamismo, los obstáculos y lecciones de la vida; y, finalmente, el *aett* de Tyr nos lleva a través de las interacciones sociales, la virtud y la transformación espiritual.

Hoy día, las runas siguen siendo un método popular de adivinación. En la mayoría de las formas de adivinación, la interpretación deductiva de los objetos observados depende de la figura que adopten. Por ejemplo, muchos practicantes del tarot dan un significado opuesto si la imagen de una carta aparece bocabajo. Esta práctica ha influido en la adivinación rúnica y muchos lectores modernos de runas reconocen significados invertidos, conocidos como *murkstave*. La decisión de aceptar significados invertidos es cuestión de cada persona y de su intuición.

Si apenas estás aprendiendo sobre el trabajo con las runas, te recomiendo sacar una cada día. Lee acerca de la runa, llévala contigo, medítala y, al final del día, reflexiona sobre cómo puede jugar un papel en tu vida. Una vez que tengas más confianza respecto de sus significados, haz la lectura de tres runas, luego de cinco y así sucesivamente. Al hacer tu lectura puedes optar por sacar las runas de una bolsa cerrada con un cordel, una a la vez, y arrojarlas sobre una tela para ver cómo caen. Si todas tus runas son del mismo tamaño y color, puedes optar por colocarlas bocabajo y elegir tres al azar. Otra poderosa forma en que se puede manifestar la magia de las runas es si las combinas en sigilos, llamados *bindrunes* o "runas unidas", que no son otra cosa que hechizos en sí mismos. Un *bindrune* está formado por dos o más runas y representa la voluntad e intenciones del creador. Por ejemplo, si alguien busca conectarse y comunicarse con una diosa de la fertilidad, un *bindrune* de Ansuz y Berkana sería ideal. Para un viaje seguro conviene combinar

Raidho, Kenaz, Ehwaz y Elhaz. Existen incontables combinaciones y usos para todas las runas.

Respecto de los *bindrunes*, una pregunta que suelen hacerme mis clientes es: "¿Está bien si tal o cual runa aparece invertida?" La respuesta es "sí". Las runas invertidas o *murkstave* no se reconocen en las *bindrunes*, **a menos** que esa sea la intención del creador. Otra preocupación común es la inevitable inclusión de runas que no estaban destinadas a aparecer en un *bindrune*. En tal caso, le explico a la gente que esas runas no tienen poder, a menos que se les dé; de lo contrario, Isa estaría presente en cada *bindrune*. Si Isa aparece en un *bindrune*, no significa necesariamente que los poderes de esa runa estén presentes en la imagen. La figura que aparece debajo es ejemplo de un símbolo o *bindrune* que incluye ambas preocupaciones. Las runas previstas para este símbolo en particular son Mannaz ᛗ, Elhaz ᛉ y Raidho ᚱ, y fue creado como un sigilo de seguridad (Elhaz) para los viajes (Raidho) de una banda de músicos (Mannaz). Aquí vemos algunas runas no deseadas, como Gebo ᚷ, Dagaz ᛞ, Hagall ᚻ, Wunjo ᚹ, Sowilo ᛊ, Kenaz ᚲ, Uruz ᚢ, Teiwaz ᛏ, Ehwaz ᛗ, Eihwaz ᛇ, Nauthiz ᚾ, Laguz ᛚ y, por supuesto, Isa ᛁ. Mientras que algunas de estas runas no intencionadas respaldan el propósito del *bindrune* en general, como Gebo ᚷ, Wunjo ᚹ y Sowilo ᛊ, otras, de elegirse deliberadamente, podrían considerarse contraproducentes para un objetivo en particular. Por eso es fundamental tomar en cuenta lo siguiente: un sigilo no obtiene poder de la imagen en sí misma, sino más bien de la intención cargada en la imagen al crearla. En este *bindrune* también vemos un Raidho ᚱ invertido, y alguien que reconozca las runas invertidas, *murkstave*, podría interpretarlo erróneamente como un signo de desgracia durante el viaje. Así que insisto: a menos que esa sea la intención, que en este caso no lo era, su posición no pone en peligro el objetivo.

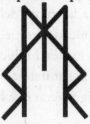

Cuando llegue el momento de que tengas tu juego de runas, recomiendo mucho que crees uno propio, especialmente para tu primer juego. Se cree que las primeras runas utilizadas para efectos de adivinación se tallaron en tiras de la corteza de árboles como el abedul, tradición que muchos practicantes siguen a la fecha. Sin embargo, no hay una regla sobre el tipo de madera con la que deben hacerse; de hecho, cualquier material natural servirá. Otros materiales populares son: piedra, hueso, conchas marinas y arcilla.

Para mi juego principal personal creé las runas a partir de la rama caída de un sauce llorón, mi árbol favorito, por demás mágico. Primero coloqué la rama en mi altar durante un ciclo lunar completo y la cubrí con diversos elementos para limpiarla y cargarla, como hierbas, cristales y amuletos. Una vez que terminó el ciclo lunar, comencé el proceso de cortar una runa de madera por día.

El primer día corté una sola pieza de la rama del sauce, pirograbé el trazo de Fehu solo de un lado, medité con ella y la cargué en un cuenco sonoro con hierbas y pequeños cristales, donde permaneció toda la noche. Hice esto a diario durante veinticuatro días, hasta que tuve completas todas mis runas. El día veinticinco realicé una consagración elemental y bendije cada runa con una mezcla del elemento Tierra (puede ser sal, tierra o hierbas); incienso, para el elemento Aire; una vela encendida, para el Fuego, y Agua Lunar, a la que agregué unas gotas de mi sangre con la ayuda de una cuchilla estéril. Entre quienes trabajan seriamente con runas, es una práctica común consagrarlas y teñirlas con su propia sangre, con la idea de facilitar el vínculo entre las runas y el practicante. Si no te sientes cómodo usando tu sangre, la saliva también funciona muy bien. El proceso descrito aquí fue el mío en particular, pero siéntete libre de usarlo o adáptalo y crea el tuyo. Solo asegúrate de hacerlo con total honestidad y sinceridad.

Tras esta introducción a las runas del Futhark Antiguo podemos comenzar a explorar sus afinidades con el reino vegetal y sus diversas aplicaciones en curaciones, rituales, hechicería y amuletos, así como su conexión con el espíritu de la naturaleza. Te invito a explorar el poder de las plantas y runas conmigo. Verás que hay mucho por descubrir.

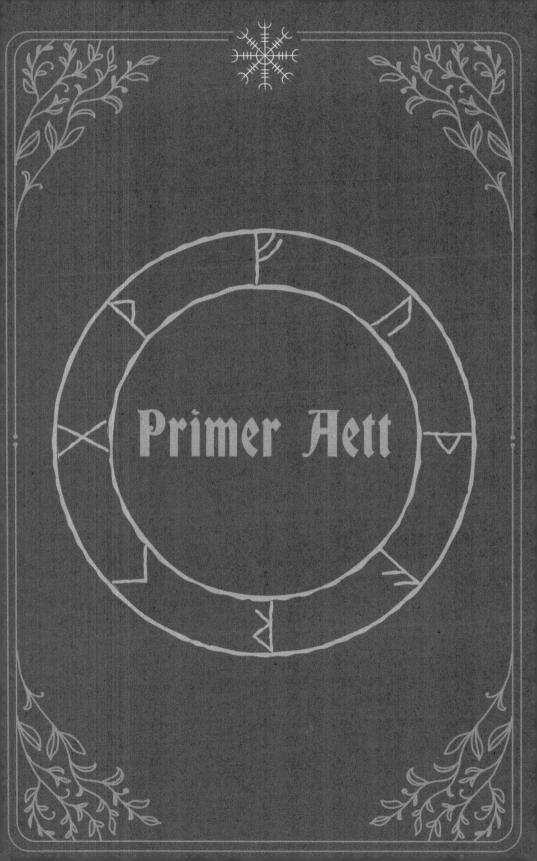

Primer Aett

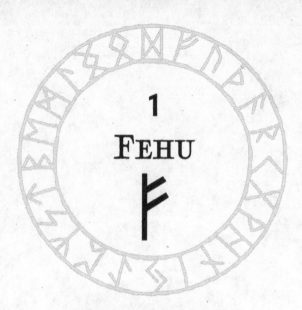

1
FEHU

Equivalente fonético: F
Finanzas, Carrera, Éxito

Fehu es fortuna, suerte y prosperidad.
Es éxito, fruto del duro trabajo y salud ideal.
Nos advierte que debemos ser cautos ante la avaricia
y compartir nuestras ganancias con los necesitados.

Comenzamos nuestro viaje rúnico con Fehu (se pronuncia *féju*), la primera runa del Futhark Antiguo y la *aett* de Freyja. En su forma más simple se trata de la runa del dinero y el éxito. Sin embargo, durante los primeros días de las runas representaba al ganado, medio principal de intercambio entre muchas culturas de antaño, incluyendo a los antiguos pueblos germánicos. El número de cabezas de ganado que poseía una persona o familia, dictaba su estatus financiero. Otros significados adicionales de Fehu incluyen: carrera, estatus social, productividad, fertilidad y buena salud. **Fehu** se traduce como "ganado" y es la raíz de la palabra inglesa *fee* o pago.

En la mitología nórdica a Fehu se le asocia con los hermanos divinos, Freyja y Freyr, deidades de la fertilidad, que junto con otros dioses y diosas con la misma atribución residen en el Vanaheim, uno de los nueve mundos que conforman el Árbol del Mundo. A la tribu de deidades nórdicas que habita este lugar se le conoce como los Vanir.

La relación de Freyja con la runa de la riqueza se refuerza mediante su título de Diosa de la Fertilidad y su afinidad por el oro. El oro forma parte de su posesión más preciada, el collar Brisingamen. Se dice también que llora lágrimas de oro.

Al igual que muchas culturas, los teutones (pueblos germánicos primitivos) tenían su propio mito acerca de la creación. Creían que antes de que existiera el cosmos solo había un abismo insondable llamado **Ginnungagap** o "abismo primordial". A partir del Ginnungagap, las turbulentas fuerzas del fuego, representadas por Fehu, y el poder del hielo, Uruz, se fusionaron para crear la vaca primordial, llamada Audhumbla, congruente con el tema bovino de Fehu. Audhumbla es la representación de la creación del orden a partir del caos. El segundo ser en existir fue el gigante Ymir, personificación del hielo elemental. Tras su muerte, el cuerpo de Ymir se convirtió en la tierra y el cielo; de su sangre surgieron los océanos, de sus huesos las montañas, y de su cerebro y cráneo las nubes y el cielo... y así, sucesivamente. Esta es, por supuesto, una versión muy simplificada de la historia, pero gracias a ella podemos entender mejor cómo Fehu representa diferentes temas, desde el ganado hasta la creación del cosmos conocido.

El elemento correspondiente a Fehu es el Fuego, pero también es una runa del elemento Tierra, íntimamente asociada a los aspectos materiales de la vida. Sin embargo, Fehu va más allá de los simples significados de dinero, riquezas y estatus, ya que abarca cualquier área de la vida, como las relaciones y la salud, por ejemplo, que pueden ser prósperas o carentes de abundancia. Fehu es la recompensa por el trabajo honesto y la perseverancia, y nos sirve como recordatorio de que debemos ser agradecidos por las riquezas que tenemos en vida, porque no están garantizadas y podemos perderlas en un abrir y cerrar de ojos.

Al considerar los significados de Fehu en una lectura, hay que recordar que sus revelaciones dependen, en buena parte, de la naturaleza de la pregunta y de las runas cercanas en una tirada. En las lecturas, Fehu tiende hacia los aspectos profesionales, finanzas, emprendimientos y comienzos creativos. Con Mannaz, puede referirse a una empresa grupal, mientras que junto con Gebo puede indicar la necesidad de compartir la riqueza o una deuda pendiente. Invertida, o en *murkstave*, la runa de la riqueza puede indicar avaricia, envidia, problemas financieros, mala salud, infertilidad o falta de creatividad. Socialmente, Fehu invertida puede referirse a una disminución de estatus o problemas en las relaciones. Energéticamente, Fehu busca proporcionar abundancia, al tiempo que advierte contra la avaricia, el materialismo, la pereza y el consumo en exceso.

Como mencioné antes, el significado de riqueza de Fehu no se refiere únicamente al dinero, sino a todo aquello que posea algún valor. Por ello debes hacer un balance en tu vida y determinar qué es lo más valioso para ti. Las respuestas más comunes incluyen a personas y animales que amamos, así como la buena salud, nuestro hogar, recuerdos familiares y la música y el arte, entre otras cosas. Pero si escarbamos un poco más, las respuestas pueden incluir paz mental, conexión espiritual, intuición, compasión y hasta honestidad, entre otras.

Si consideras que dar algo es un sacrificio, significa que tiene valor; así es como Fehu se relaciona con la importancia de las ofrendas. Honramos a quienes veneramos con objetos y **actos** de valor, como ritos y rituales, cánticos, música, baile y muestras de devoción. Las ofrendas son muy importantes dentro de la práctica mágica, pues demuestran que no estamos en esto solo para recibir. En mi caso, no me limito a hacer ofrendas a los espíritus que me ayudan, sino también a aquellos que pudieran obrar en contra de mis intenciones. Porque no es descabellado pensar que podríamos ofender involuntariamente a algunos seres en el trayecto, sobre todo al principio, cuando estamos aprendiendo.

A medida que leas los siguientes capítulos sabrás cómo puede ayudarte cada runa en el proceso de renaturalización, o *rewilding* en inglés, experiencia que ayuda a sanar la separación entre los humanos y el mundo natural. Tomando como base sus significados y energías, conocerás algunas de las formas en las que Fehu puede ayudar a fomentar una conexión más significativa con la naturaleza. Un ejemplo es la construcción de altares al aire libre; temporales o permanentes, son excelentes para honrar a la Tierra y a sus espíritus. Ni siquiera es necesario instalar una mesa; las rocas y los troncos de los árboles resultan perfectos para tal fin.

Tu altar puede ser tan simple o elaborado como elijas. Mi única recomendación tiene que ver con lo que dispongas sobre el altar: procura que los elementos estén hechos por completo de materiales orgánicos, en lugar de plástico o cualquier otro material que pudiera convertirse en basura si el viento lo lleva lejos. Ten cuidado de no dejar nada que pueda dañar la vida silvestre local, como "alimentos humanos" no disponibles en la naturaleza, principalmente alimentos procesados. Algunas opciones de lo que puedes incluir en tu altar o dejar como ofrenda son las runas y otros símbolos, tés herbales, agua fresca, semillas para los pájaros, flores, follaje, rocas, cristales, velas y figurillas de piedra.

Si crear un altar al aire libre no es una posibilidad para ti, ¡no hay problema! Yo vivo en la ciudad, así que un patio no es un lujo que pueda darme, al menos no un patio grande. Una de mis formas favoritas de honrar a la Tierra es visitar un parque local o cementerio y, en un lugar apartado, debajo de un árbol grande, dejar ofrendas similares a las que sugiero en el párrafo anterior. Si no tienes nada físico que ofrendar, una plegaria silenciosa de gratitud será suficiente. A algunas personas les gusta ofrecer partes de sí mismas, como mechones de cabello o incluso uñas. Visto de manera superficial, puede parecer que tales elementos carecen de valor; sin embargo, cada parte de nuestro cuerpo físico tiene algo de nuestra esencia o espíritu, que es lo más valioso de todo.

En cuanto a ofrendas se refiere, he escuchado en más de una ocasión que a muchos de los practicantes les preocupa no poseer elementos ó comida para ofrecer, lo cual es comprensible. Sin embargo, como ya apunté, las ofrendas pueden tomar la forma de acciones como cantar o bailar, o llevar a cabo tareas que apoyen la salud y la belleza de la Tierra, como recoger basura, reducir los desechos y caminar o andar en bicicleta en vez de manejar un auto, así como mantener un jardín. El poder de las palabras y los rituales es enorme, y a través de ellos podemos expresar toda nuestra devoción a la Gran Madre, sin pasar hambres ni quedar en bancarrota.

Respecto de tu altar, es importante recordar que es una extensión de lo más mágico y sagrado de todo: tú. El altar al aire libre debe reflejar tu práctica y tu relación con la Madre Tierra, pues representa un lugar de santidad donde puedes honrar y reunirte con los espíritus que te rodean. De hecho, el proceso de construirlo en solitario es un ritual en sí mismo, y lo mejor es hacerlo con plena conciencia y con toda tu intención y corazón. ¡Salve, Fehu!

CORRESPONDENCIAS DE FEHU

ELEMENTOS	Fuego y tierra
ZODÍACO	Capricornio
PLANETA	Júpiter
FASE LUNAR	Luna creciente
TAROT	As de oros y Nueve de oros
CRISTAL	Aventurina verde
CHAKRA	Sacro
DEIDADES	Fortuna, Freyja, Freys, Ganesha, Lakshmi y Tsai Shen
PLANTAS	Alfalfa, pimienta de Jamaica, cedro, potentilla, diente de león, musgo irlandés, menta y escaramujos de rosa

Las siguientes plantas han sigo escogidas para Fehu debido a sus asociaciones con el dinero y la riqueza material. Por lo que respecta a la magia para la abundancia material, verás que hay múltiples hierbas y plantas a tu disposición.

Alfalfa
(*Medicago sativa*)

La alfalfa es un antiguo miembro de la familia de las leguminosas, afín a la prosperidad y la abundancia. Su energía atrae la riqueza y, al mismo tiempo, ofrece protección contra la avaricia y las crisis financieras. La alfalfa ha sido, durante mucho tiempo, fuente clave de alimentación del ganado y en su momento fue una forma primaria de moneda, por lo que diversas plantas, como la alfalfa, permitieron que las familias mantuvieran su ganado saludable y ostentaran un estatus determinado. Coloca un poco de alfalfa en tu billetera o, si eres dueño de un negocio, en tu caja registradora para atraer clientes. Una forma simple y efectiva de trabajar con la alfalfa durante los rituales de abundancia es quemarla como incienso. Para aumentar su poder mágico, invoca el poder de Fehu entonando su nombre o dibujando la runa en tu cuerpo; para mejores resultados, hazlo con luna creciente o llena. Los jueves también son ideales, ya que están gobernados por Júpiter, planeta de la expansión. La fase de luna creciente es el mejor momento para cosechar alfalfa. Al igual que Fehu, la alfalfa no solo atrae la buena fortuna financiera; también favorece una salud inmejorable.

Virtudes medicinales

La alfalfa es un nutriente humectante rico en vitaminas y minerales clave. Medicinalmente, la alfalfa se usa para tratar la artritis, falta de apetito, ciertas debilidades y deficiencias minerales y la indigestión, además de depurar la sangre. Úsala con menta como fuerte remedio digestivo. La alfalfa ayuda a reducir el colesterol, lo que a su vez reduce el riesgo de sufrir ataques cardiacos. Su alto contenido de fibra ayuda a aliviar el estreñimiento y reduce la inflamación intestinal. Mejora la salud del metabolismo en general. Acciones: anticoagulante, antiinflamatoria, antioxidante, de sabor acre, diurética, estrogénica, galactogoga, laxante, nutritiva y útil para tratar heridas y úlceras, refrescante y humectante. La alfalfa está contraindicada para quienes toman medicamentos anticoagulantes o padecen lupus.

Pimienta de Jamaica
(*Pimenta officinalis*)

La pimienta de Jamaica es un potente imán de la riqueza y el éxito. Es un condimento culinario de uso común que puede imbuir en cualquier comida auspiciosas energías, lo cual representa una excelente forma de promover exitosos resultados durante una cena de negocios, por ejemplo. La baya seca y pulverizada es estupenda para vestir velas en hechizos para atraer el dinero. Las bayas secas enteras pueden añadirse a amuletos y saquitos de la abundancia. La pimienta de Jamaica nos anima a sentirnos dignos del éxito, motivando al practicante a esforzarse más para alcanzar sus objetivos. La función de los hechizos es aumentar la posibilidad de resultados positivos, pero es importante recordar que, como practicantes de la magia, también debemos poner de nuestra parte en el reino físico para alcanzar nuestros deseos.

Virtudes medicinales

La pimienta de Jamaica es la baya seca e inmadura del aromático árbol *Pimenta dioica*. Sus bayas contienen propiedades estrogénicas que ayudan a aliviar los diversos síntomas de la menopausia. Es antifúngica y puede usarse para tratar infecciones por levaduras. También es un fuerte digestivo utilizado para combatir diarrea, hambre excesiva y flatulencias, además de aliviar resfriados, fatiga, dolores musculares, dolores de cabeza leves y calambres menstruales. Acciones: analgésica, antibacteriana, anticancerígena, antiinflamatoria, antioxidante, antiséptica y antiviral. Cuidado: hay que evitar su uso durante el embarazo.

Cedro
(*Cedrus* spp.)

El cedro es sinónimo de fuerza, orgullo y abundancia. Se dice que este árbol confiere gran valentía en momentos de lucha y cambio. Como la alfalfa, se puede meter trozos pequeños de cedro en la billetera o ponerlos en la caja registradora para atraer un flujo constante de fondos. El cedro posee poderes de protección, no solo contra fuerzas dañinas, sino también contra los ladrones. El humo del incienso de cedro limpia el aura y la carga con energías vitales. También fomenta la comunicación con el mundo espiritual. Se pueden hacer varitas y bastones con la madera, pero aconsejo usar solo ramas caídas, pues causarle daño al árbol, según dicen, podría acarrear desgracias provocadas por los espíritus de los árboles y la tierra. Una de mis formas favoritas de usar el cedro es con romero, para hacer atados herbales y declarar: "Con Fehu y cedro, la riqueza atraigo. Mientras estén conmigo, dinero no me faltará".

Virtudes medicinales

El aceite esencial de cedro ha sido utilizado de muchas formas a lo largo de la historia: desde la elaboración de perfumes hasta en el proceso de embalsamamiento de los antiguos egipcios. Masajear el pecho con aceite diluido de cedro alivia la congestión. Aplicarlo al cuero cabelludo favorece el crecimiento del cabello, por lo que es muy benéfico para tratar la alopecia. También ayuda a reducir la caspa y la descamación del cuero cabelludo. En aromaterapia, el cedro se usa para aliviar la ansiedad y dar fortaleza durante las crisis. Acciones: antifúngico, antiséptico, antiespasmódico, astringente, descongestionante, diurético, expectorante, sedante y refrescante. Evita ingerirlo. Tampoco debe usarse durante el embarazo.

Potentilla
(*Potentilla canadensis*)

La potentilla, también conocida como cincoenrama o *five finger grass* (hierba de cinco dedos), tiene una larga tradición en la magia y el ocultismo. Favorece los sueños lúcidos y proféticos, sobre todo si se usa junto con hierbas que mejoran el sueño, como la milenrama, lobelia o artemisa. Con las energías expansivas de Júpiter a la cabeza, la potentilla potencia los hechizos de aumento y crecimiento. Se cree que la planta se cosecha mejor a medianoche, bajo la luz de la luna creciente. Si tienes un negocio físico, agrega potentilla al agua con que laves los pisos para aumentar las ganancias financieras. Como dato curioso, la potentilla genera ganancias abundantes para los pescadores, lo cual es maravilloso para quienes prefieren peces en abundancia que abundancia de dinero. Y quién no, ¿cierto?

Virtudes medicinales

Como astringente refrescante y tonificante, la potentilla alivia trastornos digestivos como el abotagamiento, gases, disentería y diarrea. Un enjuague bucal hecho con sus raíces alivia llagas en la boca, dolor de garganta y hasta dolor de muelas. Tradicionalmente, la corteza de la raíz se prepara como pasta de uso tópico para curar heridas, llagas, úlceras, contusiones y quemaduras solares. Acciones: antiinflamatoria, antiespasmódica, astringente, digestiva, febrífuga, vulneraria, refrescante y absorbente.

Diente de león
(*Taraxacum officinale*)

El diente de león, una de las plantas más fácilmente reconocible, crece en todo el mundo y es símbolo inequívoco de resistencia, gracias a su capacidad para crecer y prosperar en condiciones inadecuadas para la mayoría de las plantas, como en la orilla de las carreteras. Esta hermosa "mala hierba" decora millones de paisajes cada primavera, prometiendo días más cálidos y más luz solar. Sabiéndolo o no, muchos de nosotros hicimos magia con dientes de león en nuestra infancia. El ritual bien conocido de soplar sus livianas y plumosas semillas al viento significa que se llevan consigo nuestros más íntimos secretos. Como casi todas las hierbas solares, el diente de león tiene correspondencia con la salud, las riquezas y la vitalidad. El dinero y la magia curativa son algunas de las muchas formas de aprovechar su poder. Esta planta solar también tiene propiedades psíquicas que ayudan en el trance y la adivinación. Sus raíces están especialmente conectadas a Samhain, al inframundo y a la diosa Hécate.

Virtudes medicinales

Uno de los nombres comunes y más encantadores del diente de león es "meacamas", subrayando su poder diurético y desintoxicante. Aunque pocos querrían mojar la cama o su ropa, el aumento de la micción es benéfico en casos de infecciones renales y urinarias. El diente de león contiene niveles elevados de polifenoles, sustancias que previenen el cáncer. Dichos polifenoles se encuentran en mayor concentración en la flor y resultan útiles para tratar enfermedades cardiovasculares y neurodegenerativas, además de diabetes y osteoporosis. El diente de león también beneficia a la microbiota intestinal. Acciones: depurativo, anticancerígeno, antiinflamatorio, antioxidante, amargo, colagogo, desintoxicante, digestivo, diurético, hepatoprotector y refrescante. Evita la ingestión de la raíz si estás embarazada o amamantando. Las personas alérgicas al polen pueden sufrir irritación por el diente de león.

Musgo irlandés
(*Chondrus crispus*)

El musgo irlandés atrae la buena fortuna en todos los asuntos relacionados con el dinero y los negocios. Es una hierba ideal para los jugadores, por lo que sería buena idea llevar un poco de este musgo al ir a un casino. Seco, el musgo irlandés puede agregarse a saquitos, amuletos y botellas mágicas cuya intención sea atraer dinero. A los dueños de negocios físicos se les recomienda triturar la planta seca y espolvorear el polvo periódicamente en cada esquina de la tienda y en la caja registradora.

Virtudes medicinales

El musgo irlandés es un alga marina rica en nutrientes, que también sirve como sustituto vegano de la gelatina. Sus propiedades humectantes alivian la tos seca, dolor de garganta, irritaciones de la piel, infecciones urinarias y resequedad vaginal. El musgo irlandés contiene yodo, imprescindible para una función tiroidea saludable. Acciones: antiinflamatorio, emoliente, expectorante, laxante, mucilaginoso, nutritivo, refrescante e hidratante. Quienes tomen anticoagulantes deben evitar el musgo irlandés.

Pie de león
(*Alchemilla vulgaris*)

La primera parte del nombre latino del pie de león, *Alchemilla*, proviene de la palabra "alquimia", y destaca la capacidad de la planta para aumentar el poder y la efectividad de los procesos alquímicos. Esta planta mercurial se presta al éxito de los trabajos mágicos y es maestra de las artes metafísicas. De acuerdo con su nombre en inglés, *lady's mantle* (manto de dama), es de naturaleza femenina, por lo que se asocia con las diosas Gaia y Freyja. Esta planta es una aliada maravillosa para las mujeres que tratan de concebir. Se cree que el rocío matutino encontrado en el pie de león es especialmente potente, por lo que puede esparcirse sobre la cama o debajo de ella antes de tener relaciones sexuales con el propósito de concebir. Un *bindrune* de Fehu y Berkana es símbolo potente de la fertilidad. Se recomienda dibujarlo en una hoja de pie de león y guardarlo cerca de la cama; así aumentarán las posibilidades de quedar embarazada.

Virtudes medicinales

Como ya vimos, el pie de león tiene afinidad con la salud femenina. Es un valioso tónico uterino que trata eficazmente el sangrado menstrual abundante, dolores menstruales y secreciones vaginales. Si se toma como té caliente, resulta ideal para aliviar los calambres, el dolor de garganta y la tos. Sus propiedades astringentes alivian la diarrea y aceleran la curación de las heridas externas. El pie de león ayuda a aliviar alergias, reduce el colesterol y calma los dolores causados por la endometriosis. Acciones: antidiarreico, antioxidante, antiespasmódico, astringente, descongestionante, tónico uterino, vulnerario y absorbente. Debe evitarse durante el embarazo.

Menta
(*Mentha piperita*)

La menta me recuerda mi infancia, cuando jugaba en el jardín de mi abuela, poblado de esta hierba con aroma fresco. Era su remedio infalible para el malestar estomacal. Ahora que soy madre y practicante de la curación herbal, también lo he convertido en uno de mis remedios infalibles. Además de aliviar problemas estomacales, la menta se emplea tradicionalmente en la magia para obtener dinero y sanación, pues se encarga de eliminar las energías estancadas y atraer la buena fortuna al mismo tiempo. Unas ramitas frescas de menta esparcidas por toda la casa repelerán la mala suerte, los espíritus traviesos y las intenciones maliciosas. Con solo oler la menta, uno se siente renovado y cargado de alegría. Añade hojas de menta a un lavado de herramientas mágicas o repártelas por toda la casa para renovar energías y elevar el nivel de las vibraciones. El optimismo y la vitalidad de esta hierba también sirven para atraer el amor a nuestras vidas. Se recomienda quemar menta como incienso afrodisiaco.

Virtudes medicinales

La menta es aromática y estimulante. Comúnmente se usa en tés o aceites esenciales. Sus propiedades carminativas alivian el malestar estomacal y el exceso de gases. Como tintura, conviene tomarse entre comidas para favorecer una digestión saludable. La menta tiene efectos levemente analgésicos, benéficos para quienes sufren de dolores de cabeza o migrañas acompañadas de náuseas. Por otro lado, puede aumentar el ardor estomacal y los síntomas de la enfermedad por reflujo gastroesofágico. En preparación tópica, sus cualidades antimicrobianas ayudan a reducir los eritemas y a rejuvenecer la piel. Acciones: analgésica, anestésica, antibacteriana, antiemética, antiinflamatoria, antioxidante, antiséptica, antiespasmódica, antiviral, aromática, carminativa, colagoga, colerética, diaforética, digestiva, diurética, emenagoga, expectorante, inmunoestimulante, nervina, estimulante estomacal, vasodilatadora, vermífuga, refrigerante, calentadora y absorbente. Debe evitarse su uso en niños menores a los cinco años.

Escaramujos de rosa
(*Rosa canina*)

La combinación de las energías de Tauro y Libra hace que los escaramujos sean adecuados para la magia del dinero y amor. Carga los escaramujos con tu intención y agrega algunos a la billetera o al aceite para atraer dinero. Como fruto de belleza y abundancia, los escaramujos son ideales para asegurar emprendimientos creativos lucrativos, sea en el campo de las artes visuales y escénicas, o simplemente para escribir un libro, por nombrar algunas ideas. (En estos momentos estoy llena de escaramujos.) También son excelentes para agregar algo de dulzura y reconciliación a situaciones o relaciones amargas.

Virtudes medicinales

Los escaramujos son ricos en vitamina C y antioxidantes, además de que ayudan en la absorción de nutrientes. Suelen encontrarse en productos para el cuidado de la piel y pueden añadirse de manera beneficiosa, así como deliciosa, en remedios para el resfriado, gripe y fiebre. Debido a sus propiedades astringentes, son excelentes para resfriados "húmedos", ya que ayudan a secar el exceso de flema. Media cucharadita de jarabe de escaramujos es una manera agradable y dulce de aliviar el dolor de la dentición en los bebés. También son un maravilloso aditivo en remedios para la osteoartritis. Acciones: antibacterianos, antiinflamatorios, antioxidantes, astringentes, nutritivos y neutrales.

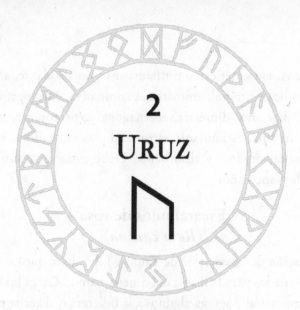

2
URUZ

Equivalente fonético: U
Fuerza, Energía, Salud

El uro es una bestia poderosa
inigualada en fuerza primordial.
Es el rey supremo en lo salvaje
y una fuerza sin restricciones.

La siguiente es la gran Uruz (se pronuncia *uruz*), la runa de los uros de largos cuernos, especie extinta de bovinos salvajes comparables en tamaño al bisonte moderno. El autor romano Tácito escribió que matar un uro servía como rito de paso a la adultez entre los jóvenes germánicos.

Con Fehu hablamos sobre el ganado domesticado; Uruz, por su parte, tiene que ver con sus parientes indomables. Al igual que los uros, Uruz representa fuerza, resistencia y ferocidad. Cuando visualizo el significado de esta runa tiendo a hacer la analogía del "toro en una tienda de vajillas de porcelana". También me evoca la naturaleza animal de la humanidad, que mayormente permanece enjaulada y oculta de la sociedad. Uruz contiene una salvaje y palpable energía. Si bien suele evocar fuerza física, también denota fuerza mental o espiritual. En el mito nórdico de la creación, Uruz representa el hielo primigenio que choca con el fuego de Fehu para dar pie al evento caótico que detona la existencia, lo que la ciencia moderna conoce como el *Big Bang*. El prefijo *Ur-* significa "proto" u "original".

Uruz es una runa de vitalidad y a menudo se aplica a la curación. Tanto Uruz como Sowilo, la runa del sol, son runas asombrosas para la curación. Cuando una colega en el trabajo con runas contrajo COVID, realizó un ritual de curación que consistía en dibujar a Uruz en ambos lados de su pecho, sobre sus pulmones. Cuando mi viejo perro *dachshund* se lastimó una pata, se la envolví en gasa inscrita muchas veces con esta runa mientras repetía un encantamiento de curación, todo acompañado de una visita al veterinario. En el plano de la herbolaria, Uruz es una runa con la que trabajo a menudo. La mayoría de los remedios herbales que elaboro están bendecidos y cargados con los poderes curativos y vitalidad de Uruz y Sowilo.

Si sientes agotamiento y necesitas cargarte de energía, Uruz es como el café de las runas, aunque sin el clásico temblor que da el bajón de cafeína. Cuando me siento demasiado cansada como para empezar mi día, hago un trazo de Uruz con aceite vigorizante sobre mi cabeza, corazón y estómago, y visualizo una explosión de energía en mi interior.

Siendo una runa de energía primitiva, Uruz corresponde al chakra raíz, que es el centro de energía del instinto, supervivencia y sexo. Esta runa también es útil para desbloquear el chakra de la garganta, pues ayuda a que uno se reafirme y haga valer su voz, sobre todo cuando se combina con Ansuz. Al igual que en los rituales de curación mencionados anteriormente, Uruz puede dibujarse sobre la garganta durante la meditación de este chakra o, simplemente, cuando buscamos el valor necesario para expresar nuestros pensamientos. Algunos de nosotros hemos crecido en hogares, comunidades o países que no permiten a sus miembros expresarse con sinceridad, sin amenaza de graves consecuencias. Uruz es un aliado para quienes se niegan a permanecer en silencio y oprimidos. No pienses que considero el silencio como una debilidad, porque en muchas situaciones es un verdadero medio de supervivencia. Nunca alentaría a nadie a ponerse en una situación peligrosa. Pero aquellos que han superado las restricciones de familias o comunidades estrictas podrían necesitar un poco de ayuda una vez que estén listos para hablar, y Uruz es una runa maravillosa para ese propósito.

Como un toro en una tienda de vajillas de porcelana, Uruz lleva consigo un elemento inherente al caos, aunque eso no necesariamente es algo malo. La runa salvaje está relacionada con la creación caótica del cosmos. Aunque es formidable y rápida, sus energías contienen un sentido de neutralidad. La mayoría de las historias de la creación narran, en esencia, cómo algo surge de la nada: una manifestación definitiva. Por lo tanto, Fehu y Uruz juntas pueden emplearse como un *bindrune* cuando intentamos manifestar algo en nuestra propia práctica o vida. Existe un impulso enorme dentro de esta runa, símbolo útil para quienes tienden a procrastinar o que simplemente necesitan un pequeño empujón.

En asuntos de romance, Uruz representa la lujuria y sexualidad. Es la chispa inicial entre dos personas; ardiente y apasionado. Pero si vemos el otro lado de la moneda, es potencialmente explosivo y desordenado. Otros significados relacionados tienen que ver con la determinación, al trabajo duro y el poder bruto. Al revés (*murkstave*), Uruz puede indicar debilidad física o emocional, falta de fuerza de voluntad, ansiedad, destrucción o enfermedad.

Debido a su naturaleza primitiva, Uruz es el aliado ideal de aquellos que quieren reconectar con la Madre Tierra. Esta runa de curación ayuda en el proceso de revelar el "yo" interno auténtico al eliminar muchas capas de creencias, acuerdos e ideologías que vamos adoptando con el correr del tiempo. Digamos que Uruz nos lleva de vuelta a la configuración de fábrica. La **renaturalización,** o *rewilding*, se ha hecho muy popular para describir esa reconfiguración. Una definición ambiental describiría a la renaturalización como "la restauración de la tierra a su estado natural". Pero ¿cómo podríamos volver los seres humanos a nuestro estado natural? Mi primera idea fue desnudarme en el bosque porque, obviamente, esa es una forma segura de volver a lo salvaje, pero por desgracia no es una opción viable para muchos de nosotros. Meditar al aire libre, en un área natural, es un excelente punto de inicio. Y si pretendes desnudarte para hacerlo, solo recuerda llevar una manta para evitar lastimarte con las ramitas enterradas en la tierra.

Comienza por encontrar un lugar privado; si no es posible que te sientes, meditar mientras caminas también funciona. Concéntrate en los sonidos que escuchas, en la sensación de la tierra debajo de ti, en el olor del aire fresco y en el panorama circundante. Recuerda que no eres un extraño en tu entorno, sino **parte** de ese todo. A través de la meditación y la respiración, encuentra tu ritmo con la tierra debajo y alrededor de ti. Cuando medito sentada, me gusta colocar las palmas de las manos sobre la tierra y atraer su energía hacia mí. Haz todo lo posible por estar presente; si sientes que tu mente comienza a divagar hacia tu lista de pendientes o cosas que **deberías** haber dicho durante tu última discusión, con suavidad lleva tu atención de vuelta a tus sentidos y experimenta tu entorno actual. Escucha el trinar de los pájaros y siente cómo acaricia el viento tu piel. Imagina que te salen raíces que poco a poco van afianzándose profundamente en la tierra, anclándote. Imagina ramas que crecen a partir de tus hombros y cabeza y se alzan majestuosas hacia el cielo, más allá de las nubes, hasta tocar las estrellas. Toda la energía verde sube de la tierra y fluye a través de tus raíces, mientras que la energía celestial, con rayos de oro y plata, baja por tus ramas hasta fusionarse todo en el centro de tu corazón y llenarte de una calidez brillante. Experimenta esto el tiempo que desees. Y cuando sientas que has terminado, agradece a la tierra, al cielo y a tu persona. Esta es una gran práctica, no solo para conectarnos con la naturaleza, sino también para reunir energía antes de hacer magia.

Renaturalización, el retorno a lo salvaje, es un tema importante en este libro, porque implica un viaje personal y diferente para cada persona. En el capítulo anterior hablamos sobre Fehu y discutimos acerca del poder de las ofrendas y los altares al aire libre. Sin duda, la runa que mejor representa la renaturalización es Uruz. Es fácil que los humanos olvidemos que alguna vez fuimos animales salvajes y que todavía lo somos, aunque tendemos a mantener esa parte de nosotros oculta debajo de muchas capas de infraestructura social.

Lograr que el espíritu retorne a lo salvaje exige tiempo y paciencia, además de la plena disposición a salir de la zona de confort. Para muchos de nosotros, salir de casa sin el celular es motivo de ansiedad; empero, hace no mucho teníamos enormes teléfonos conectados a la pared por un cable. Cuando mi hijo (de doce años) y yo vimos una película ambientada en los años ochenta, a él le asombró descubrir aquel artefacto con un cordón rizado por el que la gente hablaba. Resulta divertido explicar a los jóvenes modernos que la vida en los años ochenta y noventa, aunque no muy distante, era muy diferente. Por ejemplo, **había que esperar toda una semana para ver el siguiente capítulo de nuestra serie favorita.** El *streaming* es una tecnología bastante reciente.

Ahora que tenemos el lujo de los teléfonos inteligentes, dejar atrás esas tecnologías no es tan fácil. Crecimos atados a esas comodidades. Incluso si no lo usamos activamente, el teléfono celular emite radiaciones que inevitablemente absorbemos. Si parte de tu experiencia de renaturalización incluye descansar de la tecnología, no te limites a apagar tu teléfono inteligente; guárdalo en un cajón. Es conviene comenzar esos descansos gradualmente, por ejemplo, en los paseos, hasta que logres irte un fin de semana de campamento, sin dispositivos tecnológicos.

A continuación, presento un ejemplo del encantamiento que uso para evocar a Uruz a fin de que me asista con la renaturalización. Por lo general, recito esto antes de una meditación al aire libre, como la que describí líneas atrás, pero tú puedes usarla o adaptarla según tus necesidades:

> *Yo invoco al gran Uruz*
> *y a los poderes de la creación y el caos.*
> *Por favor, guíame mientras busco*
> *mis raíces primordiales y mi verdad.*
> *Por favor guíame mientras intento*
> *profundizar mi conexión con la tierra.*
> *Porque nací de la Tierra*
> *y a ella volveré al morir.*

¡Salve, Uruz!

CORRESPONDENCIAS DE URUZ

ELEMENTOS	Hielo
ZODÍACO	Aries
PLANETA	Marte
FASE LUNAR	Luna creciente
TAROT	El Loco y Caballero de bastos
CRISTAL	Aventurina azul
CHAKRA	Raíz
DEIDADES	Aja, Quirón, Hércules, Kali y Kratos
PLANTAS	Agrimonia, laurel, equinácea, eucalipto, pipa de indio, enebro, lapacho y ruda

Las energías de Uruz son complejas, y lo mismo puede decirse de como las plantas que corresponden a la runa de la fuerza. Las plantas de Uruz capturan los espíritus de la curación, lo primitivo y lo salvaje, sin dejar de lado la fortaleza de mente, cuerpo y alma.

Agrimonia
(*Agrimonia eupatoria*)

La agrimonia es una implacable defensora del espíritu, elogiada por sus habilidades para proteger y revertir ataques psíquicos. Como miembro de la familia de las rosas, tiene afinidad por el cuerpo energético y puede usarse para limpiar, sanar y reforzar el campo áurico. Para obtener un descanso profundo y rejuvenecedor, al tiempo que se repelen las pesadillas, báñate con agrimonia antes de dormir y coloca algunas hojas secas debajo de la almohada. Combínalas con lúpulo o jazmín para potenciar sus efectos tranquilizantes. Esta cualidad calmante ayuda a lograr un profundo estado de trance. Cuando la agrimonia se une a Uruz, el resultado es una fuerza formidable contra la malevolencia, mala suerte y enfermedades. Si se padece alguna enfermedad o lesión, el humo del incienso de la agrimonia es útil para eliminar las energías estancadas que ralentizan el proceso de recuperación. Una vez que el incienso se haya consumido, usa las cenizas para trazar el símbolo de Uruz sobre la parte del cuerpo afectada; así promoverás una curación más rápida.

Virtudes medicinales

Como remedio tópico, la agrimonia alivia diversas dolencias. Se puede aplicar como compresa para aplacar migrañas y curar esguinces. Puede añadirse a una rutina de lavado facial para reducir la grasa y el acné de la cara; también puede usarse como colirio para combatir la conjuntivitis. La agrimonia trata las heridas y detiene el sangrado excesivo. Prepara una infusión simple para usarla como enjuague bucal en casos de dolor de garganta o aftas. Ingerida ataca la diarrea e infecciones del tracto urinario, además de equilibrar el sistema nervioso y ayudar a la desintoxicación del hígado y la vesícula biliar. Acciones: antibacteriana, antiedematosa, antiinflamatoria, antioxidante, astringente, expectorante, hepática, hemostática, vulneraria y absorbente. Quienes estén tomando anticoagulantes o medicamentos para la presión arterial no deben usarla. También debe evitarse durante el embarazo y la lactancia.

Laurel
(*Laurus nobilis*)

En la actualidad, las hojas de laurel se emplean principalmente con fines culinarios, aunque no han dejado de ser populares en las comunidades metafísicas. Históricamente, las coronas tejidas con hojas y ramas de laurel se otorgaban como símbolo de honor y gloria. De hecho, el término "bachillerato" evolucionó a partir de *baccalaureate* o *bacca lauri* (laureado con baya), en referencia a la corona de hojas de laurel con que solía ceñirse a los victoriosos. El laurel es un sanador y protector capaz de calmar diversos tipos de inquietud mental, como la ansiedad. Como auxiliar en el aumento de la fuerza física o emocional, dibuja a Uruz en la piel con una mezcla simple de aceite de oliva y hojas de laurel molidas, mientras te concentras en tu objetivo. Acto seguido, lleva a cabo un ritual de destierro común y simple: en una hoja de laurel seca escribe el nombre de una persona, cosa o hábito del cual desees deshacerte. Quema la hoja en un caldero u otro recipiente resistente al fuego y visualiza cómo el humo se lleva eso de lo que deseas liberarte... Y así será.

Virtudes medicinales

El laurel es rico en vitamina C y minerales. Ayuda a calmar el malestar estomacal y estimula el apetito. Induce la menstruación y reduce el colesterol malo. Las vaporizaciones con laurel combaten la congestión en el pecho y la tos. Aplica un aceite tópico o cataplasma para tratar contusiones, esguinces, artritis y dolores musculares y articulares. Acciones: antibacteriano, antifúngico, antiinflamatorio, carminativo, diaforético, digestivo, emético, emenagogo, nutritivo, estimulante, vermífugo y caliente. Al trabajar con el aceite esencial por primera vez, asegúrate de diluirlo y probar una gota en la piel, ya que puede causar irritaciones cutáneas en algunas personas.

Equinácea
(*Echinacea purpurea*)

En contraste con sus usos esotéricos, hay mucha más información disponible sobre los beneficios que la equinácea aporta a la salud, de manera que no nos queda más que aprender directamente del espíritu de la planta. Algunos de los usos mágicos conocidos de la equinácea incluyen quemarla para mejorar la concentración, por ejemplo, antes de un ritual o meditación, pues tiene el potencial de amplificar los hechizos. La equinácea representa una maravillosa ofrenda como té, incienso, amuleto o sola, depositada en un pequeño cuenco ofertorio. Como está tan fuertemente asociada con la salud óptima, es la adición perfecta a cualquier tipo de magia curativa. En mi experiencia personal, sus energías son bastante motivadoras e intrépidas, muy parecidas a la poderosa runa Uruz.

Virtudes medicinales

Durante la temporada de resfriados y gripe, la equinácea es un remedio herbal muy buscado pues no solo ayuda a prevenir el inicio de la enfermedad, sino también a aliviar los síntomas y acelerar el proceso de recuperación en personas que ya están enfermas. Es una de las primeras hierbas que busco cuando me siento mal, y generalmente la aprovecho como té o tintura. La primera vez que bebí la tintura me alarmó la sensación de hormigueo y entumecimiento que tuve en la lengua, pero más tarde supe que es resultado de las alcamidas presentes en la raíz; esa sensación es una indicación directa de las poderosas cualidades curativas de la planta. La equinácea estimula la digestión, aumenta los glóbulos blancos y alivia el dolor de muelas y garganta gracias, precisamente, a las alcamidas adormecedoras. También trata infecciones virales y fúngicas y apoya la salud del hígado. Tradicionalmente se ha administrado como antídoto a la mordedura de las serpientes, tanto ingerida como untada. Acciones: alterante, antiinflamatoria, antiséptica, antivenenosa, antiviral, desintoxicante, inmunoestimulante, linfática, vulneraria, refrescante y absorbente. Su uso debe limitarse a una o dos semanas como máximo.

Eucalipto
(*Eucalyptus* spp.)

El eucalipto es energizante, revitalizante y, en general, reanimador. El eucalipto apoya la salud óptima gracias a sus dotes de limpieza, purificación, reforzamiento y protección. Debido a estas energías, es común ver ramos de eucalipto adornando el interior de los hogares. Para proporcionar niveles superiores de limpieza energética, unge a una persona, lugar u objeto con aceite de eucalipto mientras invocas a Uruz repetidamente. Esta invocación agrega una capa adicional de limpieza a través de la vibración del sonido. Para limpiar un espacio en particular, quema hojas secas de eucalipto o agrega unas gotas de aceite esencial de eucalipto a una botella rociadora y bendice cada rincón de la habitación con el humo o rocío. Al hacer aerosoles o pulverizaciones de limpieza, el agua de luna, nieve y lluvia son la base ideal. Puedes incluir cualquier otra hierba o aceite de limpieza que tengas a mano, como hisopo, angélica y olíbano.

Virtudes medicinales

El solo aroma del eucalipto es curativo y eleva el ánimo. Sus poderosas cualidades antisépticas y expectorantes lo convierten en un excelente remedio herbal contra resfriados, por lo que suele agregarse a productos de venta libre, como pastillas y jarabes para la tos. Al dilatar los bronquios, el eucalipto ayuda a aliviar el estrés respiratorio. Es muy común combinar el eucalipto con alcanfor y menta en ungüentos descongestionantes de uso externo. Se pueden hacer gárgaras con la infusión para el dolor de garganta; solo evita ingerirlo, porque el eucalipto es tóxico. Acciones: analgésico, antioxidante, antiséptico, broncodilatador, expectorante, estimulante, calentador y absorbente. No se recomienda su uso diario.

Pipa de indio
(*Monotropa uniflora*)

A la asombrosa planta perenne pipa de indio se le considera única, pues carece de clorofila y obtiene su energía de manera parasitaria a través de hongos y árboles, en vez de obtenerla del sol. Tal es la razón de su aspecto fantasmagórico. Esta planta, difícil de encontrar, es una gran sanadora del dolor, tanto emocional como físico, y ayuda a calmar la mente hiperactiva, disipando la ansiedad y preocupaciones. La pipa de indio es una inmejorable aliada de las personas con mentes caóticas que obstaculizan la meditación efectiva, el ritual o la vida diaria. La pipa de indio, también conocida como planta fantasma, es muy rara y se recomienda dejarla en paz si llegases a encontrarla. Debido a sus necesidades ambientales tan específicas, es prácticamente imposible trasplantarla. Si acaso la encuentras, meditar o trabajar junto a ella bastará para reconectarte y aprovechar su energía mágica curativa.

Virtudes medicinales

Ya sea sola o combinada con otras hierbas analgésicas o anodinas, la pipa de indio alivia desde dolores moderados hasta severos, como las migrañas, y sus potentes propiedades nervinas y sedantes ayudan a aliviar el pánico y ansiedad. En el pasado se le utilizó como remedio contra las convulsiones epilépticas y fiebres. La pipa de indio se asemeja a un tallo cerebral, por lo que, siendo fieles a la Teoría de las Signaturas, ayuda a regular el sistema nervioso. Acciones: analgésica, antiespasmódica, diaforética, hipnótica, nervina, sedante y refrescante. Evita operar vehículos si llegas a consumirla, pues la pipa de indio suele causar somnolencia.

Enebro
(*Juniperus communis*)

El enebro es un potente purificador que se asocia a la buena salud y bien-estar. Además, provee confort y sanación después de largos periodos de enfermedad o abuso de sustancias. El incienso de enebro repele espíritus maléficos que se alimentan de la energía de otros, eleva las vibraciones y trabaja para mantener las enfermedades a raya. Tradicionalmente, las ramas de enebro se colgaban en los establos para proteger a los animales de depredadores, enfermedades y magia maléfica. En Escocia sigue siendo práctica común quemar ramas de enebro como ritual de Año Nuevo, a fin de promover un nuevo inicio y llamar a la buena fortuna en el año que está por comenzar. Cualquier parte del árbol puede añadirse a talismanes personales para atraer energías positivas y conferir protección. Una manera de crearlos es elaborando un brazalete o llavero con las bayas, las cuales se cosen con hilo y aguja. La tradición galesa indica que quien derriba un árbol de enebro, muere en un plazo no mayor a un año.

Virtudes medicinales

Las bayas de enebro son ricas en vitamina C y antioxidantes y resultan benéficas para la salud de los riñones y el sistema urinario, gracias a sus fuertes propiedades antisépticas. También ayudan en la menstruación y poseen propiedades antidiabéticas. Hay remedios de uso tópico que se hacen con las bayas y sus ramas para aliviar la artritis crónica. Al enebro se le usó, hace mucho, como método de control natal, pero con el tiempo fue reemplazado por dispositivos más seguros y efectivos. También funciona como repelente de insectos. Acciones: antidiabético, antifúngico, antiinflamatorio, antiséptico, aromático, carminativo, diurético, emenagogo, tonificador de los riñones, renal, estomacal, caliente y absorbente. Evita su uso durante el embarazo y lactancia y úsalo con precaución en personas con enfermedad renal inflamatoria. No debe usarse a largo plazo.

Lapacho
(*Tabebuia avellanedae*)

El lapacho es nativo de Centro y Sudamérica y sirve como sólido apoyo a la confianza y soberanía femenina. El ciclo menstrual debería ser una fuente de poder personal y conexión con los ciclos lunares, en vez de fuente de debilidad y miseria, como ocurre con muchas mujeres. Uruz, junto con el lapacho, que contrarresta el dolor, debilidad y desánimo que a menudo acompañan la menstruación, ayuda a reclamar ese poder, especialmente cuando se trabaja con su magia con la luna a la vista. El lapacho aporta energías de inspiración, vitalidad y prosperidad. Se dice que los vikingos comerciaban con esta hierba durante sus viajes a América del Sur, fascinados por su color bermejo, vibrante y único.

Virtudes medicinales

Como antibiótico y antifúngico, el lapacho es un remedio potente para el tratamiento de infecciones por levaduras y estafilococos. Las personas que sufren de fatiga crónica pueden beneficiarse de su medicina vegetal. El lapacho también ayuda a prevenir y tratar las úlceras estomacales. En la antigüedad, en Sudamérica era una medicina común para las picaduras de serpientes. Acciones: depurativo, antibacteriano, anticancerígeno, antifúngico, antiinflamatorio, antiparasitario, astringente, inmunomodulador, enfriador y absorbente. Evítalo en casos de trastornos de coagulación sanguínea. Altas dosis de lapacho pueden provocar náuseas y vómitos. Evita usarlo durante el embarazo.

Ruda
(*Ruta graveolens*)

El uso popular de la ruda tiene una extensa e intrigante historia en diversas tradiciones folklóricas. Basta hacer referencia a otros de sus nombres comunes, como "madre de las hierbas" o "hierba de la gracia", para entender el porqué de la veneración de esta planta a lo largo del tiempo. En la tradición siciliana, la ruda se utilizaba en un popular talismán llamado *cimaruta* que se llevaba alrededor del cuello para proteger al usuario del mal de ojo y brujería; algo irónico, pues la ruda es un elemento común en la botica de cualquier bruja. En la antigua Grecia se le consideraba un antídoto contra las enfermedades causadas por hechizos o maldiciones. La ruda es sagrada para la diosa de las brujas, Hécate, así como para Diana y Marte. Fortalecedora y purificadora, la ruda es nativa de los Balcanes y se le valora tanto en la magia curativa como para mantener la salud, además de usarse en exorcismos y hechizos de destierro. La ruda fortalece las habilidades psíquicas. En Europa, la gente llegó a creer que prevenía la peste y se rumoraba que una flecha impregnada con la hierba nunca erraría su objetivo. Juntas, Uruz y ruda son una pareja indomable que merece el nombre de una amalgama célebre, Ruruz, pues ambas están asociadas con la fuerza, salud y protección, y cuando se usan juntas, la sinergia es fuerte y dominante.

Virtudes medicinales

Históricamente, la ruda se administraba para atender un sinfín de dolencias, incluyendo problemas respiratorios, pleuresía, otitis, espasmos musculares, hepatitis, epilepsia y hasta esclerosis múltiple. Sus hojas se pueden aplicar tópicamente como cataplasma, para aliviar dolores de cabeza y molestias en el nervio ciático, aunque esto debe hacerse con precaución pues la ruda puede provocar reacciones cutáneas adversas. Al ser un emenagogo induce la menstruación, por lo que nunca debe administrarse durante el embarazo o si la lactancia. La ruda elimina gusanos parásitos y hacer gárgaras con té de ruda ayuda a aliviar el dolor de garganta. Acciones: antiinflamatoria, antiespasmódica, emenagoga, estimulante, vermífuga y generadora de calor. Debido a que la ruda puede causar irritación cutánea, usa guantes al manipularla. También puede exacerbar problemas gastrointestinales. No debe usarse durante el embarazo ni la lactancia. Es venenosa en grandes dosis.

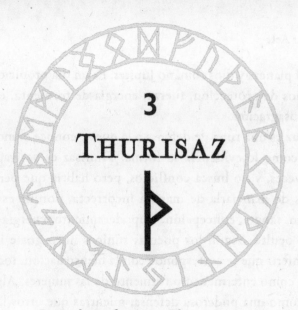

3
THURISAZ

Equivalente fonético: Th
Defensa, conflicto, fuerzas inconscientes

Thurisaz, temible luchador, aguarda sereno a ser
*   convocado.*
Es un gigante que se agita en las sombras, listo para
*   golpear cuando el peligro acecha.*
Thurisaz no buscará pleito, si no hay necesidad, pero si
*   lo desafías, sus espinas te cortarán profundo*
y tú, seguramente, habrás de sangrar.

Thurisaz (se pronuncia *turizás*), es la tercera runa del Futhark Antiguo y representa el explosivo resultado de fusionar el fuego de Fehu con el hielo de Uruz. Cuando estos dos elementos entran en contacto dentro del vasto vacío de Ginnungagap, el caos se desata y dispara el inicio del cosmos conocido. **Thurisaz** es un término del idioma protogermánico que se traduce como "gigante". En la mitología nórdica, los gigantes son personificaciones de las fuerzas de la naturaleza. A Thurisaz se le asocia con el dios que empuña un martillo, Thor, por lo que este fue también el nombre arcaico de esa deidad.

Thurs- es la raíz de la palabra inglesa para designar al jueves, *Thursday*, día de la semana dedicado a Thor. Energéticamente, los jueves son los mejores días para invocar los poderes del Dios del Trueno, así como al planeta y dios romano Júpiter. Es un día propicio para realizar trabajos de protección, fuerza, energía de tormenta, expansión, suerte y consagración.

Thurisaz es una runa de defensa a la que se conoce como "runa de la espina", como lo evidencia su forma. Thurisaz es pasiva, la mayoría de las veces, y no busca conflictos, pero habría que pensarlo dos veces antes de manejarla de manera incorrecta, porque es una runa de conflicto, sangre, concepción, empoderamiento, energía telúrica y conciencia oculta. Según los poemas rúnicos noruegos e islandeses, podemos inferir que se corresponde con la menstruación, toda vez que se describe como enfermedad o tormento de las mujeres. Algunos ven esta runa como una poderosa defensa, mientras que otros la consideran una maldición. Como ocurre con cualquier arma, podemos usarla para atacar, o guardar su poder hasta que lo necesitemos con fines defensivos. Todo se trata de la intención. Es fundamental abstenerse de etiquetar a las runas como "malas" o "buenas" porque, al igual que las personas o las plantas, son extremadamente complejas. En su forma más simple veo esta runa como un medio de defensa, por eso tengo en mi patio delantero un gran Thurisaz elaborado con ramas, para alejar a quienes tengan intenciones y energías dañinas. Aunque tiendo a emplear la runa de la espina como una forma mágica de protección, no cabe duda de que es ideal para maldecir y lanzar hechizos maléficos. Siendo la runa de Thor, a menudo se asemeja a su martillo, **Mjolnir**, que tiene la capacidad de destruir o sanar. Así que en lugar de pensar en ella como una fuerza del bien o del mal, quizás sea mejor simplemente reconocer su inmenso poder, que debe usarse sabiamente y con el máximo cuidado.

Thurisaz es la runa del "no te dejes", que se manifiesta a través de nuestro deseo instintivo de defendernos a nosotros mismos y a las personas, animales, lugares y cosas que nos importan. En la naturaleza se presenta como un arbusto espinoso, como las agujas de un cacto o como las ortigas y plantas venenosas. En el reino animal es el veneno de una araña, el olor repelente de un zorrillo o la picadura de una avispa. En la época moderna todos tenemos cerraduras en nuestras puertas, sistemas de seguridad, cámaras de vigilancia y algunos hasta armas. Pues todo esto es Thurisaz, manifestándose. Mi perro, Lunar, es Thurisaz con patas. Aunque es un amor, no me gustaría ser el intruso que irrumpa en mi casa.

En una lectura de runas, Thurisaz tiende a aparecer como indicación de conflicto o advertencia. La naturaleza del conflicto o la advertencia depende del resto de la tirada y del orden de las runas. Sicológicamente, Thurisaz representa el inconsciente profundo del individuo, su "yo" sombrío, de esta manera la runa puede ser una aliada maravillosa para aquellos que emprenden el viaje de la alquimia espiritual. Combinada con Mannaz puede indicar una ruptura entre partes o la necesidad de defenderse de los demás. Con Fehu, advierte sobre el manejo descuidado de las finanzas o disminución del estatus. En posición invertida, Thurisaz simboliza agresión, ira e inestabilidad mental.

Una manera de usar Thurisaz en el proceso de renaturalización es a través de la exploración de la Senda del Veneno o *veneficium*. La Senda del Veneno es la rama de la herbología que se centra en el estudio y magia de los enteógenos y plantas venenosas, así como ciertas especies de hongos. Debido a sus habilidades para alterar la conciencia, desorientar, dañar o incluso matar, a estas plantas se les considera "nocivas".

En asuntos del espíritu, tales plantas tienen afinidad con las sombras de la personalidad. Las leyendas y tradiciones asociadas con las plantas nocivas, o simplemente venenosas, a menudo hablan de habilidades que maldicen o dañan, pero es importante recordar que se les ha usado de muchas otras formas. Las plantas venenosas también son grandes sanadoras, especialmente de traumas y toxicidad del espíritu. Debido a su conexión con la muerte, cultivan finales necesarios que catalizan renacimientos y nuevos comienzos. Muchas de las plantas venenosas, especialmente las enteógenas, son los chamanes del mundo verde que han guiado a brujas y místicos más allá del velo que separa nuestro reino físico de todos los demás. Algunos ejemplos incluyen los hongos de psilocibina, la ayahuasca y el peyote.

Al igual que Thurisaz, las plantas nocivas poseen sus propios mecanismos de defensa, que pueden causar efectos secundarios no deseados a quienes las consumen o manipulan. Estos mecanismos las protegen de ser consumidas por animales y microorganismos. Tomarse el tiempo para aprender sobre las plantas venenosas nos enseña la neutralidad de la naturaleza y cómo los conceptos del bien y el mal son constructos humanos.

Muchas plantas de la Senda del Veneno, como la belladona, estramonio y beleño, han servido como aplicaciones medicinales a lo largo de la historia, aunque su uso se ha quedado rezagado con el aumento en la disponibilidad de productos farmacéuticos. Es importante tomar en cuenta que muchas plantas, aparentemente benignas, pueden resultar peligrosas en dosis suficientemente altas, mientras que otras son seguras y medicinales si las dosis son lo bastante bajas. La investigación exhaustiva de cada planta, así como el conocimiento adecuado de cada dosificación, son aspectos absolutamente esenciales para trabajar con éxito en la Senda del Veneno o con la medicina de las plantas en general.

Puede que estés pensando: "No planeo meterme con ninguna planta venenosa". Si es así, créeme, te entiendo. Como orgullosa propietaria de un cerebro al que le gusta explorar todas las formas en que algo podría salir mal, tiendo a excluir la mayoría de ellas de mi práctica, excepto la psilocibina. Cuando comencé a aprender sobre las plantas nocivas, no traía guantes y accidentalmente rocé una flor de estramonio; casi caí presa de un ataque de pánico al pensar que me había envenenado y me hallaba al borde de la muerte. Pero resultó que estaba completamente bien y que no tenía síntoma alguno, salvo la vergüenza que me dio mi reacción exagerada. Esa flor de estramonio ahora reposa en mi altar de la Luna Oscura, cuidadosamente resguardada en un frasco de vidrio sellado, donde puedo comunicarme y trabajar con ella sin tener que tocarla. Si bien incluyo muy pocas plantas nocivas en mi brujería verde, aún soy entusiasta de ellas. Solo recuerda que **es vital que no manipules plantas nocivas** hasta que hayas adquirido la capacitación y los conocimientos adecuados sobre cómo manejarlas de forma segura.

Las plantas venenosas no son el único tipo que entra en la categoría de la runa de la defensa. Hay muchas hierbas y especias comunes cuyo consumo es seguro, y que poseen impresionantes habilidades defensivas; hablaremos de algunas de ellas en los siguientes perfiles de plantas.

Algo que todas las plantas asociadas a Thurisaz tienen en común, es que "no se andan con rodeos", pues ayudan en maldiciones y maleficios y **rompen** maldiciones y maleficios al ofrecer una poderosa protección y destierro. Estas plantas incluyen, además, una buena dosis de "no te metas conmigo". Si exploramos la Senda del Veneno y Thurisaz juntos, veremos que las plantas, sobre todo las nocivas, no son tan diferentes de los humanos, pues finalmente todos tratamos de vivir nuestras vidas y no ser devorados. ¡Salve, Thurisaz!

CORRESPONDENCIAS DE THURISAZ

ELEMENTOS	Fuego
ZODÍACO	Escorpión
PLANETA	Saturno
FASE LUNAR	Cuarto menguante
TAROT	Nueve de bastos
CRISTAL	Turmalina negra
CHAKRA	Plexo solar
DEIDADES	Heimdall, Hekate, Kali, Set, Shiva y Thor
PLANTAS	Pimienta negra, pimienta de Cayena, garra del diablo, eneldo, hinojo y ajo

Las hierbas correspondientes a Thurisaz encarnan la confianza, ferocidad y autoridad necesarias para la defensa y resolución de conflictos, así como para la magia maléfica. Además, ayudan a inculcar un sentido de asertividad en sus aliados. Muchas de las siguientes hierbas y especias suelen estar disponibles en tu cocina o en las tiendas y, como veremos a continuación, no tienen que ser venenosas para defenderse contra posibles amenazas.

Pimienta negra
(*Piper nigrum*)

La pimienta negra es la sustancia por antonomasia de Thurisaz. Su energía saturnal es confiable, fuerte y capaz de escudarte contra enemigos y energías dañinas. La pimienta negra es férrea defensora contra maleficios y maldiciones, y es ideal para trabajos mágicos de protección, exorcismo y creación de límites, además de detener celos y chismes. Para asegurarte de que un invitado indeseado nunca más regrese, espolvorea algo de pimienta en sus zapatos o en el bolsillo de su abrigo antes de que siga su alegre camino, pero hazlo con discreción. Un cuenco pequeño lleno de pimienta entera es una excelente ofrenda para deidades que defienden y protegen con agresividad.

Virtudes medicinales

La pimienta negra es una de las especias más utilizadas en la Tierra. Además de añadir sabor, pone al sistema digestivo en movimiento como una máquina bien aceitada y alivia molestias menores como náuseas, abotagamiento, estreñimiento y exceso de gases. La piperina, su compuesto activo, reduce la inflamación, mata bacterias y provee potentes antioxidantes que ayudan a revertir el daño celular. Históricamente, ha servido como remedio para el vértigo. El óleo esencial de pimienta ayuda a aliviar dolores reumáticos y tensión muscular, y es prominente en las prácticas de la ayurveda y la medicina tradicional china, gracias a sus beneficios digestivos. Acciones: antibacterial, antioxidante, antiséptica, carminativa, estimulante de la circulación, digestiva, caliente y absorbente. En grandes dosis, la pimienta puede desencadenar molestias gastrointestinales.

Pimienta de cayena
(*Capsicum frutescens*)

La pimienta de Cayena es el principal ingrediente del gas pimienta por una razón: posee la habilidad natural de picar y repeler. Por lo tanto, es el aditivo perfecto para destierros, botellas mágicas, maleficios y tacos. Los chiles enteros colgados en el hogar sirven para disipar tensiones entre seres queridos y calman la ira. Como la pimienta negra, la de Cayena ayuda a asegurar que un visitante no deseado regrese: simplemente lanza un puñado detrás de él cuando salga. Si alguien te está molestando y no te deja en paz, sopla un puñado de pimienta de Cayena y pimienta negra sobre su fotografía (es mejor hacerlo al aire libre), quema la foto y desecha las cenizas lejos de tu casa.

Virtudes medicinales

La pimienta de Cayena contiene capsaicina, componente responsable de su sabor picante. La capsaicina también sirve como estimulante y ayuda a aliviar el dolor de nervios y artritis. Como cualquier hierba caliente, la pimienta de Cayena es muy útil para mejorar la circulación. Sus propiedades antimicrobianas han probado ser un potente remedio contra la gastroenteritis, también conocida como gripe estomacal. A nivel emocional, es adecuada en trabajos mágicos concernientes a la sanación de conmociones y traumas. Acciones: analgésica, antiséptica, antiespasmódica, carminativa, estimulante de la circulación, diaforética, rubefaciente, tónica, caliente y absorbente. En grandes dosis puede causar irritación en el estómago e intestinos.

Garra del diablo
(*Harpagophytum procumbens*)

Las energías de la raíz del harpagófito o garra del diablo están alineadas con el planeta Marte; en consecuencia, su naturaleza es ferozmente protectora. Tradicionalmente, trozos de la raíz de la garra del diablo se colocan en las entradas de los hogares para desorientar a los enemigos que se acercan o a los molestos vendedores. Quemar sus raíces al mudarse a un nuevo hogar elimina las energías residuales dejadas por los ocupantes anteriores. Es un fumigador ideal antes y después de hacer magia, especialmente tras prácticas como la necromancia o cualquier tipo de interacción con espíritus donde se necesite un poco de protección extra. Por desgracia, la garra del diablo está actualmente en peligro de extinción, por lo que debe sustituirse por otra hierba, de ser posible.

Virtudes medicinales

La garra del diablo, originaria de África, es un codiciado antiinflamatorio que se ha usado durante miles de años como analgésico para el dolor de espalda, de las articulaciones y artritis. La garra del diablo favorece la salud de los ligamentos, tendones y huesos. Como planta amarga, estimula la digestión y promueve la absorción de nutrientes. Ayuda a equilibrar los niveles de azúcar en la sangre y se sabe que la limpia y alivia fiebres. Acciones: antiartrítica, antiinflamatoria, analgésica, amarga, digestiva, refrigerante y absorbente. Quienes tomen anticoagulantes, sufran de trastornos del ritmo cardiaco, síndrome del intestino irritable, enfermedad por reflujo gastroesofágico o úlceras estomacales no deben tomar esta raíz, mientras que las mujeres embarazadas o lactantes deben consultar a un profesional de la salud.

Eneldo
(*Anethum graveolens*)

El eneldo es una hierba para la magia protectora que suele emplearse en rituales de destierro o bendición. Como la ruda, es tradicionalmente usado como defensa contra maleficios y magia dañina. Espolvorea semillas de eneldo en las entradas y ventanas de tu casa o negocio para mantener alejados a individuos con malas intenciones. Si colocas eneldo en la funda de tu almohada, evitarás pesadillas y fomentarás los sueños tranquilos. Agrega una pizca debajo de la cama de los niños para mantenerlos a salvo, o inclúyelo en botellas mágicas de protección o saquitos que luego ocultes en su habitación. El eneldo proporciona claridad y fortaleza mental. Antes de convocar los poderes protectores del eneldo, carga la hierba invocando a Thurisaz. Fehu también trabaja bien con eneldo, pues ambos comparten una gran afinidad con la abundancia y la fortuna.

Virtudes medicinales

Su nombre en inglés, *dill,* deriva de la palabra nórdica *dylla,* que significa "calmar". Muy poca gente sabe de los talentos de esta hierba, pues además de sazonar comidas y dar pie a unos encurtidos deliciosos, también sirve como remedio contra diversas molestias digestivas, además de promover la producción de leche materna. El eneldo contiene calcio y puede ayudar a prevenir la perdida de densidad ósea. En el antiguo Egipto era valorado por su capacidad de reducir dolores, principalmente los malestares menstruales. Acciones: analgésico, antidiarreico, antiinflamatorio, antiespasmódico, antirreumático, aromático, carminativo, digestivo, diurético suave, emenagogo, galactogogo, inmunoestimulante, estomacal y caliente.

Hinojo
(*Foeniculum vulgare*)

El hinojo es un feroz guardián del espíritu. Protege contra cualquier tipo de magia perjudicial. Cual espejo, desvía los ataques psíquicos y devuelve las energías dañinas a sus remitentes. "Botellita de jerez, todo lo que me digas será al revés": así es la acción de esta planta protectora. En tiempos de peligro, el hinojo ayuda a encontrar el valor y la confianza necesarios para defenderse a uno mismo y a sus seres queridos. Se le puede utilizar como incienso o como líquido limpiador para despejar y renovar un espacio cargado con energía estancada y pesada. Sirve para abrir el chakra del tercer ojo y ayuda al vidente a dar sentido a lo que ve. Beber un té caliente de hinojo fomenta una comunicación saludable y ayuda a despejar el chakra de la garganta, si está bloqueado.

Virtudes medicinales

En la actualidad, el hinojo se usa principalmente en la cocina o como adorno y su sabor es similar al regaliz. Sin embargo, no debemos olvidar sus propiedades medicinales. El hinojo funciona bien para limpiar la energía estancada en ciertos espacios, y también es excelente para "limpiar" el cuerpo. Es carminativo (alivia las flatulencias) y diurético. Ayuda a deshacer y eliminar cálculos renales. Combinado con hierba gatera, trata los cólicos y otros problemas digestivos en los bebés. El hinojo no solo promueve el flujo de la leche materna, también la endulza. Acciones: antiespasmódico, aromático, carminativo, digestivo, diurético, expectorante, galactagogo, laxante suave, caliente y absorbente. Debe usarse con cautela durante el embarazo.

Ajo
(*Allium sativum*)

Al fin italiana, le guardo un profundo amor a los vampiros de la televisión y las películas de los años noventa, pero no soy ajena a los beneficios del ajo. El ajo es saludable y sabroso, además de ser un potente aliado para nuestra protección. Desde la antigüedad se ha valorado por su capacidad para alejar los ataques psíquicos y romper maldiciones. En general, el ajo es un excelente repelente de energías dañinas de cualquier tipo, no solo vampiros. En los hogares de algunos miembros de mi familia hay guirnaldas de ajo colgadas en la cocina o en las entradas para proteger su hogar y su familia contra enfermedades y entidades maliciosas. La sinergia entre el ajo y Thurisaz es inmensamente defensiva, e implica una advertencia psíquica intimidante y directa contra cualquier entidad malintencionada que intente acercarse.

Virtudes medicinales

El ajo es un sanador excepcional, capaz de tratar gran variedad de dolencias y mantener nuestra salud en equilibrio. Entre sus virtudes se encuentran su capacidad para tratar asma, resfriado, gripe, infecciones respiratorias, infecciones de oído, colesterol alto e hipertensión. Cuando siento que estoy por caer enferma, el ajo es uno de los primeros remedios que busco. Combinado con el gordolobo, el ajo funge como tónico respiratorio, poderoso pero gentil, que resulta, además, adecuado para los niños. Acciones: antibacteriano, anticoagulante, antidiabético, antifúngico, antiparasitario, estimulante circulatorio, descongestionante, diaforético, expectorante, vermífugo, caliente y absorbente. Las personas con una constitución debilitada deben evitarlo. Para prevenir la irritación gástrica, tómalo con las comidas o después de comer, pues podría empeorar la acidez estomacal.

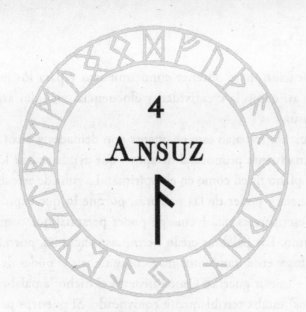

4
ANSUZ

**Equivalente fonético: A
Comunicación, Divinidad, Sabiduría**

*¡Gran Ansuz, yo te invoco!
Por favor, compárteme una señal
y susurra palabras de poesía
desde tus labios perfectos y divinos.*

Ansuz (se pronuncia *ansúz*) es la runa de la inteligencia y la comunicación. Es el nacimiento de la conciencia que sigue al evento de la creación cósmica. La traducción del protogermánico *ansuz* es "dios", por lo que esta runa está directamente conectada con el dios nórdico Odín, famoso por hacer increíbles sacrificios en su búsqueda de la sabiduría y el conocimiento, En uno de sus más conocidos mitos, Odín se sacrifica **a sí mismo** atravesando su torso con una lanza y colgándose del Árbol del Mundo, conocido después como Yggdrasil o Caballo de Odín. Allí permaneció colgado durante nueve días y sus respectivas noches, a cambio de obtener el conocimiento divino de las runas. En otro mito, Odín renuncia a uno de sus ojos por un trago del pozo de Mímir, repleto de las aguas de la sabiduría infinita.

La palabra inglesa *wednesday* (miércoles) significa día de Woden, que es otro nombre con que se conoce a Odín (además de Wodenaz). En términos de energía mágica, los miércoles son buenos para los trabajos de comunicación, para obtener conocimientos y para los mensajes y el estudio, así como la creatividad y elocuencia, virtudes asociadas a la runa Ansuz.

Para quienes trabajan estrechamente con deidades y otros espíritus, Ansuz es una fuente primordial de apoyo que ayuda a abrir los canales tanto en el plano físico como en el espiritual. La runa de este dios revela la importancia y poder de las palabras, porque lo que expresamos en el habla y escritura es una forma de poder personal que compartimos con el mundo. Las palabras crean hermosas canciones, poemas, plegarias, acuerdos y encantamientos mágicos, y tienen el poder de lastimar, manipular e iniciar guerras. Quien inventó el dicho "a palabras necias, oídos sordos" estaba terriblemente equivocado. Si nuestros pensamientos son intenciones, nuestras palabras son hechizos y están impregnadas de poder. Ansuz nos recuerda este poder, que todos poseemos, y nos alerta a usarlo sabiamente. La conocida palabra mágica **abracadabra** es el ejemplo perfecto. Se cree que tiene su raíz en arameo y significa: "Creo mediante las palabras".

En las lecturas, Ansuz puede indicar un mensaje entrante y la necesidad de estar receptivos. Si la lectura se centra en relaciones u otros asuntos sociales, destaca la comunicación. En consultas sobre la práctica espiritual, Ansuz puede resaltar las relaciones del practicante con ancestros, espíritus o deidades. Con Kenaz, Ansuz puede expresar que hay un mensaje oscuro esperando a ser descifrado, y al combinarse con Ehwaz, la comunicación entre parejas románticas sería el tema probable. Junto con Ehwaz también puede sugerir que un animal trata de comunicarse contigo y quiere llamar tu atención. La razón y creatividad, sobre todo escrita o hablada, así como la fuerza vital, llamada *ond* en islandés y *prana* en sánscrito, son significados adicionales. El *ond* es el aliento que da la vida, que Odín regaló a los primeros humanos, Embla y Ask, a quienes creó a partir de árboles. Ese aliento que nos da vida proporciona a la par un medio de expresión mediante las palabras y la creatividad, en la medida en que logremos enhebrar palabras en forma de canciones o poemas.

Mágicamente, Ansuz es un aliado de quienes desean construir relaciones con lo divino o alimentar su sabiduría y conocimientos esotéricos. Esta runa ayuda a poetas y escritores en su trabajo y fortalece las voces de aquellos que luchan por expresar su verdad. En otro mito, Odín roba astutamente el hidromiel de la poesía, llamada Óðrœrir, que se traduce como "agitador de inspiración" en idioma nórdico antiguo. El hidromiel, hecho con la sangre de un hombre muy sabio, tenía el poder de otorgar genio poético a cualquiera que lo bebiera. Luego de robar la Óðrœrir, Odín se transforma en águila y vuela hacia Asgard, con el hidromiel en su pico. Pero antes de llegar a su destino, algunas gotas de Óðrœrir cayeron a la Tierra y eso permitió que la humanidad gozara del regalo de la palabra creativa: **la poesía**.

Si quieres encontrar inspiración creativa, fácilmente puedes hallar una musa en la naturaleza o aprovechar la runa Ansuz. La habilidad artística es una manera asombrosa de fortalecer nuestro vínculo con la Tierra para fusionar la pasión con la existencia, ya sea que escribas, pintes, bailes o toques música. Mi proceso creativo, por elección propia, ha sido siempre la escritura, ya sea poesía, cuentos cortos o prosa; incluso pasé un par de años redactando textos para un sitio web comercial. A veces estoy de humor para escribir, pero mi "flujo creativo" se bloquea. Y no muchas cosas me ayudan a despejar este tipo de bloqueo, salvo el aire fresco y el entorno natural. Por eso a veces, el solo hecho de estar afuera, ya sea aislada en la naturaleza o en un concurrido parque, me basta para ponerme nuevamente en marcha. Sumergirme en la naturaleza no solo me sirve para despejar la mente, también aumenta, de manera inevitable e inequívoca, mi gratitud hacia la naturaleza. Digamos que es un "ganar-ganar". Un amigo, músico increíble, incursiona en lo profundo del bosque con su guitarra cuando quiere escribir nuevas canciones. Aunque no todas las actividades pueden realizarse fácilmente al aire libre, estar en la naturaleza antes de cualquier actividad ayuda a cultivar una mentalidad meditativa, necesaria para el proceso creativo.

No podría hablar de las técnicas de la renaturalización de Ansuz sin tocar el tema de la comunicación. La naturaleza siempre está comunicándose con nosotros, así que aprender a discernir sus mensajes podría ser una práctica de toda la vida, especialmente para gente como yo, que no está naturalmente dotada con formas sutiles de comunicación. Aunque suene un poco cursi, me llevó mucho tiempo desentenderme de la lógica y dejar de escuchar con mis oídos para "escuchar" mi corazón.

Antes de entender el concepto de comunicación con el mundo verde, algo que a la fecha sigo aprendiendo, me sentía terriblemente frustrada cuando oía hablar sobre la comunicación con las plantas. En mi primer curso de herbolaria la instructora sugirió pedirle permiso a una planta antes de cosecharla. Recuerdo haberme sentido bastante sorprendida. "**¿Qué significa 'preguntarles'? ¡Ellas nunca contestan!**". Sin embargo, no me di por vencida y continué buscando el significado de aquello. Porque si algo he aprendido sobre la práctica de la magia es que, si nos esforzamos mucho, no obtenemos los resultados que buscamos; si nos entregamos o rendimos y dejamos de lado nuestras expectativas, la magia sucede.

Así pues, dejé de tratar de **escuchar** a las plantas y me di la oportunidad, simplemente, de sentarme con la naturaleza, sin expectativas ni pretensiones. La meditación con atención plena o *mindfulness* fue la clave para desbloquear mi problema de comunicación. Estar presente y en calma me dio la oportunidad de recibir mensajes que normalmente me hubieran pasado desapercibidos, y estos podían emerger como sensaciones, impresiones o emociones. Con el tiempo entendí lo que mi instructora quería decir cuando sugirió "pedir permiso" en vez de arrancar plantas del suelo sin ton ni son. Ten en cuenta que, al igual que las personas, algunas plantas querrán comunicarse y otras no. Algunas estarán interesadas en formar un vínculo y otras no. Y aquellas que comparten un interés por entablar una relación, se convierten en lo que conocemos como "espíritus familiares vegetales" o aliados vegetales, los cuales ayudan a las brujas con su magia de la misma forma que lo haría un animal familiar.

Si este tipo de comunicación no llega de forma natural, entiende que hay otros que comparten esta frustración. Para algunos, tal capacidad es algo natural, mientras que muchos otros deben aprenderla a lo largo del camino. La mejor manera de acceder a esta forma de comunicación sutil es pasando el mayor tiempo posible con las plantas, sean silvestres o cultivadas. Es como vivir en otro país: si permaneces el tiempo suficiente ahí, eventualmente aprenderás su lenguaje. ¡Salve, Ansuz!

CORRESPONDENCIAS DE ANSUZ

ELEMENTOS	Aire
ZODÍACO	Géminis
PLANETA	Mercurio
FASE LUNAR	Luna llena
TAROT	El Mago y El Hierofante
CRISTAL	Amazonita
CHAKRA	Garganta
DEIDADES	Cerridwen, Hermes, Mímir, Minerva, Odín y Thoth
PLANTAS	Bergamota, salvia esclarea, marrubio, serbal, salvia, sándalo, nardo americano y milenrama

Las correspondencias herbales de Ansuz ayudan a fortalecer las habilidades de comunicación, de descifrar mensajes, obtener sabiduría y fomentar relaciones de otro mundo. La taseomancia, lectura de hojas de té como forma de adivinación, combina la magia de Ansuz con la herbolaria, y es una excelente manera de descubrir cualquier mensaje que sientas que te están enviando.

Bergamota
(*Monarda didyma, Citrus bergamia*)

La bergamota reside bajo la regencia del Sol. Su brillante aroma cítrico ayuda a disipar la niebla mental y a revelar la creatividad y claridad. Una de sus muchas habilidades incluye ayudar a cambiar la perspectiva, sobre todo cuando se enfrenta una situación complicada y se aprecia a través de una lente particularmente inútil o incluso dañina. La bergamota promueve la honestidad profunda y funciona bien para hechizos y rituales destinados a fortalecer relaciones románticas o aumentar la comunicación saludable. Su estimulante aroma cítrico también ayuda a desarrollar habilidades psíquicas y nos enseña a confiar en nuestra intuición. La bergamota es excelente para restaurar los sentidos del equilibrio y autonomía en la práctica mágica y la vida.

Virtudes medicinales

El fresco aroma cítrico de la bergamota es un elemento básico en fragancias, tés y aromaterapia. Es uno de los ingredientes principales del popular té Earl Grey y su aceite esencial disminuye la tensión, calma los cólicos, trata problemas gástricos y alivia los dolores menstruales. Los olores dulces y amargos, como el de la bergamota y la toronja, ayudan a reducir los antojos de azúcar y alcohol. Como asidua a lo dulce, puedo dar fe de ello. Acciones: analgésica, antibacteriana, antifúngica, antiinflamatoria, antiespasmódica, aromática, diurética, expectorante, febrífuga, laxante, relajante, estimulante y neutral.

Salvia esclarea
(*Salvia sclarea*)

Cuando sientes que tu mente está desorganizada y confusa, el aceite esencial o el incienso de la salvia esclarea es un remedio limpiador y clarificador. Es uno de mis aceites esenciales preferidos para preparar mezclas destinadas a estimular habilidades mentales y psíquicas. La esclarea, miembro de la familia de la menta, es una excelente opción cuando tenemos el juicio nublado, pues facilita la objetividad y brinda la capacidad de tomar decisiones sabias. Esta planta puede mejorar la visión, pero no solo de los ojos físicos, también de los de la mente, además de fomentar la meditación en calma y profunda para alcanzar estados de trance. La salvia ayuda en la adivinación y trabajo visionario de cualquier tipo. Cuando se desea tener claridad mental y una conexión divina, traza Ansuz entre las cejas con una mezcla de aceite de salvia y siente cómo se abre tu tercer ojo.

Virtudes medicinales

El aroma de la salvia esclarea es estimulante y calmante. Su aceite esencial es un aliado para calmar el estrés, la ansiedad y las tristezas. La esclarea ayuda a disipar preocupaciones e incrementa tus niveles de energía, especialmente si la baja energía es el resultado de la ansiedad, tristeza o ambas. La salvia esclarea beneficia la digestión, mejora la memoria, calma los dolores menstruales y alivia los síntomas de la menopausia. Tradicionalmente se ha utilizado en compresas para resolver problemas oculares. Acciones: antiséptica, antiespasmódica, aperitiva, aromática, astringente, carminativa, estrogénica, hipotensora, nervina, pectoral, estomacal y tónica. Evita su uso interno. Es refrescante y equilibrante, pero debe evitarse durante el embarazo.

Marrubio
(*Marrubium vulgare*)

El marrubio era conocido como "semilla de Horus" por los antiguos egipcios. No solo se le consagraba sagrado al dios Horus, sino también a sus padres, Osiris e Isis. Bañarse en agua infusionada con esta hierba mercurial o beberla ayuda a limpiar y purificar el aura, al tiempo que disuelve bloqueos de la creatividad, mejora la función cognitiva y realza procesos intuitivos. Trabajar con marrubio de estas formas es benéfico antes de la adivinación o la magia de destierro. El marrubio brinda poder curativo espiritual y psíquico y bendice los hogares. El marrubio es una hierba visionaria que prepara a mente y espíritu para los viajes a través de los espacios liminales.

Virtudes medicinales

El marrubio mejora una gran cantidad de afecciones respiratorias, incluyendo silbidos, asma, bronquitis y tuberculosis. Suele hallarse entre los ingredientes de pastillas y jarabes para la tos. Utilizado en gargarismos, ayuda a aliviar el dolor de garganta y de muelas. El marrubio estimula el apetito y la digestión y alivia la dispepsia, abotagamiento y diarrea. También sirve muy bien como tratamiento de la diabetes tipo 2, pues baja los niveles de azúcar en la sangre. Como antiinflamatorio, ayuda a aliviar los espasmos y dolores, además de ser especialmente útil contra los dolores menstruales. Acciones: antiarrítmico, astringente, amargo, cardiaco, descongestionante, diaforético, digestivo, expectorante, laxante, pectoral, vermífugo, refrescante y absorbente. Debe evitarse durante el embarazo.

Serbal
(*Sorbus aucuparia*)

El serbal, conocido como *mountain ash* (ceniza de montaña) en Estados Unidos, es uno de los árboles más venerados y mágicos de Europa. Tiene una rica historia de magia protectora, principalmente contra maldiciones e influencias maléficas. Sus bayas mejoran la comunicación con quienes están en el reino espiritual, como los elementales, ancestros y guías astrales. En mermelada, sus bayas ofrecen una dulce y encantadora ofrenda para los seres del otro mundo con los que se desea interactuar. Quema las bayas secas y trituradas durante la invocación o evocación de deidades. En Samhain, quemar un atado de ramitas de serbal ayuda a defenderse contra espíritus no deseados que pudieran ingresar a nuestro espacio. Debido a que es un árbol conocido por su sabiduría y magia, su madera es popular para hacer bastones, varitas y runas. La mitología nórdica, en particular, recomienda su madera para elaborar varas de zahorí y usarlas para encontrar tesoros enterrados.

Virtudes medicinales

Sus bayas, o pomas, son ricas en antioxidantes y se ingieren mejor en decocción. No se recomienda consumirlas crudas, debido a la toxicidad de sus semillas. La decocción se puede usar haciendo gargarismos para calmar el dolor de garganta. Las bayas del serbal contrarrestan el asma, la diabetes y algunos trastornos digestivos, como abotagamiento, diarrea y estreñimiento. También son rica fuente de vitamina C y fibra. Acciones: antibacteriano, antiinflamatorio, antiséptico, astringente, digestivo, nervino, estimulante, caliente y absorbente.

Salvia
(*Salvia officinalis*)

Como muchos pensadores agudos, gurús y yoguis, la salvia (en inglés, *sage* o sabio) es una planta de profunda sabiduría antigua. Miembro de la familia de la menta, promueve la claridad, la conexión con la tierra y el juicio hábil. Desde la antigüedad, la salvia ha sido valorada por ser una completa sanadora y limpiadora energética. Es también buscadora de la verdad y constructora de la fortaleza emocional. Sirve para integrar el conocimiento adquirido, producto de experiencias pasadas, con el presente, lo que resulta en un juicio y toma de decisiones más saludables. Quienes buscan fortalecer su intuición hallan un aliado fiel en la salvia, que también calma las mentes hiperactivas. Los nativos estadounidenses la consideran sagrada desde épocas remotas, y la utilizan por sus habilidades para purificar y alejar energías perjudiciales.

Virtudes medicinales

El nombre latino de la salvia, y su derivación en español, significa "curar" o "salvar". Un proverbio italiano habla de su talento como hierba que promueve la longevidad: "¿Por qué debería morir un hombre cuando la salvia está en su jardín?" Esta resistente y aromática planta perenne sirve para mejorar la memoria, ordenar la menstruación y mejorar la digestión, además de ser aliada eficaz en la menopausia, ya que disminuye los sofocos y combate la osteoporosis. Aplica salvia como cataplasma para mordeduras y picaduras de insectos. Como infusión, se pueden hacer gárgaras para aliviar el dolor de garganta y sus hojas frescas se pueden masticar para fortalecer las encías. La salvia es un conservador natural de alimentos gracias a sus propiedades antibacterianas, mientras que sus propiedades astringentes ayudan a prevenir la sobreproducción del sebo que podría aparecer en piel o cabello excesivamente grasos. Acciones: antibacteriana, antiinflamatoria, antioxidante, antiséptica, antiespasmódica, astringente, digestiva, diurética, estrogénica, expectorante, hemostática, caliente y absorbente. Quien padece epilepsia debe evitar su aceite esencial. De hecho, el uso de este aceite esencial debe ser limitado y durante la lactancia hay que usarlo con precaución.

Sándalo
(*Santalum album*)

El sándalo es la resina sagrada del árbol del mismo nombre, proveniente de la India, sumamente valorado por sus elevadas cualidades vibratorias. Durante miles de años ha sido alabado por sus cualidades para la purificación, protección, invocación, meditación, exorcismo y viajes astrales. Su humo fragante limpia la acumulación áurica y los canales psíquicos para ayuda para conectarse mejor con lo divino. El sándalo puede quemarse para limpiar un espacio determinado, o aplicarse como aceite en el cuerpo o en cualquier herramienta empleada en un ritual. Antes de la meditación, úntate con aceite de sándalo, adopta tu postura de meditación favorita, respira profundamente varias veces e invoca a Ansuz, hasta lograr el estado deseado de relajación o trance. Una vez que te encuentres en estado tranquilo y receptivo, puedes comenzar a invocar a la deidad o energía de tu elección. Cuando trabajes con entidades es importante hacer ofrendas, y el incienso de sándalo es perfecto para eso.

Virtudes medicinales

En la medicina ayurvédica, el sándalo tiene un largo historial de tratamiento de enfermedades de transmisión sexual, particularmente la gonorrea, además de aliviar la bronquitis y dolores abdominales o de pecho. Si bien sus efectos son calmantes, también estimula la función cognitiva y ayuda a controlar los síntomas del resfriado común, indigestión y problemas urinarios. Es coadyuvante en diversas dolencias cutáneas, como el herpes, la dermatitis y el SARM (infección por el estafilococo dorado, resistente a la meticilina); incluso ayuda a prevenir cáncer de piel. Por desgracia, está en riesgo de desaparecer por sobrexplotación en algunas partes del mundo, así que asegúrate de conseguirlo de fuentes responsables. Acciones: antiinflamatorio, antiséptico, ansiolítico, aromático, carminativo, diurético, estimulante, estomacal, vulnerario y caliente.

Nardo americano
(*Aralia racemosa*)

El nardo americano es la clásica hierba del estudiante, pues durante miles de años ha servido para estimular la concentración, retención de información y claridad mental. Ayuda a comprender temas complejos, ya sean mágicos o mundanos. Como tónico, se puede ingerir antes de aprender y quemar como incienso durante el estudio. Esta hierba perenne es más útil cuando se obtiene conocimiento oculto a través de la investigación, la magia o al trabajar directamente con Ansuz. Como hierba del amor, el nardo americano fomenta la comunicación saludable entre las parejas, además de la fidelidad.

Virtudes medicinales

El aceite esencial de nardo americano es básico en la aromaterapia por su estimulante aroma. Medicinalmente es reconocido por su eficacia en el tratamiento del asma, resfriados y tos en general. Además, ayuda a limpiar los pulmones tras dejar de fumar y es ideal para tratar afecciones cutáneas, como caspa, dermatitis, soriasis y demás males de origen fúngico, como el pie de atleta. También ayuda a purificar la sangre. Acciones: antibacteriano, depurativo, antifúngico, antiinflamatorio, antirreumático, carminativo, diaforético, diurético, expectorante, estimulante, caliente y absorbente. Evita su uso durante el embarazo.

Milenrama
(*Achillea millefolium*)

El nombre latino de la milenrama, *Achillea*, proviene de Aquiles, antiguo guerrero griego que valoraba la planta por sus habilidades para tratar heridas de batalla y detener el sangrado. Junto con Aquiles, se le asocia con Afrodita, Cernunnos y Quirón, el centauro. Las varillas hechas de sus tallos se utilizan comúnmente en el sistema de adivinación china *I Ching*. Debido a su capacidad para proporcionar conocimiento y claridad, la milenrama es una hierba popular en todo tipo de adivinación. Para aumentar tu capacidad psíquica, quémala como incienso, agrégala a un baño ritual o crea un aceite macerado para usar antes de la adivinación. Esta hierba, nativa de América del Norte, estimula las energías creativas e inspiradoras. La milenrama no solo cura lesiones físicas, también sirve para sanar heridas emocionales y es una excelente aliada para aquellos que sufren de depresión crónica, pues fomenta la confianza y esperanza y brinda perspectivas optimistas. Puedes colocarla debajo de la almohada para inducir sueños proféticos. Como hierba de Venus, la milenrama está asociada con el amor, especialmente con la comunicación saludable entre amantes. Puede colgarse sobre la cama de la pareja, o ponerse debajo del colchón, para fomentar una comunicación clara y una relación feliz.

Virtudes medicinales

Entre sus muchas propiedades, la milenrama es, ante todo, un valioso cicatrizante de heridas. Es fuertemente estíptica y antiséptica. En caso de heridas grandes, puede aplicarse para detener el sangrado hasta que se disponga de una atención médica adecuada. La milenrama remedia fiebres, presión arterial alta, sangrado menstrual abundante y calambres, así como alergias estacionales. La milenrama ataca el dolor, sobre todo de muelas y de cabeza. La *Enciclopedia de Plantas Medicinales,* de Andrew Chevallier, recomienda una infusión de partes iguales de milenrama, menta y flores de saúco para resfriados, la cual se puede tomar tres veces al día mientras persistan los síntomas. Una infusión se puede usar como lavado para ojos irritados*. La milenrama beneficia la salud general del hígado y riñones. Acciones: antiinflamatoria, antiséptica, antiespasmódica, antiviral, astringente, tónico amargo, diaforética, diurética, febrífuga, hemostática, estíptica, vulneraria, refrigerante y absorbente. No es apta para usarse a largo plazo y es tóxica para perros y gatos. Debe evitarse durante el embarazo y la lactancia.

---

*Andrew Cavallier, Enciclopedia de Plantas Medicinales (Madrid, Espana: Acento editorial, 1997.

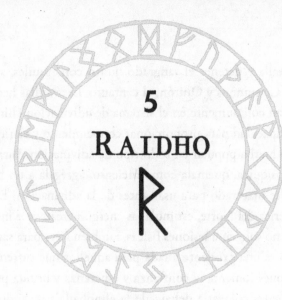

5
RAIDHO

Equivalente fonético: R
Viajes, Travesías, Decisiones

Raidho es mi corazón.
Cada paso es un latido
y cada sendero que recorro
es besado por mis pies.

Raidho (se pronuncia *ráido*) es la runa de los viajes. Su nombre, derivado del protogermánico, se traduce como "cabalgar". Representa travesías, movimiento, control y curiosidad, porque si hay algo inherente a nuestra naturaleza es preguntar, deambular, cuestionar y explorar. Hoy, las personas viajan por muchas razones, quizás principalmente para experimentar culturas y paisajes ajenos a los propios. Es así como aprendemos, permanecemos humildes y vemos un panorama más amplio de las cosas que hay más allá de nuestras puertas.

En la antigüedad los viajes se hacían a pie, en barco y a caballo. Un poema rúnico noruego califica la monta como "lo peor para los caballos", por el estrés físico que se inflige al animal. Hoy en día, los términos **viaje** y **travesía** evocan imágenes de aviones, trenes, vehículos motorizados y barcos. Algunos prefieren viajar a pie y practican el senderismo de largas distancias. Hay un movimiento alternativo o *underground* de viajeros en tren que eligen vivir sin hogar y subsisten de empleos ocasionales, trabajo agrícola estacional o la mendicidad, algunos de los cuales tienen tatuado a Raidho.

Raidho no solo representa el acto de viajar, sino también los caminos por los cuales lo hacemos. La vida misma es la travesía suprema y el camino de cada cual se pavimenta con decisiones. Muchas personas, como yo, piensan que los humanos tienen libertad de elección y su destino no está sellado tan pronto salimos del útero. Nuestro "ahora" es resultado inequívoco de las elecciones que tomamos con anterioridad. Los errores son parte inevitable del viaje. Todos tomamos giros equivocados y tropezamos en nuestro camino de vez en cuando, pero esos errores sirven para enseñarnos y fortalecernos. A lo largo del camino nos volvemos mejores navegantes, se nos forman callos en los pies para protegerlos del pavimento duro, y aprendemos a detectar tormentas antes de que nos golpeen. Tal es el camino metafórico de la sabiduría. Cuando nos detenemos para mirar nuestro propio camino de vida, podemos ver cómo el concepto de "elección" está estrechamente relacionado con la runa Raidho. Dentro de las comunidades espirituales a menudo se escucha "camino hacia la iluminación", "viaje astral" o "búsqueda espiritual", y estas frases ayudan a ilustrar líneas de tiempo claras para alcanzar nuestras metas y crecimiento interior. A nivel espiritual, Raidho es un aliado maravilloso para quienes cruzan las fronteras que separan al reino físico del otro mundo, como chamanes, brujas del cerco y *völvas* (videntes nórdicas). Los nueve mundos del árbol Yggdrasil se erigen como el *axis mundi*, el eje del mundo, dentro de cualquier viaje espiritual, que sirve como mapa para tales travesías.

En una lectura, Raidho puede anticipar un viaje en un futuro cercano, ya sea en el sentido físico o espiritual. A nivel sicológico, Raidho representa liderazgo, elección y capacidad de controlar una situación, en vez de ser controlados por ella. La aparición de esta runa puede estar pidiendo que consideres tus elecciones y la dirección actual que estás tomando. ¿Será momento para cambiar de dirección? Raidho, emparejado con Isa, puede alertar contra moverse demasiado rápido o trabajar en exceso, lo que indica la necesidad de reducir la velocidad o incluso detenerse por completo. Y junto a Jera, el mensaje puede significar que hay que mantener el impulso.

Invertido, en *murkstave*, Raidho puede representar elecciones problemáticas, un viaje infructuoso o la advertencia para abstenerse de un viaje ya planeado. En el sentido espiritual podría señalar estancamiento, incapacidad para tomar decisiones, pérdida del control o la sensación de extravío en el viaje de la vida. La agorafobia y xenofobia son ejemplos extremos de Raidho invertido.

¿No sería grandioso renunciar a tu trabajo y viajar por el mundo para escalar montañas, navegar los siete mares, recorrer desiertos y caminar por selvas tropicales? Creo que sí, pero a la mayoría de nosotros eso no nos sucederá por razones obvias, como el trabajo, dinero, familia o incluso limitaciones físicas. Viajar por el mundo es, sin duda, la forma más romántica de fortalecer nuestro vínculo con la Tierra, pero viajar por placer es un lujo que no todos pueden darse. Para algunos, incluso, salir con regularidad a la naturaleza es prácticamente imposible, sobre todo para quienes viven en la ciudad. Entonces, ¿cómo satisfacer esa necesidad? Una forma de hacerlo es mediante los viajes internos, que se llevan a cabo mediante métodos de visualización, trance e incluso proyección astral. Y no sería raro que los tres tuvieran lugar en una sola sesión. A lo largo de los años he podido crear, para mí, un **paisaje interno**, concepto que me presentó mi primera instructora de herbolaria, y la práctica literalmente me ha abierto las puertas a un nuevo mundo. Es un lugar familiar al que puedo ir en cualquier momento, lleno de un espeso bosque verde, aliados vegetales y animales y, por supuesto, magia.

Mi proceso de viaje interno inicia al estar sola en una habitación tranquila y oscura. Si hay luz afuera, me pongo un antifaz de dormir o me cubro los ojos con un chal oscuro. Si es de noche, apago todas las luces y enciendo una vela, que servirá como punto focal para ayudar a alterar mi conciencia. Este es el mejor momento para emplear cualquier método de relajación, como la técnica de respiración profunda. También puedes tocar o escuchar música percusiva; así preparas tu mente para el viaje interno.

Cuando te sientas enraizado y centrado por completo, concéntrate. Activa el ojo de tu mente y mírate solo, en el vacío. Nada existe a tu alrededor. No hay norte, sur, este u oeste. Luego de un corto tiempo de experimentar el vacío silencioso, de repente verás lo que parece ser una pequeña puerta a la distancia. A medida que te acerques verás que es, de hecho, una puerta antigua y desgastada. Es acogedora en medio de la nada. Saca de tu bolsillo una antigua llave de esqueleto y siéntela en tu mano antes de meterla a la cerradura. Una vez que la puerta esté sin seguro, ábrela, entra y ciérrala detrás de ti.

Acabas de ingresar a tu santuario al aire libre. Es como un lienzo en blanco para que hagas de este lugar lo que quieras. ¿Qué ves cuando entras por primera vez? ¿Es de día o de noche? ¿Hay animales alrededor? ¿Qué tipo de plantas adornan ese espacio? Así, poco a poco ve creando tu santuario. No escatimes en detalles y tómate tu tiempo. Ahí podrás sumergirte en la naturaleza sin tener que salir de tu hogar.

Cuando atravieso mi puerta, me reciben árboles de saúco y otros aliados vegetales personales, como artemisa, gordolobo y verbena, mientras que en medio de los árboles arde una fogata. En este lugar la noche es eterna y la luna llena siempre brilla, acompañada de estrellas que parecen brillantina plateada espolvoreada en un interminable tramo del azul más profundo. Hay velas y linternas sin encender por todas partes, y sé que tengo la capacidad de encenderlas con solo señalarlas con un dedo.

Siempre entro descalza, para sentir la tierra fresca y el pasto debajo de mis pies mientras camino; mis gatas Franny y Dee, que murieron hace años, viven allí y disfrutan su vida al máximo. Siempre juegan, se persiguen entre ellas y persiguen a otras criaturas, y comen todo el atún y yogur que quieran, para luego acurrucarse juntas cerca del fuego que arde eternamente. Hay una abundante vida silvestre en mi espacio, con luciérnagas, rocas cubiertas de musgo y preciosas colonias de hongos.

No muy lejos del bosque de árboles de espino corre un arroyo que baña a un sauce llorón, único, alto y majestuoso. Como todas las plantas y animales en mi paisaje, el sauce es un aliado cercano, pero este árbol en particular tiene un propósito especial... Cuando decido aventurarme más allá de la seguridad de mi paisaje, inicio mi viaje debajo del sauce, donde me veo envuelta por una esfera ondulante que proyecta una luz protectora cálida y dorada. Una vez protegida, le agradezco al árbol, dejo una ofrenda y cruzo el arroyo a través de un enclenque puente rústico hecho de ramas de árbol sin tallar. A unos veinte metros arranca la primera línea de árboles de un bosque interminable. Esta línea de árboles es la frontera entre el santuario (el consciente) y lo desconocido (el subconsciente o inconsciente). Por lo regular, en esos momentos es cuando mi visualización voluntaria termina y toma el control el trance profundo.

Al entrar al bosque llego a un territorio extraño, porque sin importar cuántas veces lo haya recorrido, siempre cambia. En ese bosque conocí a mi guía animal, un lobo anciano, a veces gruñón, pero al mismo tiempo adorable. Nunca sé qué hallaré al entrar al bosque. A veces mi guía me acompaña y otras me indica que debo ir sola. De vez en cuando me encuentro en situaciones aterradoras y debo enfrentar a entidades malintencionadas, recorrer terrenos traicioneros o sortear furiosas tormentas. Como sucede con la vida real, las dificultades que enfrento a menudo me brindan lecciones y fragmentos de sabiduría aplicables a acontecimientos actuales de mi vida.

Cuando estoy dispuesta a salir del bosque, voy de regreso hacia mi santuario, mi estado de consciencia. De manera intuitiva, siempre sé cómo regresar, sin importar cuán lejos del trillado camino me haya ido. Es un lugar donde siempre estoy a salvo; un lugar donde entidades y energías perjudiciales no pueden existir. A veces me quedo ahí mucho tiempo, acurrucada con mis gatitas, intercambiando energía con mis aliados vegetales y meditando junto al fuego. Y a veces me despido rápidamente, atravieso la puerta de madera deteriorada y la cierro, sabiendo que podré regresar pronto.

Te invito a diseñar y construir tu paisaje interior. Incluso si decides no aventurarte más allá de los límites de tu zona segura, tendrás tu propio pedazo de naturaleza virgen, donde podrás retirarte a meditar siempre que te apetezca. ¡Salve, Raidho!

CORRESPONDENCIAS DE RAIDHO

ELEMENTOS	Tierra
ZODÍACO	Sagitario
PLANETA	Júpiter
FASE LUNAR	Luna creciente
TAROT	El Carruaje
CRISTAL	Piedra de luna
CHAKRA	Plexo solar
DEIDADES	Abeona (Adiona), Ganesha, Khonsu, Mercurio, Odin y Yacatecuhtli
PLANTAS	Fresno, cálamo aromático, consuelda, datura, matricaria, artemisa y tomillo

Las plantas correspondientes a Raidho ofrecen protección y guía a los viajeros en sus travesías físicas o de naturaleza espiritual. Favorecen que el practicante se haga cargo de su destino y cultive un estilo de vida auténtico.

Fresno
(*Fraxinus excelsior*)

En la mitología nórdica, el dios Odín toma dos árboles y los transforma en los primeros humanos: *Embla*, de un olmo, y *Aske*, de un fresno. Se argumenta que el fresno, árbol de la familia del olivo, es el poderoso Yggdrasil, aunque algunos creen que realmente es el tejo. Este próspero árbol tiene una larga historia esotérica y una gran variedad de usos mágicos, que incluyen protección contra el ahogamiento, eliminación de verrugas, adivinación, rituales marinos, sueños lúcidos y más. Sus hojas pueden usarse para llevar a los viajeros a casa de manera segura. Debido a sus asociaciones con el Agua y Neptuno, el fresno es especialmente benéfico para quienes viajan por agua. Para hacer un talismán de seguridad rápido y fácil para viajar en las aguas, escribe Raidho en una hoja de fresno y guárdala en tu vehículo o en tu bolsa de viaje. Debido a su inclusión en el mito nórdico y la historia druídica, la madera del árbol es perfecta para hacer runas y bastones; de ser posible, debes tomar la madera de una rama que ya haya caído. Si decides cortar una rama del árbol, asegúrate de pedir permiso primero y dejar una ofrenda a cambio.

Virtudes medicinales

El fresno rara vez se usa en la medicina herbal moderna. Históricamente, su corteza y hojas se usaban como remedio contra fiebres, estreñimiento e ictericia. Una cataplasma de las hojas se puede aplicar en la piel para aliviar picaduras de insectos. Como diurético, el fresno ayuda a aliviar y prevenir cálculos renales e infecciones del tracto urinario. Acciones: astringente, tónico amargo, diaforético, diurético, hepático y laxante.

Cálamo aromático
(*Acorus calamus*)

En magia, el cálamo aromático está asociado con el control. Raidho es, sobre todo, la runa de los viajes, pero también está asociada con el orden, decisiones y toma de control del propio destino. Dentro del *hoodoo*, el cálamo aromático se usa a menudo para ejercer influencia o control y es un ingrediente principal del "polvo de dominio", que da al usuario ventaja sobre cualquier persona que elija. Debido a sus impresionantes poderes de persuasión, esta planta aromática se incluye con frecuencia en hechizos de amor y magia maléfica. Se puede aplicar para protección, purificación o santificación y comúnmente acompaña a mezclas de incienso sagrado. Para asegurarte de que permaneces en control durante la comunicación espiritual, quema una mezcla de cálamo aromático y olíbano mientras invocas los poderes de mando de Raidho.

Virtudes medicinales

El cálamo aromático, también conocido como ácoro dulce, es valorado por sus rizomas fuertemente medicinales. Es muy usado en la medicina ayurvédica por sus beneficios digestivos. Tomado como infusión o decocción, ayuda a incrementar el apetito y es revitalizante del sistema nervioso. Aunque su aceite esencial es tóxico en grandes cantidades, en pequeñas dosis tiene una miríada de beneficios: mejora la memoria, evita el insomnio, mejora la circulación y alivia la artritis. Acciones: antiinflamatorio, antioxidante, antiespasmódico, afrodisiaco, aromático,

amargo, carminativo, emético, nervino, estimulante, vulnerario y ligeramente cálido. No se recomienda durante el embarazo y la lactancia, y
debe evitarse si se padecen trastornos cardiacos.

Consuelda
(*Symphytum officinale*)

Al igual que Raidho, la consuelda es un agente de viajes. Desde la
antigüedad se le ha utilizado como amuleto de seguridad, pues proporciona al viajero protección contra lesiones, enfermedades, robos
y desgracias en general, asegurando así su regreso seguro. Antes de
emprender un viaje, espolvorea consuelda y artemisa en los zapatos,
en tu equipaje o en tu vehículo. Si facturas equipaje en un vuelo o
autobús, la hierba del viajero ayudará a prevenir su pérdida. Para crear
un amuleto protector para tu vehículo, coloca un poco de consuelda
y otras hierbas de viaje en una pequeña bolsa; incluye un *bindrune* de
Raidho, Elhaz y Ehwaz, y cuélgalo del espejo retrovisor. Solo asegúrate de que no obstruya tu visión; eso sería contraproducente como
amuleto de seguridad. La consuelda brinda valor y asertividad para
establecer límites saludables, así como sabiduría para saber cuándo es
momento de dejar ir a alguien o algo. Para quienes precisan una curación rápida, especialmente de huesos rotos, se debe mantener un atado
de la hierba seca cerca de la cama. Cultívala cerca de las entradas de
tu hogar para alejar a las personas o espíritus con malas intenciones.
Debido a su correspondencia con el elemento Tierra, la consuelda es
ideal para lograr conexión con la tierra.

Virtudes medicinales

La consuelda posee la asombrosa capacidad de proliferar células. Es un
remedio tópico muy útil que beneficia diversas afecciones cutáneas,
incluyendo el acné, cortaduras y raspaduras, infecciones fúngicas y erupciones. Debido a que sella tan bien la capa superior de la piel nunca
debe usarse para punciones o laceraciones profundas, ya que podría
alojar bacterias. Cuando se aplica como cataplasma, fomenta la curación de huesos rotos, esguinces y fracturas. Debido a tales cualidades,
la consuelda se ha utilizado para tratar la fiebre del dengue, enfermedad transmitida por mosquitos que a menudo resulta en dolor articular.

En Europa del Este se usa una decocción de la raíz como remedio tradicional para paliar la tos seca. La consuelda alivia la diarrea cuando se ingiere; sin embargo, se recomienda trabajar con un profesional de la salud para tomar la dosis adecuada. Acciones: alterativa, analgésica, astringente, demulcente, emoliente, expectorante, nutritiva, refrigerante, estíptica, vulneraria, enfriadora e hidratante. Debe evitarse durante el embarazo y la lactancia.

Datura
(*Datura stramonium*)

La datura tiene una larga historia como auxiliar en el viaje espiritual de los chamanes. Ayuda a guiar y proteger a quienes trascienden las fronteras del mundo físico. Tradicionalmente, sus propiedades embriagadoras se han empleado para ayudar en profecías, comunicación espiritual, prácticas visionarias y ruptura de maleficios y maldiciones. La datura, miembro de la familia de las solanáceas, tiene correspondencia con deidades como Kali, Nix, Hel, Hécate y Saturno. Como hierba ctónica, ayuda a reconciliar a las personas con sus sentimientos y creencias sobre la muerte y la vida después de la muerte. La datura, también conocida como estramonio, hierba del diablo y manzana espinosa, es una planta venenosa y solo debe manejarse con equipo de protección.

Virtudes medicinales

Debido a su toxicidad, no se recomienda para el uso medicinal. Tradicionalmente se ha usado para aliviar la inflamación y los trastornos nerviosos. Acciones: anodina, antiinflamatoria, afrodisiaca, alucinógena, sedante y vulneraria. También tiene propiedades refrescantes y humectantes. Para información sobre la dosis recomendable, consulta con un herbolario profesional. No debe manipularse durante el embarazo o la lactancia.

Matricaria
(*Tanacetum parthenium*)

Matricaria es una hierba venusina que busca sanar y proteger. Es aliada para aquellos propensos a sufrir accidentes y sirve para garantizar la seguridad, sobre todo durante los viajes. La matricaria o santamaría favorece la agudeza mental, además de nutrir la creatividad, gracias a que disipa las energías dañinas que tienden a nublar el juicio. La matricaria brinda más fuerza a los hechizos y rituales de curación, en especial cuando la enfermedad parece persistir o si alguien se enferma mientras está lejos de casa. Cuelga manojos secos de la hierba en la habitación de una persona enferma para ayudar a atraer energías curativas.

Virtudes medicinales

El nombre en inglés de la matricaria, *feverfew* ("poca fiebre"), deja en claro sus habilidades. Tomada como té caliente es un remedio eficaz para las fiebres; en otras palabras, es febrífugo (del latín *febris,* fiebre). Si bien las fiebres son necesarias para combatir las infecciones, cuando alcanzan temperaturas muy altas se convierten en graves riesgos para la salud, por lo que requieren alivio. Si se toma regularmente, la matricaria ayuda a prevenir migrañas, especialmente las que aparecen en racimo o durante la menstruación. Siempre he sido propensa a sufrir migrañas, por lo que utilizo un extracto de matricaria y lavanda como medida preventiva. La matricaria trata la congestión del pecho, asma, tos y dolor de garganta. Los ungüentos tópicos calman las picaduras de insectos. Las propiedades antiinflamatorias y digestivas de la santamaría ayudan a aliviar la gastritis, sobre todo al combinarse con hierbas similares. Acciones: analgésica, antiinflamatoria, carminativa, digestiva, emética, emenagoga, expectorante, febrífuga, nervina, refrescante y absorbente. La matricaria puede provocar reacciones alérgicas. Evita su uso junto con anticoagulantes y en semanas previas a una cirugía. No se recomienda su uso durante el embarazo y la lactancia.

Artemisa
(*Artemisia vulgaris*)

La artemisa es una planta ligeramente sicoactiva capaz de lograr una magia extraordinaria. Es la hierba que toda bruja debe tener a la mano, no solo porque nos ayuda a viajar más allá de lo mundano, sino porque también nos ofrece protección en el camino. La artemisa es la guardiana de madres, niños y el proceso del parto. Su naturaleza maternal se refleja en su mote, **Madre de las hierbas,** y funciona muy bien cuando se combina con las runas Perthro o Berkana. Para los viajes, tradicionalmente debe esparcirse en los zapatos o bolsillos de un abrigo antes partir. Los viajeros astrales encontrarán una compañera de confianza en la artemisa, porque facilita el estado mental necesario para emprender esos viajes y ayuda a tener un regreso seguro al cuerpo. Es una auxiliar visionaria popular que se puede ingerir como té o tintura; también puede fumarse o quemarse como incienso antes de la adivinación. Es una de mis plantas favoritas para la fabricación de atados herbales. Para lograr sueños lúcidos, bebe té caliente de artemisa antes de dormir o añade un poco de artemisa y lavanda dentro de la funda de la almohada. En cuanto al ciclo del año, la artemisa corresponde con Samhain y es una de las nueve hierbas sagradas de los anglosajones. Para conectarse mejor con la naturaleza, espolvorea un poco de esta hierba en tus zapatos antes de hacer senderismo; no solo fomentarás el vínculo con la fauna y flora que te rodee, sino que también contarás con seguridad en el camino.

Virtudes medicinales

La maternal artemisa aboga por la salud femenina y ayuda a inducir el parto, dar a luz a la placenta y aliviar el sangrado excesivo tras el alumbramiento. Como fuerte emenagoga, aumenta el flujo sanguíneo al útero y estimula la menstruación. Como estimulante del sistema digestivo, promueve un apetito saludable. Báñate en artemisa para relajar músculos adoloridos o curar irritaciones cutáneas en general, incluyendo las ocasionadas por hiedra venenosa, roble o zumaque. Beberla en té caliente induce la transpiración y alivia fiebres altas, al tiempo que fomenta la salud uterina. Acciones: analgésica, antibacteriana, antifúngica, antiinflamatoria, antirreumática, aromática, astringente, amarga, carminativa, colagoga, colerética, diaforética, emenagoga, expectorante, nervina, estimulante uterino, vermífuga, caliente y absorbente. Aunque es ideal para inducir el parto, evita su uso durante el embarazo, debido a sus acciones estimulantes uterinas. Hay que evitarla también durante la lactancia.

Tomillo
(*Thymus vulgaris*)

El tomillo puede parecer una hierba culinaria modesta, pero además de sus propiedades aromáticas y saborizantes, es de gran ayuda para la gente visionaria, por lo que se le asocia frecuentemente con la adivinación y los viajes astrales al proporcionar al viajero etéreo un manto de poder y protección. A lo largo de los siglos, el tomillo se ha utilizado como limpiador energético en general y potenciador de la magia; cuando se quema aleja a los espíritus maliciosos (y a los mosquitos). El tomillo es, hasta cierto punto, alegre y ligero, pero firme cuando hace falta; brinda valor cuando se le necesita. Para quienes trabajan con las hadas, esta vigorizante hierba es una excelente ofrenda. Durante Samhain, cuando el velo está en su punto más delgado, agrega tomillo a la cena del sabbat para invitar a los seres queridos fallecidos a la mesa, y asegúrate de ofrecerles sus platos preferidos. Puedes beberlo como té o agregarlo a un baño ritual para promover la confianza y valentía antes de embarcarte en viajes a otros reinos. Coloca tomillo en tus baños para limpiar el aura y colmarla de energía efervescente.

Virtudes medicinales

El tomillo es una hierba aromática que ataca infecciones pulmonares, como la bronquitis y la tosferina, y contiene antioxidantes que ayudan a contrarrestar los efectos del envejecimiento. Ayuda a tratar y prevenir úlceras estomacales. Puede beberse como té, tintura o suplemento para el asma y alergias estacionales. Sus fuertes propiedades antifúngicas tratan algunos tipos de infecciones, como la tiña, el pie de atleta y la candidiasis oral. Sus cualidades antiparásitas son efectivas contra piojos y sarna. Como té puede usarse como enjuague bucal para aliviar dolores de dientes, caries y gingivitis. El tomillo ayuda a prevenir y tratar convulsiones epilépticas. El uso externo de su tintura contra el acné seca los brotes. Acciones: antifúngico, antioxidante, antiséptico, antiespasmódico, aromático, antiviral, broncodilatador, carminativo, emenagogo, expectorante, vermífugo, caliente y absorbente. Evita su aceite esencial durante el embarazo o lactancia. Debe evitarse antes de cualquier cirugía.

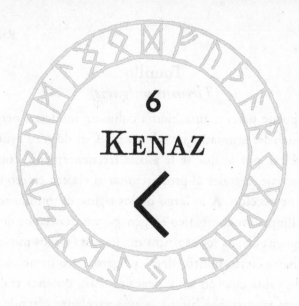

6
KENAZ

Equivalente fonético: K y C fuerte
Antorcha, Calor, Pasión

La antorcha de Kenaz irradia su luz
en el profundo bosque mientras lo escudriñas
y te envuelve con calidez durante las noches más frías.
Es una flama rugiente y un faro brillante dentro de
cada cual.

Kenaz (se pronuncia *kénaz*), palabra derivada del protogermánico, se traduce como "faro" o "antorcha" y es símbolo de iluminación, calor, transformación, arte y conocimiento. Su significado se refleja en la forma de la runa, que semeja rayos de luz que se proyectan hacia afuera desde una fuente única.

Kenaz representa pasión, sexualidad y creatividad. Es lo que nos impulsa y nos da propósito. Los poemas rúnicos noruegos e islandeses la tildan como "ampolla" o "llaga", en referencia al resultado de entrar en contacto con un calor extremo y, por ende, tener la necesidad de contar con ciertos cuidados al trabajar con la runa de la antorcha.

La antorcha siempre ha sido el símbolo para encontrar nuestro camino a través de la oscuridad metafórica, y Kenaz es un gran aliado para quienes son lo bastante valientes como para incursionar en ella. Sicológicamente hablando, esta oscuridad representa la sique profunda de la mente humana. Ocultos a la luz se encuentran recuerdos reprimidos, impulsos, sentimientos y pensamientos. El inconsciente contiene todo lo que consideramos inaceptable sobre nosotros mismos. Este conjunto de características ocultas es lo que el famoso sicólogo Carl Jung denominó como "la sombra". Si las teorías de Jung han sido ampliamente adoptadas en el ocultismo moderno es gracias a su profunda investigación sobre los sueños, símbolos, teología, arquetipos y demás. Jung teorizó que ocultamos nuestras imperfecciones y tendencias de inadecuación para sentirnos mejor con nosotros mismos e, incluso, sentirnos superiores a los demás. Su teoría explica que, aunque pensemos que las ocultamos, nuestras sombras contribuyen ampliamente a nuestras conductas y patrones diarios de pensamiento al manifestarse en nuestros sueños, lo cual no deja de consternarnos.

Hoy, la práctica introspectiva del *shadow work* o trabajo con la sombra está ganando mucha aceptación, especialmente dentro de comunidades espirituales y ocultistas, porque se le considera una forma de buscar y reconciliar las partes de nosotros mismos que hemos escondido y que nos impiden sanar y crecer. El trabajo con la sombra ha sido parte importante de mi práctica y mi proceso general de curación; pero abundaremos un poco más en el tema en el capítulo correspondiente a Berkana. Kenaz, la runa de la antorcha, ayuda en la alquimia espiritual al guiarnos a través de la oscuridad de nuestra sique y arrojar algo de luz sobre las cosas que nos causan dolor y disfunción. También nos proporciona las llamas de la transformación para transformar rasgos indeseables y convertirlos en fortalezas. Invocar la runa para obtener asistencia es una forma simple de emplearla mientras te embarcas en tan valiente tarea. Para ello, enciérrate en una habitación oscura y tranquila, donde encenderás una vela en la que habrás tallado la runa de Kenaz. La llama de la vela servirá como ofrenda y punto focal. Adopta una posición meditativa y mantén la mirada fija en la llama. Respira profundamente e invoca "Kenaz" nueve veces (el número sagrado de la mitología nórdica). Llama al espíritu de Kenaz y solicita su guía y protección mientras te adentras en las profundidades abandonadas de tu alma. Esta comunicación se puede hacer en silencio o en voz alta, según lo que te resulte más cómodo. Pídele al espíritu de la runa que acepte tu ofrenda. Continúa meditando y enfócate en la llama hasta que te centres y enraíces. Una vez que lo hayas logrado, el trabajo con la sombra puede comenzar. Hay infinitas formas de realizar un ritual, y también son innumerables las formas de trabajar con la sombra. Recomiendo un estudio más profundo para quienes tengan interés en hacer este tipo de trabajo. Y, como menciono líneas atrás, brindo algunos ejemplos en el capítulo de Berkana.

No solo puede decirse que Kenaz es la runa más beneficiosa para aplicar en el trabajo con la sombra, junto con Hagalaz y Nauthiz, sino también que es muy beneficiosa para el artista, ya que representa la pasión inicial que precede a la creación y alimenta su fuego, por así decirlo. Las artes son un verdadero regalo de la humanidad. Las expresiones artísticas nos permiten canalizar emociones profundas y plasmarlas en la creación de belleza por el mero placer que representa. No es de extrañar que la runa que nos ayuda en la exploración sicológica sea la misma que cataliza nuestros esfuerzos artísticos, porque Kenaz es enérgica e inspiradora. Promueve la apertura mental y es un recordatorio de que debemos cuestionarnos aquello que se nos presenta como hechos a fin de buscar nuestras propias verdades. Kenaz representa adquisición de conocimiento, específicamente conocimiento de naturaleza espiritual.

Dentro de una lectura, la presencia de la runa de la antorcha puede arrojar luz sobre información que se está pasando por alto o ignorando. Si la consulta trata sobre romance, Kenaz puede insinuar sexualidad y lujuria. Cuando se combina con Fehu puede indicar un emprendimiento innovador. En posición invertida, Kenaz puede representar agotamiento emocional o físico, aburrimiento, vacío espiritual, haber sido "quemado" por alguien, falta de creatividad, inquietud sicológica o incluso ignorancia. Es la negación de la verdad y una sensación de estar perdido o de haber sido dejado en la oscuridad. En posición invertida, Kenaz también puede indicar depresión, bloqueo creativo, influencia excesiva de la sombra o pérdida de pasión.

Kenaz fomenta una conexión con la naturaleza a través de uno de sus procesos más destructivos: el fuego. En la medida en que destruye, el fuego también transforma y purifica, por ello fue un atractivo método de exterminio en la bien llamada "época de las quemas". Se estima que alrededor de cincuenta mil personas fueron ejecutadas, la mayoría quemadas en la hoguera, al ser acusadas de brujería. La quema de cuerpos y huesos se ha empleado durante mucho tiempo como medio para disipar espíritus malignos; de hecho, es la raíz del término inglés *bonfire*, hoguera, o *bone fire*, fuego de huesos.

Debido a su capacidad para purificar mediante la transformación, el fuego es un excelente agente de consagración. La purificación a través del fuego es toral en la práctica de la alquimia, especialmente en la elaboración de tinturas espagíricas: *solve et coagula*. El fuego es el único de los cuatro elementos que puede ser creado y extinguido por el resto de los elementos. Y hay más en el fuego que su mera presencia física. El fuego es pasión, rabia y lujuria. En su aspecto espiritual, anima toda la vida. Es lo que mueve los mensajes a través del cerebro y mantiene latiendo al corazón. Cuando morimos, se dice que nuestra "llama" metafórica se apaga y nuestro cuerpo, antes cálido y móvil, se torna frío y estático.

Pero el fuego no solo destruye, también proporciona luz y calor y es un medio para preparar alimentos. Fue crucial para la supervivencia de los humanos antes de que el gas y la electricidad calentaran nuestros hogares y cocieran nuestros alimentos. Y como todos los elementos, es esencial e importante para la brujería. El fuego ilumina nuestras velas, baila dentro de nuestros calderos, enciende inciensos, conjura, destruye, consagra y más. La magia con velas es una forma simple pero efectiva de invocar el poder del fuego para hechizos y rituales.

El siguiente es un ritual devocional sencillo y rápido para nutrir el vínculo entre la naturaleza y los humanos. Es mejor realizarlo al aire libre; puedes hacerlo con lo que tengas a la mano. Necesitarás:

Una pequeña vela verde, marrón o blanca
Portavelas
Una herramienta para tallar la vela
Un encendedor o fósforos

Con una herramienta afilada, talla un *bindrune* de Kenaz y Berkana en la vela. Mientras lo haces, visualiza el *bindrune* impregnándose y brillando con el poder del Fuego de Kenaz y el poder de la Tierra de Berkana. Cuando el *bindrune* esté completo, coloca la vela en un portavelas y enciende el pabilo. Adopta una posición meditativa, como la posición del árbol, bien erguido de pie o sentado con las piernas cruzadas. Respira conscientemente hasta alcanzar un estado de relajación y equilibrio. Expresa algo como lo siguiente mientras mantienes tu mirada relajada en la vela:

> *Con esta llama titilante*
> *rindo homenaje a la Tierra,*
> *porque es la madre de toda la vida*
> *y la fuente de pasión, calor y alegría.*
> *Poderosas Kenaz y Berkana,*
> *mantengan nuestro lazo ardiente fuerte*
> *para que yo siempre sea su aliada*
> *y me guíe su luz interminable.*

Luego, cierra los ojos y mantén en tu mente la imagen de la vela ardiendo. Permanece en estado de reflexión silenciosa hasta que sientas que es momento de finalizar el ritual. ¡Salve, Kenaz!

CORRESPONDENCIAS DE KENAZ

ELEMENTOS	Fuego
ZODÍACO	Leo
PLANETA	Marte
FASE LUNAR	Luna nueva
TAROT	As de bastos
CRISTAL	Cornalina
CHAKRA	Sacro
DEIDADES	Agneya, Hekate, Hestia, Loki, Pele y Zhurong
PLANTAS	Albahaca, clavo de olor, damiana, elecampana, hibisco, kava kava, gordolobo y hierba santa

Como en el caso de Raidho, muchas de las hierbas correspondientes a Kenaz proveen guía y protección a los viajeros de los planos astrales. Las plantas de Kenaz son perfectas para trabajos relacionados con la creatividad, pasión, amor y sexo.

Albahaca
(*Ocimum basilicum*)

La albahaca es una hierba común en la cocina, pero sus talentos van mucho más allá de su capacidad para dar sabor a los alimentos. Como la runa Kenaz, esta hierba fresca y perfumada está gobernada por el elemento Fuego y tiene correspondencias con el planeta Marte y el dios nórdico Tyr. La albahaca se inclina mágicamente hacia los trabajos de amor, valor, protección, destierros, limpieza del hogar, encantos para atraer dinero y más. Durante los meses fríos o en periodos estancados en la vida puede usarse de diversas maneras para fortalecer el fuego interno. Puedes quemarla como incienso, mientras meditas sobre el poder de Kenaz, o agregarla a un baño herbal ceremonial o a una mezcla de té caliente para purificar y restablecer energías. También puedes llevarla en el bolsillo o en un saquito cuando necesitas valor o vitalidad. La albahaca puede incluirse en formulaciones para destierros y exorcismos. La tradición señala que las agresivas cualidades protectoras de la albahaca provienen de sus conexiones con temibles bestias de fuego, como dragones, basiliscos y escorpiones.

Virtudes medicinales

La albahaca es una hierba con aroma dulce, cargada de muchos antioxidantes. Es un remedio común para sanar irritaciones cutáneas leves, aliviar gases y náuseas e incrementar la producción de leche materna. Sus propiedades emenagogas facilitan el ciclo menstrual ordenado y promueven la expulsión de la placenta después del parto. La albahaca apoya la salud cardiovascular, gastrointestinal y hepática. Se ha usado como alternativa a los antibióticos. Acciones: antidepresiva, antiinflamatoria, antioxidante, antiséptica, carminativa, diaforética, digestiva, emenagoga, expectorante, febrífuga, nervina, estimulante, sedante, vermífuga y caliente. Evita su aceite esencial durante el embarazo.

Clavo de olor
(*Syzygium aromaticum*)

El aroma del clavo es energizante y cálido, por lo que fomenta el optimismo y la pasión. Estas energías favorables ayudan en la sanación de las relaciones amistosas, románticas o familiares. Aumentan el deseo sexual y refuerzan la confianza personal. Estos aromáticos capullos florales promueven la confianza y el valor. El incienso de clavo desalienta los celos y chismes mientras fomenta interacciones saludables con los demás, especialmente con gente **difícil**. Meditar o simplemente permanecer quieto entre el humo embriagador del clavo u oliendo su aceite esencial, ayuda a prepararse para ocasiones importantes en la vida. El clavo es una hierba visionaria con un sabor cálido y picante, adecuado para la elaboración de tés y elíxires previos a un ritual. Antes de viajar a los reinos astrales, prepara una taza caliente de té de clavo; mientras lo bebes, visualiza los fuegos purificadores y protectores de Kenaz rodeándote y fortaleciéndote en preparación a tu viaje.

Virtudes medicinales

El clavo tiene cualidades naturales adormecedoras que ayudan a calmar dolores menores. Para aliviar un dolor de muelas, coloca un clavo entero entre la mejilla y las encías junto al diente afectado. El clavo alivia trastornos digestivos, en especial hipo, náuseas, abotagamiento, calambres y gases, y coadyuva a la restauración del apetito, por lo que resulta adecuado para tratar a personas con anorexia o bulimia. En aromaterapia se usa para fortalecer la memoria. Acciones: analgésico, antiemético, antiséptico, antiespasmódico, aromático, carminativo, contrairritante, diurético, estimulante, vermífugo, caliente y absorbente. Ingerir clavo en grandes cantidades puede causar irritación.

Damiana
(*Turnera aphrodisiaca*)

Kenaz más damiana equivale a un tremendo encuentro romántico (léase: sexual). La damiana, miembro de la familia de la pasionaria o flor de la pasión, es uno de mis afrodisiaco herbales favoritos. Tanto en magia como en medicina, es útil para quienes buscan mejorar su vida sexual. A menudo se consume para aumentar la libido, especialmente si su baja es resultado de depresión o ansiedad. Ingiérela como té caliente, fúmala o agrégala en el agua al bañarte. También puedes incluirla en botellas mágicas y saquitos o quemarla como incienso. Mi forma favorita de invocar las propiedades lujuriosas de la damiana es como un aditivo en polvo en el aceite para masajear. Combínala con pétalos de rosa y crearás un baño sensual. La relación con esta flor perenne beneficia a quienes tienen opiniones poco saludables sobre el sexo. Esta hierba ardiente de Escorpión no solo se disfruta por sus beneficios sexuales, sino también porque aumenta las habilidades psíquicas, lo que ayuda en la adivinación, trabajo en trance, sueños lúcidos y, por supuesto, magia sexual. La damiana ayuda a derribar las barreras que puedan bloquear el ingreso y exploración de los reinos espirituales, al tiempo que proporciona valentía para el viaje.

Virtudes medicinales

La damiana es energizante, desestresante y reguladora hormonal, todo lo cual ayuda a aumentar la libido. Sus propiedades nervinas ayudan a aliviar la ansiedad, depresión y otros trastornos del ánimo. Sirve para aliviar dolores de cabeza causados por la menstruación, equilibra el azúcar en la sangre y alivia el malestar estomacal nervioso. Quienes lidian con impotencia sexual ocasional pueden beneficiarse con su uso. También mejora la digestión, alivia la tos y trata infecciones del tracto urinario. Acciones: antidepresiva, antiséptica, antiespasmódica, afrodisiaca, diurética, expectorante, estimulante metabólica, laxante suave, nervina, tónica y caliente. Evita su uso durante el embarazo y la lactancia.

Elecampana
(*Inula helenium*)

En inglés, la elecampana o helenio recibe el nombre de *elfwort* o *elf dock*, en referencia a su supuesto uso contra el *elf shot*, dolor repentino causado por el certero disparo de una flecha de elfo. Es una hierba excelente para quienes trabajan con hadas y espíritus territoriales. La elecampana era muy valorada por los druidas y antiguos celtas, quienes la utilizaban principalmente en forma de incienso para potenciar las habilidades psíquicas y disipar energías perjudiciales. Por tradición, se utiliza en la magia amorosa y sirve para bendecir infantes. Para la gente creativa es una hierba esencial que ayuda a remover bloqueos y fomenta ideas novedosas. Mientras quemas su incienso, utiliza tu dedo para trazar el símbolo de Kenaz sobre tu tercer ojo y visualiza cómo tu niebla mental se disipa hasta sentir claridad e impulso para trabajar.

Virtudes medicinales

La elecampana es un medicamento históricamente comprobado para el tratamiento de las infecciones respiratorias crónicas y la tos persistente y húmeda, además de limpiar los pulmones después de dejar de fumar. Su uso medicinal se remonta a la antigua Roma. Su raíz, en particular, sirve como fuerte expectorante y es eficaz contra enfermedades como tuberculosis y la infección por estafilococos resistentes a los antibióticos, mejor conocida como SARM. Es rica en fibra, refuerza el sistema inmunológico y fortalece a individuos con debilidad. Acciones: antibacteriana, antiséptica, astringente, amarga, diaforética, diurética, expectorante, estimulante, vermífuga, caliente y absorbente. Evita usarla durante el embarazo y lactancia.

Kava kava
(*Piper methysticum*)

La kava kava es un sedante efectivo pero suave. En un contexto mágico, se utiliza para relajar y despejar la mente para la meditación y el trabajo visionario. Tiene ligeras propiedades afrodisiacas, por lo que es un ingrediente básico en la magia sexual. En las Islas del Pacífico se consumía kava kava fermentada para inducir estados alterados de conciencia con el propósito de lograr la comunión divina. Invoca el poder de Kenaz y de la kava kava para explorar tu sexualidad, de forma individual o en pareja. El sexo y el orgasmo son formas maravillosas de elevar y canalizar tu energía, que luego puedes dirigir hacia una clara intención. Aunque no todos se sienten cómodos con este método para elevar la energía (cada cual tiene sus propias preferencias), la kava kava tiene la capacidad de curar y calmar la depresión leve y es un auxiliar herbal gentil en el tratamiento de traumas sexuales.

Virtudes medicinales

La kava kava sirve como apreciado remedio contra la ansiedad, el estrés y el insomnio, además de ser un paliativo contra dolores de cabeza y migrañas. Sus propiedades antisépticas y analgésicas la hacen útil para tratar varios tipos de infecciones, como las del tracto urinario. En té puede usarse como enjuague bucal para atender llagas e infecciones dentales. Acciones: analgésica, anestésica, anticancerígena, antiséptica, antiespasmódica, diurética, sedante, caliente y absorbente. La kava kava es un potente sedante y relajante muscular, por lo que nunca debe consumirse con alcohol; tampoco operes vehículos después de ingerirla. Evítala en cantidades extremas y en caso de que haya indicios de enfermedad hepática.

Hibisco
(*Hibiscus sabdariffa*)

El hibisco o flor de Jamaica es sagrado para Kali y Ganesha, deidades hindúes a quienes se ofrendan sus flores ya sea como planta o en forma de té. Al igual que Kali, el hibisco es salvaje y apasionado, por lo que sus poderes se aplican a la magia relacionada con amor, sexo, justicia, confianza y sanación. El hibisco es una flor liberadora que ayuda a las personas a romper vínculos emocionales que les impidan avanzar. También sirve de apoyo para quienes tienen dificultades para expresar su sexualidad. Agrega sus pétalos secos a mezclas de incienso afrodisiaco, ya sea en baños rituales o pociones de amor.

Virtudes medicinales

El hibisco es un hidratante natural y fuente de vitamina C. Es un remedio muy valorado en la medicina ayurvédica contra la anemia, pérdida de cabello, equilibrio hormonal, aumento de la circulación, regulación de la presión arterial y tratamiento de condiciones inflamatorias de la piel. Esta flor, de color escarlata subido, calma fiebres, resfriados y tos, además de fomentar una piel y cabello saludables. Acciones: antioxidante, astringente, emoliente, digestivo suave, sedante, refrescante e hidratante.

Gordolobo
(*Verbascum thapsus*)

El gordolobo tiene muchos sobrenombres, como candelera, candela regia y candelaria. Se caracteriza por sus grandes hojas aterciopeladas y su capacidad para arder durante mucho tiempo. Tradicionalmente, las hojas secas se arrojan a los fuegos rituales o se queman como incienso. Para crear una antorcha, envuelve las hojas frescas en el extremo de una rama y deja que se sequen. Luego puedes sumergir la antorcha en cera y pasarla por una mezcla de hierbas; también puedes encenderla directamente, para brindar la cantidad justa de luz en rituales nocturnos. La quema del gordolobo ayuda a desvanecer cualquier energía perjudicial que pueda habitar en tu espacio o alrededor. El gordolobo es una hierba muy versátil, ideal para la magia amorosa y protección, así como útil para repeler pesadillas y garantizar viajes seguros, ya sean físicos o espirituales. Para un viaje a pie, combínalo con artemisa o consuelda y agrega la mezcla a tus zapatos. O haz un amuleto si vas a moverte en un vehículo. El gordolobo ofrece protección a quienes se mueven entre los reinos y su hoja pulverizada se utiliza como sustituto de tierra de panteón, gracias a sus habilidades para proteger contra espíritus malignos. Aunque no lo creas, los talentos del gordolobo van más allá de lo mágico y medicinal. En inglés, se le conoce como *cowboy toilet paper*, o papel higiénico del vaquero. ¡El nombre lo dice todo!

Virtudes medicinales

El gordolobo ha sido valorado por sus virtudes medicinales desde hace dos mil años, pues tiene afinidades con el aliento vital y es una seria amenaza contra diversas afecciones respiratorias. Incluso puede fumarse para aliviar la sibilancia. Usa sus flores para hacer gotas calmantes contra los dolores de oído resultantes de una congestión. Para la tos seca, combínalo con tusílago para aumentar su eficacia medicinal. La planta completa tiene fuertes propiedades antibacterianas. La raíz seca se puede triturar y aplicar en heridas para acelerar el proceso de curación. El gordolobo suele considerarse seguro y se puede usar temporalmente en niños con infecciones del oído o respiratorias. Acciones: sus hojas son alterativas, anodinas, antibacterianas, antihistamínicas, antiinflamatorias, antisépticas, antiespasmódicas, antivirales, astringentes, descongestionantes, demulcentes, diuréticas, emolientes, expectorantes y vulnerarias; las flores son alterativas, analgésicas, antihistamínicas, antiinflamatorias, antiespasmódicas, antivirales, demulcentes, emolientes, mucilaginosas, nervinas y sedantes; su raíz es antiinflamatoria, antiespasmódica, anodina, diurética, nervina, pectoral, vulneraria, refrescante e hidratante. Evita su uso durante el embarazo o lactancia. Sus semillas son venenosas.

Hierba santa
(*Eriodictyon californicum*)

La hierba santa significa tiene un largo historial como ofrenda en el altar. Por tradición, se emplea como reforzador y limpiador del espíritu, pues es un repelente natural de energías estancadas y perjudiciales. Apacigua, nutre y eleva las vibraciones. Quienes practican trance, meditación y proyección astral tienen un gran aliado en la hierba santa, pues es una increíble sanadora y beneficia el trabajo con la sombra y la liberación del trauma. Antes de comenzar un trabajo emocional intenso, quema hierba santa y medita sobre la magia valiente y reveladora de Kenaz.

Virtudes medicinales

La hierba santa es un poderoso expectorante y un remedio muy valorado contra el asma. Es antiséptica, diurética y ayuda en el tratamiento de problemas urinarios. Sus cualidades antisépticas también son benéficas contra dolores e infecciones de la garganta. Esta hierba es útil para estimular la salivación, ayuda a tener una digestión adecuada y alivia espasmos musculares. Las cataplasmas de hierba santa son excelentes para tratar irritaciones cutáneas o moretones, esguinces, picaduras de insectos y erupciones cutáneas. Acciones: depurativa, antiséptica, aromática, carminativa, descongestionante, diurética, expectorante, caliente y absorbente.

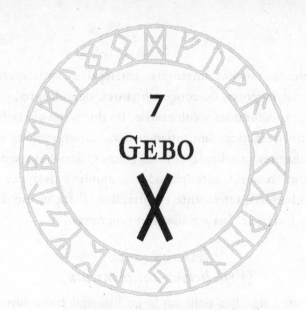

7
GEBO
ᚷ

Equivalente fonético: G fuerte
Regalos, Equilibrio, Intercambio

Debemos dar si tomamos
por el bienestar propio que buscamos.
Y si tomamos, debemos ofrecer
para poder prosperar y crecer.

Gebo (se pronuncia *gébo*) es la "runa del regalo" y representa equilibrio, reciprocidad, balance, intercambio y generosidad. Para los antiguos nórdicos, dar regalos era una importante convención social, y recibirlos significaba adquirir una obligación de reciprocidad. Incumplir las expectativas se consideraba una falta de respeto que podía acarrear consecuencias graves. Se cree que la disposición a ser generosos provenía de la necesidad de ayudarse mutuamente durante la crudeza del invierno, cuando los alimentos escaseaban.

Gebo se relaciona con el concepto oriental del karma, principio metafísico de causa y efecto. Este principio establece que las acciones e intenciones de un individuo influyen en su futuro. Un adagio reflexivo sobre el karma afirma que un árbol puede hacer un millón de cerillos, pero un solo cerillo puede quemar un millón de árboles; en otras palabras, las cosas tienden a regresarse, tarde o temprano.

Mágicamente, Gebo representa el intercambio de energías y ofrendas rituales con las entidades con las que trabajamos. Pero, a diferencia de la antigua convención social, el acto de dar regalos no siempre debe ir acompañado de expectativas; las relaciones puramente transaccionales funcionan mejor en el mundo de los negocios. Cuando se trata de relaciones basadas en el amor y respeto, dar por el solo hecho de hacerlo sirve para profundizar la confianza y los vínculos. Cuando los antiguos pueblos nórdicos solicitaban ayuda de los dioses realizaban *blots*, sacrificios rituales de sangre, casi siempre de animales, aunque ocasionalmente también se ofrecían vidas humanas. Los *blots* modernos tienden a ser ofrendas de alcohol y alimentos. Aunque el tipo de ofrendas en los *blots* haya cambiado, lo que permanece igual es la premisa de un intercambio equilibrado.

Debido a su forma, Gebo no puede dibujarse al revés o en *murkstave*, pero eso no significa que la runa del regalo esté exenta de adversidades. La venganza se considera una acción adversa de Gebo, al igual que el robo e incluso la dádiva excesiva. Quienes encuentran difícil decir "no" y permiten que se aprovechen de ellos, sufren de un Gebo en desequilibrio. Términos despectivos como **personalidad excesivamente complaciente** o **pusilánime** sugieren la incapacidad de decir "no" a los demás y decepcionarlos, incluso si eso significa provocar estrés o daño a uno mismo.

Más que invocar el poder de Gebo para conectarse mejor con la naturaleza, veo esta runa como el **resultado** de haberlo hecho para volver a lo salvaje. Cuando permitimos que la pureza salvaje de la Madre Tierra impregne nuestras vidas y se convierta en parte de ellas, nos hacemos un gran servicio. En muchos casos, privilegiamos la tecnología a expensas de la naturaleza. No me parece que esto sea un defecto, sino más bien el resultado inevitable del mundo en el que vivimos. Todos sabemos que disfrutar del aire libre es bueno para nuestro bienestar, pero... ¿qué tanto? De acuerdo con un artículo de Jim Robbins publicado por PBS (Servicio Público de Radiodifusión de Estados Unidos):

En un estudio hecho con veinte mil personas, el equipo dirigido por Mathew White, del Centro Europeo para el Medio Ambiente y la Salud Humana de la Universidad de Exeter, se encontró que las personas que pasaban dos horas a la semana en espacios verdes, como parques locales u otros entornos naturales, ya fuera en una sola vez o distribuidas en varias visitas, eran sustancialmente más propensas a reportar buena salud y bienestar sicológico que quienes no lo hacían. Dos horas era el límite estricto; el estudio demostró que no había beneficios para las personas que no alcanzaban ese umbral*.

Con la ayuda de Gebo, podemos buscar y mantener el equilibrio entre el mundo espiritual y físico para aumentar nuestro bienestar integral. La siguiente es una mezcla de incienso que, cuando se quema, asume energéticamente la esencia de equilibrio y armonía:

❧ Incienso de Gebo ☙

El incienso de Gebo promueve el equilibrio de mente, cuerpo y espíritu. Quema esta mezcla cuando las emociones sean intensas o te sientas fuera de lugar. Sin duda es una herramienta maravillosa para la meditación, pues fomenta la calma y claridad. Prepáralo cuando la luna esté en el primero o tercer cuarto, aunque los equinoccios también son momentos ideales para incrementar la fusión de energías equilibradas. Necesitas estos elementos:

> Resina de benjuí
> Flores secas de forsitia
> Flores secas de lavanda (siéntete libre de sustituir o agregar hierbas o resinas que mantengan el mismo equilibrio en su energía)
> Mortero y maja
> Un pequeño trozo de papel u hoja seca
> Lápiz o rotulador
> Un frasco vacío

Con el mortero y la maja muele los ingredientes lo mejor que puedas. Mientras lo haces, concéntrate en la intención general de cada ingrediente, así como en el producto final. Mezcla bien los ingredientes y vierte la mitad de la mezcla en el frasco vacío. Con un utensilio

---

*Jim Robbins, "How Immersing Yourself in Nature Benefits Your Health". *PBS News Hour* (sitio web), Enero 13, 2020.

para escribir y un pequeño trozo de papel u hoja seca, dibuja la runa de Gebo por ambos lados. Invoca el nombre de la runa mientras lo haces, o simplemente mantente concentrado en las energías con las que deseas impregnar el incienso. Puedes hacer una invocación como la siguiente:

> *Poderes de Gebo,*
> *balanceados y justos,*
> *por favor, bendigan esta mezcla*
> *que con sumo cuidado he creado.*

Pon el dibujo de Gebo en el frasco, encima del incienso, y esparce el resto del incienso sobre él. El papel o la hoja deberán quedar al centro de la mezcla. Cierra el frasco y permite que se cargue durante un número de días par, de preferencia cuatro. Cuando esté listo para usarse, quémalo sobre un carbón para obtener mejores resultados. ¡Salve, Gebo!

CORRESPONDENCIAS DE GEBO

ELEMENTOS	Aire
ZODÍACO	Libra
PLANETA	Júpiter
FASE LUNAR	Primero o tercer cuarto
TAROT	La Templanza y Seis de copas
CRISTAL	Ágata bandeada
CHAKRA	El corazón
DEIDADES	Baphomet, Kuan Yin, Ma'at, Ochosi y Odin
PLANTAS	Ashwagandha, benjuí, forsitia, ginseng, lavanda y arce

Las hierbas correspondientes a Gebo promueven el incremento de energías armoniosas y balanceadas, algo necesario para la sanación y el bienestar general. Gebo ayuda a alentar un estado mental apropiado para tener éxito en la magia.

Ashwagandha
(*Withania somnifera*)

La ashwagandha, también bufera o ginseng indio, es un adaptógeno o un tipo de planta utilizado medicinalmente para equilibrar los sistemas del cuerpo. Tales poderes pueden utilizarse mágicamente con el fin de alcanzar la armonía dentro de uno mismo o en las relaciones, sobre todo entre los humanos y lo divino. Cuando nuestros pensamientos y emociones se dispersan, la ashwagandha ayuda a centrarnos al promover concentración y calma. Cuando sientas desequilibrio, agrega una pizca de ashwagandha en polvo a un aceite portador, como girasol, oliva o coco, y traza la runa de Gebo sobre tus chakras del tercer ojo, corazón y plexo solar. A veces agrego una pizca de la raíz en polvo a mi desayuno, mi té o mi batido matutino.

Virtudes medicinales
La raíz de ashwagandha, elemento básico de la medicina ayurvédica, es un remedio magnífico. Ayuda a que mente, cuerpo y espíritu se adapten al estrés, al tiempo que promueve un equilibrio de los procesos corporales. Es un rejuvenecedor capaz de combatir la fatiga, inducir el sueño y estimular el sistema inmunológico. Se ha utilizado durante mucho tiempo para tratar problemas sexuales masculinos y aumentar los niveles de esperma. Como antiinflamatorio, la ashwagandha es un excelente remedio para la artritis reumatoide, además de ser benéfica en casos de fiebre, úlceras, anemia, asma, cáncer, soriasis y tuberculosis. Acciones: adaptógena, depurativa, analgésica, antidepresiva, antiinflamatoria, antiespasmódica, afrodisiaca, nervina, nootrópica, sedante suave, tónica y caliente. Úsala con precaución durante el embarazo.

Benjuí
(*Styrax benzoin*)

El benjuí es una resina tomada de los árboles *Styrax* o estoraques, como la campana de nieve japonesa. Este bálsamo atrae el éxito, bendice espacios (hogares nuevos, por ejemplo), purifica, destierra, mejora el estado de ánimo y ayuda a quienes siguen el camino de la alquimia espiritual. Cuando nos embarcamos en viajes astrales, es fundamental prepararnos para lo inesperado y estar listos para cualquier eventualidad, ya que no sabemos qué nos aguarda mientras navegamos por los diferentes reinos. Esta resina terrosa fortalece la mente y al mismo tiempo protege al viajero de energías y espíritus malintencionados. Al hacer magia de este tipo es fundamental que uno esté equilibrado en mente, cuerpo y espíritu, y el benjuí nos ayuda a alcanzar esa estabilidad. Entrar a lo desconocido estando enojados, tristes, fatigados o enfermos, genera desventajas y nos hace vulnerables en territorio inexplorado. Quema benjuí y agrega Gebo a un *bindrune* con Raidho, Kenaz y Elhaz para alistarte a viajar a otros reinos.

Virtudes medicinales

El benjuí es un antibiótico natural, comúnmente aplicado como remedio tópico, contra diversas afecciones cutáneas, como llagas, cortes y ampollas. Haz vaporizaciones de benjuí para aliviar la laringitis, dolor de garganta y congestión pulmonar. El benjuí puede ingerirse como antiséptico para atacar infecciones urinarias, pero debe hacerse bajo la supervisión de profesionales de la salud. El benjuí respalda la higiene bucal y a menudo se agrega al enjuague para tonificar las encías y eliminar bacterias que puedan causar el mal aliento. Sus propiedades astringentes fortalecen las encías y también son benéficas para tonificar la piel. Su aceite esencial ayuda a aliviar el dolor y rigidez de las articulaciones y músculos. En la aromaterapia se utiliza como aceite para tratar la ansiedad y depresión leve. Acciones: antiinflamatorio, antiséptico, astringente, expectorante, estimulante suave, caliente y humectante.

Forsitia
(*Forsythia* spp.)

Las flores de forsitia tienen cuatro pétalos, y el cuatro es el símbolo de estabilidad, equilibrio y solidez en las bases. El número cuatro y la naturaleza van de la mano, como se evidencia en los elementos, direcciones cardinales, estaciones y fases de la luna. Quema forsitia en mezclas de incienso si te sientes desequilibrado de cuerpo, mente o espíritu. Cuando se da como regalo, la forsitia otorga al destinatario una vibrante energía solar, reforzando la confianza, optimismo, buena salud y éxito.

Virtudes medicinales

Algunas afecciones comunes en las que la forsitia es útil son: fiebre, irritaciones cutáneas, parásitos, dolor muscular e infecciones bacterianas. Su fruto, conocido como *Lian Qiao* en la medicina tradicional china, es valorado por sus propiedades antiinflamatorias, pues combate el calor excesivo y la hinchazón. También se le emplea en la eliminación de toxinas del cuerpo, en el tratamiento de afecciones respiratorias y para aliviar las náuseas. Acciones: antibacteriana, antiinflamatoria, antioxidante, antiviral, diurética, emenagoga, febrífuga, vermífuga, vulneraria y refrigerante. La forsitia puede ralentizar la coagulación de la sangre, por lo que debe evitarse antes de una cirugía. No deben tomarla quienes usen medicamentos anticoagulantes. Evítalo durante el embarazo y la lactancia.

Ginseng
(*Panax ginseng*)

El ginseng es una verdadera panacea. En China hubo conflictos por tratar de controlar los bosques donde se encuentra. Debido a su extensa lista de beneficios para la salud, rara vez el ginseng se incluye en las materias mágicas, pese a ser una planta muy poderosa en muchos aspectos. *The Herbal Alchemist's Handbook,* de Karen Harrison, destaca sus beneficios para el sexo y el amor, mencionando que se puede inscribir el nombre de la pareja deseada a un lado de la raíz y el nombre propio del otro lado, para luego envolverla en tela roja y visualizar la unión deseada*. Aunque el ginseng tendría más sentido si se empareja con una runa más amorosa, decidí incluirlo con Gebo por su afinidad general con el equilibrio de salud, amor y **vida**. El ginseng es una planta de visión global, y en la magia podemos aprovechar su capacidad como agente de equilibrio y aplicar su poder en una gran variedad de hechizos, rituales, fórmulas y amuletos. Su uso mágico y medicinal es uno solo y debe emplearse para traer armonía donde y cuando sea necesario.

---

*Karen Harrison, *The Herbal Alchemist's Handbook: A Complete Guide to Magickal Herbs and How to Use Them* (Newburyport, Mass.: Weiser Books, 2020), 152.

Virtudes medicinales

Tan notable planta ha sido valorada durante miles de años por fortalecer a las personas en casos de debilidad, enfermedad o falta de vigor en la vejez. El ginseng ayuda a mejorar la resistencia, inmunidad, funciones hepáticas, memoria y función cognitiva, pues hace que el cuerpo se adapte a diversos factores de estrés y recupere la homeostasis. El ginseng alivia los síntomas de la menopausia y tiene una larga historia como remedio contra la disfunción eréctil. Se cree que esta increíble planta tiene fuertes propiedades anticancerígenas, pero hace falta más investigación al respecto. Acciones: adaptógeno, antiinflamatorio, antioxidante, demulcente, hipertensivo, inmunomodulador, nootrópico, estimulante, rejuvenecedor, tónico, caliente y humectante.

Lavanda
(*Lavandula angustifolia, officinalis*)

La lavanda es una de las hierbas más buscadas en la actualidad. Debido a su aroma único y propiedades relajantes, suele estar entre los ingredientes de productos para el cuidado de la piel, velas, fragancias, tés e incluso animales de peluche. Además, tiene una amplia gama de usos: amor, tranquilidad, curaciones, protección, purificación y trabajo visionario. La lavanda ofrece estabilidad, paz y claridad mental. Báñate con los capullos de las flores o colócalos dentro de la funda de tu almohada para tener un sueño profundo y tranquilo. Mantén la lavanda alrededor de tu casa para promover un hogar feliz y la fidelidad entre los amantes. Aunque sus energías sean tranquilas y suaves, la lavanda es fortalecedora y muy protectora, sobre todo con quienes sufren abusos. He incluido a la lavanda en el jardín de Gebo debido a sus diversas habilidades, pues al igual que los adaptógenos es versátil y sirve para mantener en equilibrio de espíritu, mente y cuerpo. A menudo se recurre a su poder para ayudar al crecimiento espiritual y sanación. Curiosamente, en *Magical Herbalism* Scott Cunningham recomienda llevar la hierba para ver fantasmas.

Virtudes medicinales

Como nervina y analgésico suave, la lavanda es una maravillosa adición en mezclas de té y tinturas para dolores de cabeza, especialmente los provocados por estrés. Combínala con matricaria y tómala regularmente para prevenir cefaleas en racimos. El aceite esencial diluido puede aplicarse en la frente, sienes y nuca para aliviar la tensión. En cualquier forma, relaja a las personas nerviosas o con personalidad tipo A y beneficia a aquellos con ansiedad y depresión. El aceite esencial alivia las urticarias, quemaduras y piel agrietada. Baña a los bebés con lavanda para calmar cólicos y promover un sueño reparador. Acciones: analgésica, antibacteriana, antifúngica, antiinflamatoria, aromática, broncodilatadora, carminativa, colagoga, diurética, nervina, rejuvenecedora, refrigerante y absorbente.

Arce
(*Acer* spp.)

Siendo un árbol de energías femeninas y masculinas equilibradas, curativas, longevas y protectoras, no es de extrañar que la madera de arce sea tan popular en la fabricación de varitas, pues ayuda a reequilibrar a las personas, lugares u objetos luego de la eliminación de espíritus malignos. En general, los árboles son símbolos de sabiduría y protección, y este no es la excepción. Añade trozos de corteza de arce a tu incienso y quémalo mientras meditas sobre las grandes preguntas relacionadas con la vida, la muerte y el espíritu. Si tienes acceso a un arce, podrás crear una vara de Gebo con dos ramitas caídas y un poco de cuerda. Debido a su dulzura natural, el jarabe de arce es una ofrenda maravillosa, tanto para deidades como para ancestros.

Virtudes medicinales

El jarabe de arce es un remedio delicioso contra la tos y dolor de garganta. Las hojas y corteza interna promueven la salud del bazo, la vesícula biliar y el hígado. Una cataplasma hecha con su corteza y hojas se puede aplicar externamente para aliviar heridas, dolor en las articulaciones e hinchazón. En Europa Occidental, durante la Edad Media las hojas de arce se agregaban a los baños calientes o se mantenían en las plantas de los pies para aliviar fiebres persistentes. Acciones: analgésico, antiinflamatorio, antiséptico, diurético, febrífugo, hepatoprotector y sedante.

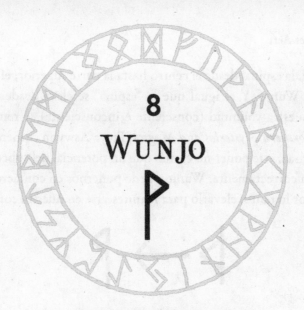

8
WUNJO
ᚹ

Equivalentes fonéticos: W y V
Alegría, Voluntad, Perfección

Sonríe sobre mí, Wunjo,
y bendíceme con un alma alegre.
Y brilla sobre mí desde Valhalla
con tus resplandecientes rayos de oro.

Wunjo (se pronuncia *wúnyo*) es la octava y última runa del *aett* de Freyja. Wunjo encarna la alegría genuina y la realización de los deseos. Algunas runas tienen un significado bastante complejo, pero considero que Wunjo es bastante simple y directa. Con la felicidad y la realización de deseos a la cabeza, tiene asociaciones innegables con la Navidad, en particular con Santa Claus, personaje mítico basado en parte, posiblemente, en Odín, el dios nórdico barbudo que vuela por el cielo nocturno en su caballo de ocho patas, Sleipnir, para entregar regalos o castigos a los niños. Quienes respaldan la teoría de la evolución de Santa a partir de Odín, sugieren que las ocho patas de Sleipnir se transformaron con el tiempo en los ocho renos voladores que conocemos hoy.

Wunjo es felicidad, inocencia, compasión, paz y perfección. Su forma y correlación con la runa Thurisaz ilustran el aumento de las vibraciones. Tal vez recuerdes que uno de los significados de Thurisaz es la sombra o la voluntad inconsciente. Imagina la runa Thurisaz y eleva la *V* lateral, la espina, desde el centro hasta la parte superior; el resultado es la runa Wunjo. Y al igual que la "espina" se eleva desde el centro, también nuestra voluntad (consciente e inconsciente) se remonta. En su libro *Northern Mysteries and Magick*, Freya Aswynn comenta: "En la runa Thurisaz, este poder no es más que un potencial del subconsciente. Si se aplica correctamente, Wunjo puede ponernos en contacto con este poder y, por lo tanto, elevarlo para manifestarse en nuestra conciencia"*.

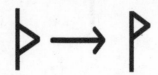

En una lectura, la aparición de Wunjo es garantía de que vas por el camino correcto y que tomas decisiones saludables, teniendo como prioridad el bienestar propio y el de los demás. Las runas circundantes pueden indicar aquello que manifiesta -o tiene la capacidad de manifestar- felicidad real en nuestra vida. Cuando aparece junto a runas como Nauthiz o Hagalaz, Wunjo puede conllevar el mensaje de **esto también pasará**. Una combinación de Wunjo y Perthro puede ser un recordatorio de no tomarse la vida demasiado en serio, e invertida o en *murkstave* la runa de la alegría podría señalar miseria, soledad, pérdida de interés o desconexión con la verdadera voluntad o valores superiores. Si aparece invertida en una lectura, probablemente sea mejor posponer la toma de decisiones importantes.

Wunjo representa el poder de ver el vaso medio lleno y la capacidad de encontrar el lado positivo en cualquier dificultad que se enfrente. Wunjo es positividad saludable, nunca positividad tóxica. Invoca a la runa de la alegría cuando busques elevar tu voluntad o cuando creas que una perspectiva más optimista podría ser beneficiosa.

A través de Wunjo podemos conectar mejor con la naturaleza mediante el arte de "no tomarnos las cosas demasiado en serio". Algunos deberíamos poner en práctica este concepto. Cuando pienso en ello, recuerdo lo que una querida amiga me contó sobre un viaje de campamento que realizó con otros tres compañeros. Una vez que el grupo

---

*Freya Aswynn, *Northern Mysteries and Magick: Runes & Feminine Powers* (Woodbury, Minn.: Llewellyn Publications, 2003), 38.

llegó a su destino, se dividieron en parejas para levantar dos tiendas de campaña. Ambas parejas tenían enormes problemas para lograr su cometido, pero cada una manejó las dificultades de manera distinta: una se frustró y se molestaba cada vez más, mientras que mi amiga y su compañero se la pasaban riendo y bromeando sobre todos sus percances. Esta simple historia sigue conmigo después de tantos años, porque destaca la importancia de ver a través de la lente del humor y la ligereza. ¿Por qué preocuparse por cosas pequeñas? Intelectualmente entendemos su importancia, pero a veces la vida obra de una manera tan molesta que olvidamos todo y queremos prender fuego a la tienda de campaña.

Siendo alguien que se tomó las cosas demasiado en serio por mucho tiempo, hago esfuerzos inconmensurables por no olvidar nunca la importancia de la frase: "al diablo con esto", acompañada de una buena carcajada. En cuanto a la magia, desde un principio aprendemos sobre la ley de la atracción y que lo similar atrae a lo similar. Si somos miserables, inevitablemente continuaremos viendo el mundo como un lugar desgraciado repleto de tristezas. Pero si somos optimistas y empáticos, podremos apreciar lo bueno en los demás y atraeremos energías auspiciosas. Esto no significa, por supuesto, que mantener el optimismo garantice que ciertas situaciones indeseables no volverán a ocurrir. Más bien, quiere decir que quien mantiene una actitud mental positiva es más propenso a encontrar soluciones y aspectos positivos dentro de su dificultad. Las narrativas que creamos en nuestra mente tienen el poder de moldear nuestra vida.

Hace muchos años, un amigo se despertó y descubrió que habían robado su auto durante la noche. Yo estaba completamente furiosa, pero mi amigo se limitó a presentar una denuncia policial y, para mi sorpresa, pareció que el asunto no le había afectado tanto. "¿Por qué no estás molesto?", lo encaré. Él me miró fijamente, se encogió de hombros y respondió: "Porque dentro de un año esto no me va a importar".

La sabia respuesta de mi amigo me causó un fuerte impacto. Desde entonces, cuando algo sale mal en mi vida, hago un alto y me pregunto: "¿Esto me importará dentro de un año?" A menudo la respuesta es "no"; así me ahorro un montón de sufrimiento. El estrés y la ira tienen un tremendo impacto en la mente, cuerpo y espíritu. De hecho, podríamos enfermar físicamente, sentirnos fatigados y caer en un estado de depresión o ansiedad... O reaccionar ante los estresores comunes como mi amigo, que no perdió ni una pizca de sueño por su auto (el cual nunca fue recuperado). Por supuesto, si estamos seguros de que un asunto seguirá siendo importante dentro de un año, la historia es otra. De nada sirve tratar de darle un giro positivo a una tragedia o injusticia profunda. Ese no es el mensaje que pretendo transmitir aquí. El duelo y la ira tienen su propio lugar.

¿De qué manera puede ayudarnos esto a conectarnos mejor con la naturaleza? Cuando hacemos nuestro mejor esfuerzo por mantener perspectivas alentadoras, al mismo tiempo cuidamos mejor de nosotros mismos y le damos importancia a un sentido de bienestar general. Alguien cuya prioridad es el autocuidado siempre estará más dispuesto a disfrutar de las cosas simples.

Aprender a controlar nuestras emociones es vital para gozar de una existencia saludable; de lo contrario, la vida nos tratará como bolitas de *pinball*, haciéndonos rebotar constantemente de una emoción o situación desagradable a otra. Las vibraciones bajas atraen vibraciones bajas, así que la próxima vez que te encuentres en una situación particularmente molesta, invoca el poder de Wunjo para obtener sabiduría y guía. Y no olvides preguntarte: "¿Esto me importará dentro de un año?". ¡Salve, Wunjo!

CORRESPONDENCIAS DE WUNJO

ELEMENTOS	Aire
ZODÍACO	Leo
PLANETA	Sol y Júpiter
FASE LUNAR	Cuarto creciente y luna llena
TAROT	La Estrella
CRISTAL	Bornita
CHAKRA	El corazón
DEIDADES	Cocamama, Hathor, Lalita y Uzume
PLANTAS	Anís, clavel, melisa, malvavisco, ulmaria, olivo y girasol

Las plantas correspondientes a Wunjo son grandes promotoras de la AMP (Actitud Mental Positiva). Aplícalas a trabajos mágicos que busquen reducir y sanar la ansiedad, tristeza o depresión.

Anís
(*Pimpinella anisum*)

El anís verdadero (no confundir con el anís estrella) se utiliza comúnmente como agente saborizante. Me recuerda a mi abuela, que a menudo horneaba con esta esencia y hacía los mejores *taralli,* galletas italianas típicas. El solo aroma del anís me transporta de vuelta a casa de mis abuelos durante la Nochebuena. Además de agregarse a comidas horneadas, por su sabor estimulante también se usa en pasteles de bodas y de *handfasting,* ritual celta de la unión de manos. Su dulzura natural es perfecta para tés, tinturas, elíxires y otros remedios herbales. Además, juega el papel de Cupido en quienes esperan darle la bienvenida al romance en sus vidas. A fin de fomentar dulces sueños, espolvorea semillas de anís dentro de la funda de tu almohada justo antes de dormir. En polvo, el anís puede agregarse al incienso para honrar a los seres queridos que ya partieron. Sus talentos adicionales incluyen protección contra el mal de ojo y activación de las habilidades psíquicas. Pon anís en un baño ritual antes de emprender alguna práctica adivinatoria.

Virtudes medicinales

El anís es una excelente fuente de antioxidantes que ayudan a prevenir el daño celular y el envejecimiento prematuro de la piel. Sus propiedades antifúngicas son efectivas contra las infecciones por levaduras. Las semillas de anís sirven para aliviar gases y malestares digestivos, además de ser lo suficientemente suaves para tratar los cólicos de los bebés. Cuando se toma como té caliente, el anís ayuda a calmar la tos y alivia la congestión en el pecho. También estimula la menstruación y la producción de leche materna. Su amplio rango de usos terapéuticos abarca infecciones leves del tracto urinario, dismenorrea, asma, piojos y hasta sarna. Úsalo tópicamente para calmar el dolor artrítico. Acciones: antibacteriano, antifúngico, antiespasmódico, antiviral, aromático, carminativo, digestivo, diurético, emenagogo, estrogénico, expectorante, pectoral, estimulante, vermífugo y caliente. Debe evitarse durante el embarazo.

Clavel
(*Dianthus caryophyllus*)

El nombre latino del clavel se traduce literalmente como "flor de Dios"; el responsable de llamarlo así fue el filósofo griego Teofrasto. Puesto que los claveles están disponibles en muchos colores, ofrecen una gran variedad de usos: el rosa representa el amor familiar y de los amigos; el blanco se asocia con la paz y la pureza; el púrpura representa prosperidad y honor. Sin importar su color, el clavel ayuda a elevar el tono de las vibraciones e infunde esperanza. Agregar claveles a tu baño fomentará un estado de ánimo mejorado, pues esta flor promueve la alegría y las risas, además de ser un maravilloso reparador de las relaciones tensas.

Virtudes medicinales

Aunque el clavel prácticamente ya no tiene uso medicinal, alguna vez sirvió para tratar una gran variedad de dolencias. Por tradición, sus flores se usaban para tratar fiebres, tos y resfriados; incluso se ingerían como tónico para la salud del hígado y corazón. En la medicina tradicional china el clavel se usaba para expulsar parásitos, mientras que su aceite esencial remedia diversas afecciones cutáneas, alivia músculos adoloridos y calma la ansiedad y depresión leve. Acciones: alexitérico, antiinflamatorio, antiespasmódico, aromático, diaforético, nervino, estimulante y vermífugo.

Melisa
(*Melissa officinalis*)

La melisa tiene un lugar especial en mi corazón, pues no solo es una de las primeras plantas que conocí cuando comencé a estudiar las hierbas, también es la primera con la que realmente me senté y medité. Lo que aprendí de mis primeras meditaciones con la melisa es que realmente es alentadora y gentil. *Melissa*, su nombre en latín, se traduce como "abeja". Se decía que las abejas eran mensajeras de las diosas; por ende, a la melisa se le reconoce por impartir sabiduría y amor. La melisa fortalece los lazos de cualquier relación, incluidos romances, amistades y amor familiar, y es una hierba indispensable para ejecutar trabajos de curación, romance y sensualidad. En la Edad Media se usaba para ahuyentar a los espíritus malignos y como hierba de la luna, ya que está consagrada a Diana, la diosa lunar romana. Báñate en sus hojas para promover amor propio y confianza y desvanecer la melancolía. Por su capacidad de calmar mente y cuerpo es una hierba vivificante y un verdadero aliado para quienes practican la meditación y el trabajo de trance.

Virtudes medicinales

Paracelso, médico y alquimista del siglo XVI, hablaba muy bien de la melisa, pues llegó a llamarla "elíxir de la vida" y estaba convencido de que tenía el poder de revitalizar y promover la longevidad. Por ser suave y calmante, la melisa promueve la relajación en personas que sufren de ansiedad, hiperactividad, malestar estomacal nervioso e insomnio, por lo que resulta particularmente útil para niños que no pueden calmarse a la hora de dormir. La melisa equilibra la función tiroidea, fortalece la memoria, alivia dolores de cabeza y migrañas, desintoxica el hígado y reduce los síntomas del síndrome premenstrual. Como antiviral, es un tratamiento eficaz para el herpes labial. Acciones: antibacteriana, anticancerígena, antidepresiva, antihistamínica, antiinflamatoria, antioxidante, antiespasmódica, antiviral, aromática, carminativa, colagoga, diaforética, digestiva, emenagoga, febrífuga, hepatoprotectora, nervina, nootrópica, sedante, vasodilatadora y refrescante. Evita usarla con medicamentos para la tiroides.

Malvavisco
(*Althaea officinalis*)

El malvavisco, encantadora planta perenne, es símbolo de amistad y resulta eficaz para reparar relaciones tensas o dañadas. Como lubricante natural, sus energías contribuyen a suavizar tensiones. Como regalo, la flor de malvavisco es símbolo de perdón y reconciliación. Al igual que la mejorana, el malvavisco es una planta asociada con el amor y la muerte, y a menudo sirve para honrar a los seres queridos fallecidos y atraer espíritus benéficos.

Virtudes medicinales

Los principales beneficios curativos de la raíz de malvavisco se deben a sus propiedades refrescantes y mucilaginosas. Beber una infusión fría de la raíz alivia el dolor de garganta y la tos seca. Hervir las raíces en leche y miel es efectivo para tratar la bronquitis. El malvavisco alivia la congestión de los senos paranasales y pulmones y es calmante en ciertas condiciones de la piel, como quemaduras generales y derivadas de exposición al sol, picaduras de insectos, urticaria, eccemas, soriasis y caspa. Al ser galactagogo, el malvavisco fomenta la producción de leche materna. Acciones: alterante, antiinflamatorio, demulcente, diurético, emoliente, expectorante, galactagogo, nutritivo, pulmonar, vulnerario, refrescante y humectante. Debe evitarse durante el embarazo o antes de una cirugía. Los diabéticos deben consultar con un profesional de la salud antes de tomarlo.

Ulmaria
(*Filipendula ulmaria*)

Se dice que donde crece la ulmaria la maldad no prospera, porque esta hierba irradia paz y alegría y protege, sin esfuerzo, contra entidades dañinas. La ulmaria, sagrada para los antiguos druidas, es una hierba de compasión y amor que funciona bien en hechizos relacionados con el romance, las amistades y la familia. Tradicionalmente se usaba asperjada debido a su atrayente aroma floral. Quema la hierba seca como incienso para limpiar energéticamente un espacio después de una discusión acalorada, y bebe una infusión de ulmaria para elevar las vibraciones personales y limpiar tu cuerpo espiritual. Las infusiones también son ideales para bañar cristales, altares o cualquier cosa o persona que parezca haber recogido inadvertidamente energías desfavorables.

Virtudes medicinales

La ulmaria ayuda a aliviar la acidez estomacal y el reflujo ácido, además de promover una digestión saludable y servir como remedio contra la diarrea. Contiene ácido salicílico, ideal para tratar resfriados y fiebres, por lo que es precursora de las aspirinas. Además, alivia la artritis y algunos dolores leves. En el Reino Unido se agregaba al agua de lluvia, que luego se usaba como tónico para la piel. Acciones: analgésica, antiácida, antibacteriana, antiinflamatoria, aromática, astringente, diaforética, diurética, estomacal, refrescante y absorbente. Ingerida en grandes dosis puede provocar vómitos.

Olivo
(*Olea europaea*)

El olivo es un tótem de Grecia y sus ramas son el símbolo universal de la paz. La frase "ofrecer una rama de olivo" se refiere a reconciliar dos partes que estaban en desacuerdo. El olivo está consagrado a la diosa Atenea y es símbolo de sabiduría y bendiciones divinas. Sus energías soleadas son alegres, armoniosas y esperanzadoras. El aceite de oliva, ampliamente utilizado en las artes culinarias, puede servir para dibujar símbolos mágicos en el cuerpo durante un ritual. También es base popular para óleos rituales y agrega su propio sello de protección, regido por el sol, a diversas mezclas. Las aceitunas son ofrendas perfectas para deidades egipcias, griegas y romanas.

Virtudes medicinales

Las aceitunas son ricas en antioxidantes, vitamina E y grasas saludables para el corazón. Las hojas de olivo ayudan a reducir la presión arterial, mejoran la función circulatoria, tratan la angina de pecho y reducen los niveles de azúcar en la sangre. También son ligeramente antivirales y antibacterianas. Combina e ingiere aceite de oliva y jugo de limón, seguido de agua en abundancia, para ayudar a romper y eliminar cálculos renales. El aceite de oliva es ligeramente laxante. Acciones: antioxidante, antiviral, diurético, febrífugo, hipotensivo, nutritivo, refrescante y absorbente. Las hojas de olivo son astringentes y antisépticas. Como aceite, es demulcente y laxante.

Girasol
(*Helianthus annuus*)

El radiante y espigado girasol evoca todas las energías brillantes del sol, como salud, vitalidad, felicidad, éxito, confianza y voluntad superior. En un principio dispuse esta flor con Sowilo, la runa del sol, pero

encuentro que también funciona bien con Wunjo. Después de todo,
la correspondencia planetaria de Wunjo es el sol. Un baño ritual con
girasoles combate la depresión y la baja autoestima, pues promueve
la fuerza interior y entusiasmo por la vida. El girasol es adecuado
para hacer trabajos los domingos, para celebraciones de sabbat y, por
supuesto, para trabajar junto a deidades solares. El girasol fomenta la
individualidad y equilibra el chakra del plexo solar. En algunas tradiciones mágicas se alentaba a las mujeres a comer semillas de girasol
durante la luna creciente para ayudarlas a embarazarse. Al igual que
el aceite de oliva, el aceite de girasol es un excelente portador para
mezclas de aceites esenciales.

Virtudes medicinales

Los girasoles son ricos en vitaminas A, D y E, y excelentes adiciones
a las cremas hidratantes para la piel. El aceite de girasol calma eccemas, soriasis y lesiones leves de la piel, además aliviar el estreñimiento
cuando se ingiere. Una cataplasma con sus hojas es la mejor manera
de aliviar picaduras de serpiente o araña, y el té hecho con sus hojas
ayuda a reducir la fiebre. Las semillas de girasol son ricas en fibra die-
tética y ayudan a reducir el estrés y ansiedad. Acciones de las hojas
de girasol: antiinflamatorias, astringentes, diuréticas, expectorantes,
febrífugas, absorbentes. Acciones de las semillas: diuréticas, expectorantes e inmunoestimulantes.

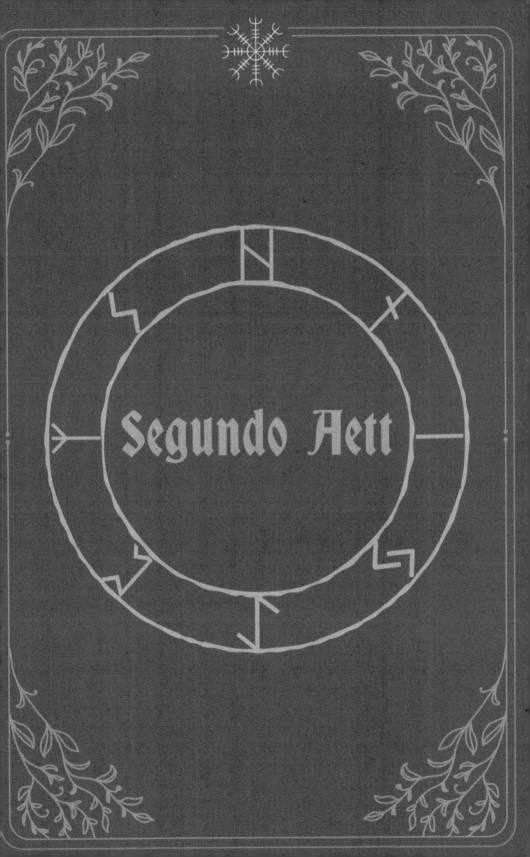

Segundo Aett

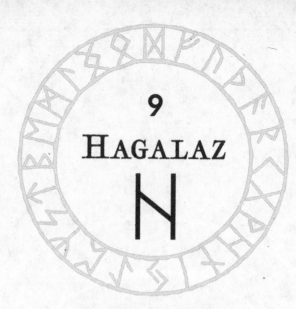

9
HAGALAZ
ᚺ

Equivalente fonético: H
Granizo, caos, destrucción

Piedras de hielo que llueven y destruyen.
La erupción violenta de un volcán.
Gran Hagalaz, poder tempestuoso,
yo te invoco en esta sagrada hora.

Hagalaz (se pronuncia *jágalaz*) se traduce como "granizo". Es la novena runa del Futhark Antiguo y marca el comienzo del segundo *aett*, llamado *aett* de Hagall, nombre alternativo para Hagalaz. Su posición en el número nueve indica la importancia de Hagalaz entre las runas. En la mitología nórdica, el nueve es un número sagrado tradicional. Cuando Odín se colgó del Árbol del Mundo, que contiene a los nueve mundos, lo hizo durante nueve días y sus respectivas noches. En su batalla final en el Ragnarök, Thor da nueve pasos antes de ser derrotado por la serpiente Jörmungandr. Estos son solo algunos ejemplos de la cantidad de nueves que hay a lo largo de la mitología.

El orden de las runas no es arbitrario. Hagalaz ocupa la novena posición, que es sagrada, por una buena razón. En su forma alternativa (ver siguiente figura), la runa de Hagalaz es conocida como "la semilla que contiene las energías de todas las runas". Es el catalizador mediante el cual se obtiene fuerza, sabiduría y crecimiento.

Con Hagalaz viene un inmenso cambio de energía en el Futhark Antiguo, especialmente después de Wunjo. Hagalaz significa "granizo" y representa la amenaza de daño que el granizo causa a los cultivos. Si alguna vez has presenciado una tormenta de granizo, sabrás que el caos se desata muy rápido y por lo general termina después de pocos minutos, pero es tiempo suficiente para causar estragos. Hagalaz es el lado destructivo de la naturaleza y representa los eventos fuera del control de la humanidad.

Mientras escribía esta sección experimenté la peor tormenta de granizo en muchos años. Donde vivo, en el noreste de Estados Unidos, las tormentas de granizo son muy raras, así que parecía buen presagio experimentar a Hagalaz mientras escribía. Claro que las plantas de mi jardín probablemente no pensaron igual.

Cuando la naturaleza se manifiesta de esa manera es fascinante y aterradora al mismo tiempo. Al experimentar inundaciones, terremotos, tornados y fenómenos similares, simplemente tenemos que aguardar a que pasen y esperar lo mejor. Al igual que la Madre Naturaleza experimenta a Hagalaz, nosotros también lo hacemos a nivel personal. El despertar espiritual a menudo ocurre luego de experimentar una crisis fuerte y cambios radicales, como destrucción y transformación que conducen al renacimiento. Es el comienzo del proceso alquímico conocido como *solve et coagula*: la **disolución antes de la coagulación**. El granizo, que puede ser perjudicial para la vida vegetal, eventualmente se derrite y se convierte en alimento para los mismos seres que alguna vez amenazó con destruir.

Hagalaz es la runa de Hel, la hija "mitad viva-mitad muerta" del dios Loki y soberana de Helheim, el reino de los muertos. Helheim no debe confundirse con el infierno cristiano, lugar de sufrimiento y castigo; más bien es un inframundo neutral para los muertos que no murieron en batalla; estos últimos van, por supuesto, al Valhalla de Odín o el Fólkvangr de Freyja.

Esta runa y las dos siguientes están asociadas con las *nornas*: tres mujeres gigantes que viven en la base del Yggdrasil, Árbol del Mundo, y que controlan el pasado, presente y futuro de cada ser vivo a través de la red de Wyrd. Urd, la norna mayor y gobernante del pasado, está muy vinculada a Hagalaz. En términos de brujería, Hagalaz es el aspecto oscuro de la magia femenina. Sirve para el trabajo con la sombra y ofrece protección contra maldiciones y maleficios, además de levantarnos cuando estamos en un punto particularmente bajo de nuestras vidas. Es un recordatorio de que soportar la adversidad es un paso necesario para lograr el cambio y tener la fuerza precisa para seguir adelante. En las lecturas, Hagalaz no tiene significados invertidos o *murkstave*.

Cuando comencé a trabajar con las runas me sentí un poco intimidada por Hagalaz. Siempre que aparecía en una lectura, me ponía inquieta. Hoy, no obstante, he aprendido a abrazarla, porque no es una runa "mala"; el granizo tampoco lo es, se trata simplemente de un proceso natural. Como todo en la naturaleza, no podemos catalogar a las runas con clasificaciones tan simplistas. Todas las runas tienen su lugar e importancia. Sin las dificultades que entraña Hagalaz, jamás podríamos apreciar las bendiciones de Wunjo.

He llegado a reconocer a Hagalaz como símbolo de empoderamiento. Cuando reflexiono sobre las cosas aparentemente terribles que me han sucedido en la vida, puedo encontrarles una razón e incluso apreciarlas en retrospectiva. Todos somos, sin duda, más fuertes y sabios al vencer dificultades. Durante mucho tiempo luché contra la adicción al alcohol y la depresión severa. En mis últimos años de adicción activa, me ahogaba una desesperación total y me aferraba desesperadamente a una balsa salvavidas. Pero tras muchos intentos fallidos de lograr la sobriedad encontré alivio en el budismo, lo que inevitablemente me llevó de vuelta a la brujería. El budismo y la brujería me salvaron la vida y años después me encuentro sobria, sana, segura y llena de esperanzas en el futuro. Por ejemplo, estoy sentada escribiendo un libro y es algo increíble. No lamento mis luchas, porque ellas me llevaron (o, más bien, me arrastraron sin piedad) a un camino superior. Eso es Hagalaz. Es una runa aterradora, fortalecedora y reveladora. Es el ímpetu que nos lleva al progreso.

Hagalaz nos enseña a conectarnos con la naturaleza de manera auténtica y pura. Nos exige buscar, enfrentar y liberarnos del peso que nos mantiene sobajados y que nos impide avanzar. Ten en cuenta que enfrentar recuerdos y creencias que nos hacen sufrir es una tarea difícil, por lo que para algunos será mejor hacerlo con la ayuda de un mentor, consejero o terapeuta.

Para sanar mente y espíritu es mejor comenzar de a poco, en vez de sumergirte directo en traumas sicológicos profundos. Las afirmaciones, que no son más que declaraciones alentadoras, son una manera efectiva de incursionar en las vastas aguas de la curación y el amor propio. Declaraciones tan simples como "Me perdono a mí mismo", "Soy digno de amor" o "Soy resiliente", pueden llegar muy lejos. Mírate en el espejo cuando las hagas, y no olvides **decirlas en serio**.

Hagalaz es cruda, real y tan dura como la queratina de las uñas, pero nos apoya para encontrar nuestra soberanía personal mediante la autenticidad. Esta runa no soporta la deshonestidad ni el desprecio hacia uno mismo. Cuando deshonramos nuestro yo, deshonramos el espíritu de Hagalaz, que nos enseña a aceptarnos tal como somos, con todo y nuestros defectos. Somos manifestaciones de energía cósmica en busca de alineación y propósito. Mientras continuemos buscando seguiremos teniendo éxito. No somos visitantes de la naturaleza; *somos* la naturaleza misma. Cuando profundizamos en el significado de ser humano, descubrimos que somos fundamentalmente hijos de la Tierra y el Espíritu. ¡Ámate como si tu vida dependiera de ello! He aquí un sencillo ritual destinado a liberarnos de lo que nos mantiene estancados. Se recomienda efectuarlo por la noche, durante la luna llena o cuarto menguante, y en un área exterior apartada.

Necesitarás:

Una hoja seca o una lámina de corteza. Yo prefiero hojas secas de laurel, pero si no están disponibles, el papel funciona bien.

Un marcador o bolígrafo.

Fósforos o encendedor.

Una taza de agua, aproximadamente. El agua de lluvia, el agua lunar o de nieve es la mejor. Y todavía mejor es agua derretida de granizo.

Un caldero, tazón o sartén pequeña.

Un lugar al aire libre donde puedas cavar un pequeño agujero en el suelo.

En la hoja seca o el papel escribe una palabra o una frase breve que represente aquello que deseas eliminar de tu vida. ¿Qué te está impidiendo alcanzar tu máximo potencial? ¿Qué te impide aceptarte por completo? ¿Hay algún ciclo de dolor que tienda a repetirse en tu vida?

Analiza estas preguntas. Si no estás segura, sería útil hacer una reflexión interna en un diario.

Para comenzar, coloca el caldero o tazón frente a ti y recita lo siguiente:

Alquimia de Hagalaz
Te pido que este obstáculo arda.
Deja que el humo se lo lleve
Haz que no vuelva jamás.

Ahora, sostén la hoja o el papel donde escribiste directamente sobre el caldero o tazón y préndele fuego. Hazlo con cuidado. Una vez que el fuego arda, déjala caer en el recipiente. Dirige tu atención hacia el humo y visualiza que aquello que has desterrado se va lejos, junto con el humo. Una vez la quema termine, vierte agua sobre el recipiente y tus manos. Simbólicamente, te estarás limpiando de aquello que acabas de liberar. Acto seguido, cava un pequeño agujero en el suelo y vierte ahí el agua y las cenizas de tu recipiente. Al final, cubre el agujero con tierra y sella el ritual con una declaración de cierre, como "Está hecho", "Así es", "Así sea". ¡Salve, Hagalaz!

CORRESPONDENCIAS DE HAGALAZ

ELEMENTO	Hielo
ZODÍACO	Escorpión
PLANETA	Saturno
FASE LUNAR	Luna nueva
TAROT	La Torre y el Diablo
CRISTAL	Hematita
CHAKRA	Raíz
DEIDADES	Baba Yagá, Hécate, Kali, Lilith, Nicnevin y Oya
PLANTAS	Asafétida, endrino, centáurea menor, belladona, dedalera, eléboro y ajenjo

Las hierbas correspondientes a Hagalaz son útiles para quien se anime a embarcarse en trabajos de autoaceptación y con la sombra a fin de celebrar su propia autenticidad. Son hierbas formidables, capaces de empoderar, proteger o incluso dañar.

Asafétida
(*Ferula asafoetida*)

La asafétida es una resina acre que suele pulverizarse y quemarse en rituales de limpieza y destierro, sobre todo en casos de espíritus malignos. Su olor es, en mi opinión, bastante desagradable y difícil de soportar. Por eso recomiendo mucho quemarla al aire libre. El curioso nombre en inglés de la asafétida, *devil's dung* o excremento del diablo, deriva indudablemente de su olor a azufre. El potente poder exorcizante de la asafétida ayuda a desechar hábitos y deseos dañinos. Uno de sus usos tradicionales incluye llevarla encima para repeler el mal de ojo y protegerse de las fuerzas de la ley. El polvo de la asafétida sirve como medida de seguridad esencial para cualquier practicante que incursione en conjuros espirituales y nigromancia.

Virtudes medicinales

La asafétida ayuda la salud gastrointestinal y funciona a las mil maravillas contra el abotagamiento, los gases y la indigestión. También ayuda a limpiar los pulmones congestionados y el tracto intestinal. Hoy, la asafétida se consume en forma de suplemento para contrarrestar diversos problemas respiratorios, como asma, tosferina y bronquitis. Acciones: antibacteriana, anticancerígena, antioxidante, antiespasmódica, carminativa, tónica digestiva, expectorante, laxante, sedante, caliente y absorbente. Podría ser insegura para los niños.

Endrino
(*Prunus spinosa*)

De manera similar a los árboles de saúco, los endrinos son reconocidos por establecer contacto entre los humanos y otros ámbitos, especialmente el reino de las hadas. Sus energías rozan lo travieso y amenazante, convirtiéndolos en líderes vegetales para la magia maléfica. La supresión de los enemigos es una de sus virtudes. El endrino también se ha usado para alejar la maldad y las energías perniciosas. Bajo la regencia de Saturno, este árbol caducifolio resulta ideal para establecer límites, gracias a que se usa como cerco divisorio en los límites de las propiedades. Asimismo, ayuda al practicante a cambiar de perspectivas y a desarrollar su propio poder. Este árbol se relaciona con deidades protectoras y ctónicas, la clarividencia y el sabbat celta de Samhain. Las ramas afiladas y espinosas del endrino pueden utilizarse para crear una vara de Hagalaz; cuélgalas afuera de tu hogar para alejar a personas y espíritus malévolos.

Virtudes medicinales

Las bayas y las flores secas del endrino se han utilizado para remediar el resfriado común, la tos, la fatiga, el estreñimiento e inflamaciones de boca y garganta, además de otros males. El endrino actúa como un sedante suave que depura la sangre. Su corteza y raíces son particularmente astringentes, pero las bayas se emplean comúnmente como saborizante en tés herbales, jarabes, vinos, licores, por ejemplo, el *sloe gin*. Acciones: alterante, astringente, antiinflamatorio, diaforético, diurético suave, laxante, sedante suave, caliente y absorbente. Úsalo bajo tu propio riesgo, porque la seguridad del endrino como medicamento está en tela de juicio. De hecho, sus semillas contienen cianuro. Por desgracia, no hay estudios suficientes que confirmen o refuten esta información.

Centáurea menor
(*Erythraea centaurium*)

El legendario centauro griego Quirón, parte de la constelación de Sagitario, utilizó esta hierba para sanar una herida que le provocó una flecha envenenada. De manera similar, hoy en día se emplea la centáurea menor para liberar a una persona o lugar de energías tóxicas, incluyendo ira, magia hostil, espíritus malignos y cosas por el estilo. Y al igual que Quirón y Hagalaz, la centáurea menor goza de una reputación de gran poder, y puede añadirse a cualquier trabajo mágico para aumentar su efectividad.

Virtudes medicinales

La centáurea menor es una maravillosa hierba amarga que puede tomarse antes de las comidas para estimular la digestión. Sirve para tratar dispepsia, estimular el apetito y asimilar nutrientes. La centáurea limpia la sangre, riñones e hígado. Antaño se usaba para tratar ictericia, gota y escorbuto. Para mejores resultados, se recomienda tomar centáurea durante varias semanas. Acciones: alterativa, aromática, amarga, tónica digestiva, febrífuga, estomacal y refrescante.

Belladona
(*Atropa belladonna*)

La belladona es la forma vegetal de Hagalaz. Es hermosa, peligrosa y rebosante de magia ctónica. Pertenece al inframundo y puede usarse para maldecir a una pareja infiel o para atraer a una nueva. Consumir la planta y sus bayas puede causar alucinaciones, fuertes dolores de cabeza, convulsiones e incluso la muerte. El solo hecho de tocar la belladona puede provocar efectos adversos en la piel; si decides involucrarte con su magia, toma medidas de precaución y usa guantes. De acuerdo con la mitología nórdica, ingerir sus bayas, conocidas en el norte de Europa como *walkerbeeren* o *valkyrie berries,* bayas de la valkiria, ocasionaría la muerte a manos de las mismas valkirias. La belladona es conocida como ingrediente principal del ungüento volador de las brujas, que inducía estados alterados y les permitía "volar" gracias a sus propiedades sicotrópicas. Su nombre en latín proviene de la mayor de las parcas griegas, Átropos, que al igual que la norna Skuld es portadora de la muerte.

Virtudes medicinales

Debido a su toxicidad, no se recomienda el uso de la belladona en aplicaciones medicinales. Solía usarse para aliviar dolencias respiratorias y como analgésico tópico. Acciones: alucinógena, narcótica, soporífera, refrescante y humectante. La belladona es altamente tóxica. Para tener información precisa sobre las dosis, consulta con un herbolario profesional. No debe usarse durante el embarazo o lactancia.

Dedalera
(*Digitalis purpurea*)

La dedalera es una planta del inframundo que actúa como puente para los valientes que deciden incursionar más allá del manto de seguridad.

Es una aliada de la bruja del cerco, que mantiene un pie firmemente plantado en reinos no terrenales en todo momento. Las energías de la dedalera son protectoras, valientes, ctónicas y apasionadas. Su belleza traicionera suele actuar como portal hacia el reino de las hadas, por lo que es frecuente hacerles ofrendas dentro de sus flores en forma de campana. Se dice que la dedalera puede "resucitar a los muertos y matar a los vivos".

Virtudes medicinales

Debido a su alta toxicidad no se recomienda el uso de la dedalera como tónico medicinal. Solía emplearse para tratar la insuficiencia cardiaca congestiva, pero incluso pequeñas dosis pueden provocar un paro cardiaco.

Eléboro
(*Helleborus niger*)

La palabra griega *helleborus* se traduce como "comida dañina", y aunque esta repulsiva planta puede causar daño, también tiene su historia como sanadora. En particular, la energía de sus flores ayuda a calmar la agitación mental. Llevar un amuleto de eléboro ayuda a que uno pase desapercibido, lo cual es bastante útil para personas muy empáticas o que sufren ansiedad social. Al eléboro se le asocia con la nigromancia, las diosas ctónicas, la protección, los exorcismos, los destierros y la invocación de demonios. Puede iniciar o romper maldiciones y, al igual que la belladona, este miembro de la familia de las ranunculáceas era uno de los ingredientes básicos del ungüento volador de las brujas. Siendo una planta perenne resistente a las heladas y tolerante a la sequía, el eléboro es símbolo de resiliencia.

Virtudes medicinales

Debido a su toxicidad no se recomienda el empleo del eléboro como medicina. Hace mucho, se le utilizaba para desintoxicar el cuerpo, reducir fiebres, aliviar espasmos y tratar la dismenorrea. Acciones: antiinflamatorio, antioxidante, sedante, vermífugo, refrescante y absorbente. Para obtener información sobre la dosis adecuada, consulta con un herbolario profesional. No se recomienda manipularlo durante el embarazo o lactancia.

Ajenjo
(*Artemisia absinthium*)

El ajenjo y su contraparte femenina, la artemisa, están entre las primeras hierbas que captaron mi atención cuando comencé mis estudios de herbolaria mágica. Ambos nombres, por sí solos, evocan visiones de calderos burbujeantes y gabinetes antiguos rebosantes de hierbas, pociones y elíxires. La imagen no es incorrecta, pues la artemisa es una hierba increíblemente potente y mística, impregnada de encanto gracias a mil y una leyendas. El ajenjo, ingrediente principal del "diablo verde" o licor de ajenjo, ayuda en la clarividencia, adivinación, nigromancia, hechizos de venganza y viajes astrales. El ajenjo es perfecto para limpiezas, destierros, exorcismos y aliviar la ira. Por tradición, esta hierba se arrojaba a las hogueras de Samhain para aumentar la capacidad de ver fantasmas y contar con protección contra espíritus malignos. La sinergia de Hagalaz y el ajenjo dan como resultado una energía formidable, sobre todo al trabajar durante periodos liminales como la luna nueva, la luna llena y los eclipses, así como en las fiestas de Beltane o Samhain. Según la leyenda, el ajenjo creció del camino que tocó la serpiente al ser expulsada del jardín del Edén, por lo que se le consagra a la diosa rebelde Lilith.

Virtudes medicinales

El ajenjo es ligeramente sicoactivo debido al aceite volátil tuyona, presente también en su pariente más cercana, la artemisa. Con la dosis adecuada, esta hierba antiparasitaria puede tomarse para aliviar la colitis y algunos trastornos nerviosos, además de servir como estimulante del apetito y ayudar a promover una digestión saludable. Desde tiempos inmemoriales, el ajenjo se ha empleado para aliviar fiebres altas y eliminar parásitos intestinales. En Europa del Este tradicionalmente se usaba como remedio contra la malaria. Acciones: abortivo, depurativo, antidepresivo suave, antiinflamatorio, antimicrobiano, antiparasitario, aromático, astringente, amargo, colagogo, emenagogo, febrífugo, estomacal, vermífugo, refrescante, frio y absorbente. El ajenjo debe usarse con moderación pues podría acarrear efectos adversos. Debe evitarse durante el embarazo o la lactancia.

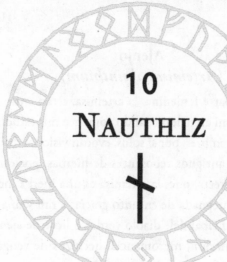

10
NAUTHIZ

Equivalente fonético: N
Necesidad, sacrificio, escasez

Podrá ser angustiante
pero alguna bendición atraerá.
Claro que eso no se sabrá
sino hasta el día en que llegue.

L a segunda runa del *aett* de Hagall continúa con el tema de la adversidad y el destino despiadado. Nauthiz (se pronuncia *náudis*) significa "necesidad" o "requerimiento" y, al igual que Hagalaz, es un catalizador para la acción y el desarrollo personal mediante las lecciones más difíciles de la vida. Mientras que Hagalaz es la runa de la norna Urdh, el pasado, Nauthiz se relaciona con su norna hermana, Skuld, el futuro. Skuld es la norna que corta el hilo de la gente cuando muere. Un dato curioso sobre Nauthiz es que se cree que inspiró el cruce de los dedos índice y medio para tener buena suerte.

Nauthiz se refiere, en específico, a las dificultades de necesidad, como pobreza, hambre, adicción y enfermedades. Un símbolo de esta runa es el *need-fire* o "fuego de necesidad", crucial para la supervivencia de los antiguos nórdicos durante los largos y brutales inviernos. La forma de la runa semeja una balanza desequilibrada o el frotamiento entre dos varas para encender un fuego. Los poemas rúnicos anglosajones, escritos probablemente en los siglos VIII o IX, describen a Nauthiz como restrictiva para el corazón o el pecho, pero necesaria para la salvación de los humanos. Para decirlo con más claridad, sin esfuerzo no hay recompensa.

En su libro *Taking Up the Runes*, Diana Paxson describe a la perfección a Nauthiz diciendo que es problema y liberación al mismo tiempo*. Las consecuencias de la energía de esta runa son los proverbiales creadores o destructores de la vida. Cuando tomamos la decisión de hacernos más fuertes en lugar de quebrarnos ante la lucha, trabajamos directamente con el espíritu de Nauthiz. Imagina la vida sin dificultades ni desasosiegos. Suena agradable, en principio, pero una existencia sin obstáculos es una vida sin mejoras, sin fortalecimiento, sin sabiduría y sin aprecio por los buenos tiempos. Son cosas no se obtienen gracias a la comodidad.

Algunos significados adicionales de Nauthiz incluyen miedo, impaciencia, instintos de supervivencia, sacrificio, limitaciones y vulnerabilidad. Cuando la vida se vuelve incómoda o inmanejable, podemos recurrir a esta runa para obtener ayuda. Si alguien se encuentra en la misma situación una y otra vez y se pregunta todo el tiempo "¿Por qué yo?" o se cuestiona "¿Qué trata de enseñarme esta situación?", Nauthiz no solo le ayudará a encontrar las respuestas, sino también a aplicarlas en la resolución de problemas. No podemos vivir una vida libre de obstáculos, pero sí aprender mejores formas para enfrentarlos. Así, cuando surja un obstáculo, podremos minimizar el sufrimiento. De esta manera es como Nauthiz apoya la alquimia del espíritu.

En una lectura, Nauthiz puede indicar lo que se necesita mediante las runas circundantes en la tirada. Podría señalar que el valor y cambio son necesarios en determinado momento. Si quien consulta espera obtener información sobre el futuro, podría significar "ten paciencia", sobre todo cuando Nauthiz se combina con Jera o Perthro. Nauthiz también advierte contra la toma de decisiones apresuradas e irracionales, y nos recuerda que muchas veces nuestros deseos y necesidades difieren entre sí. Trata de no incomodarte si aparece en una lectura; recuerda que solo quiere que tengas éxito.

---

*Diana Paxson, *Taking Up the Runes: A Complete Guide to Using Runes in Spells, Rituals, Divination, and Magic* (Boston, Mass.: Weiser Books, 2005), 105.

Cuando pienso en las muchas formas en que Nauthiz se manifiesta en la naturaleza, mi mente viaja instantáneamente a febrero de 2010, cuando el noreste de Estados Unidos fue duramente azotado por una gran tormenta de nieve. Recuerdo que quería sacar a mi perro para que hiciera sus necesidades, pero la nieve alcanzaba un metro de altura. No hace falta decir que mi perro salchicha, de apenas veinte centímetros de alto, no estaba de acuerdo con mi plan. Pero lo que realmente me asustó fueron las noticias que vi en televisión: ambulancias incapaces de llegar hasta la gente que necesitaba atención médica de emergencia. Aquel fue un recordatorio de que la humanidad no puede controlarlo todo. Y, por supuesto, no olvidemos el desastre global más actual, el COVID-19. Las pandemias y epidemias ciertamente ejemplifican a Nauthiz de la peor manera.

A fin de conectar con la naturaleza por medio de Nauthiz hay que salir de nuestra zona de confort, aunque necesariamente hasta el extremo que tiende a simbolizar esta runa. Nauthiz nos insta a superar límites. Por ejemplo: en un día de nieve o lluvia intensa, dentro de casa todo está cálido y seco, pero ¿qué pasaría si saliéramos de nuestra zona de confort y corriéramos descalzos en medio de la lluvia torrencial? (Si nunca lo has hecho, ¡te recomiendo **mucho** hacerlo!) ¿Y si nos enfundáramos en nuestra ropa de invierno más cálida y camináramos por la nieve espesa? ¿O si, en un día de lluvia normal, cerráramos nuestros paraguas y permitiéramos que el agua bendijera nuestros cuerpos? Pequeños actos como estos pueden ser tremendamente liberadores. Meditar bajo la lluvia es uno de mis favoritos. Claro que si hace mucho frío o la tormenta está acompañada por rayos, mejor juega a lo seguro y quédate en casa.

Algunos pensarán que hacer cosas así no es para nada incómodo; otros dirán: "¡Ni loco saldría a la nieve si no tengo por qué hacerlo!" Solo tú sabes cuáles son tus límites y qué tanto puedes presionarte para prescindir de las comodidades. ¿Quién sabe?, podrías descubrir que no estás incómodo en absoluto. Atravesar la puerta suele ser la parte más difícil para mí, pero una vez que salgo y corro como loca bajo la lluvia o camino por un bosque nevado, me invade una genuina sensación de paz interior.

Nauthiz es una runa motivadora, por eso tiene sentido que esté conectada con Skuld, la norna que corta el hilo de la vida. La muerte es un motivador para muchos; por eso nos planteamos metas y cosas qué hacer antes de morir. Si descubrieras que vas a morir mañana, ¿estarías satisfecho con tu forma de vivir la vida? Si supieras que vas a morir dentro de un año, ¿cambiarías drásticamente tus planes de vida?

En su libro *Dharma Punx*, el budista Noah Levine participa en un ejercicio llamado "Un año para vivir"*. Esta práctica nos invita a vivir la vida con intención y propósito, como si solo fuéramos a vivir un año más. El ejercicio fomenta la atención plena y promueve una relación renovada con la vida y con los asuntos que tengas pendientes o las posibles enmiendas que debas realizar.

Si el proceso de reconectar tu espíritu con lo salvaje es importante para ti, aparta tiempo para ello y vive tu vida hoy con intención y propósito. Toma a la muerte como un motivador y no como un motivo de miedo, pues solo nos recuerda la no permanencia de todo lo que nos rodea. El que no haya nada permanente es lo que hace que la vida sea tan valiosa y digna de ser vivida como quieras hacerlo. La vida siempre tendrá periodos de Nauthiz, eso es inevitable, y siempre estará salpicada de responsabilidades poco divertidas e inconvenientes. Pero eso es normal, así que cuando se presente la oportunidad corre bajo la lluvia, haz angelitos en la nieve, rueda por el pasto, medita bajo un árbol, nada en un lago o ve al bosque. Haz algo que te recuerde que eres parte de la naturaleza, y hazlo con atención plena. ¡Salve, Nauthiz!

CORRESPONDENCIAS DE HAGALAZ

ELEMENTO	Fuego
ZODÍACO	Acuario
PLANETA	Plutón
FASE LUNAR	Cuarto menguante
TAROT	La Muerte
CRISTAL	Ónix
CHAKRA	Sacro
DEIDADES	Akilandeswari, Discordia, Eris, Fenrir, Ganesha, Kali y Set
PLANTAS	Borraja, bardana, alcanfor, achicoria, genciana y zarzaparrilla

*Noah Levine, *Dharma Punx: A Memoir* (San Francisco: HarperCollins, 2003), 179.

A diferencia del resto de las plantas y sus runas pares que hemos visto hasta el momento, las hierbas de Nauthiz pueden emplearse como remedios contra las dificultades que impone esta runa, en lugar de representar sus energías como tal. Las siguientes plantas pueden ser invocadas cuando se necesite valentía, fuerza y resiliencia.

Borraja
(*Borago officinalis*)

"Yo, la borraja, siempre aporto valentía." Este es un dicho que destaca las virtudes más conocidas de esta hierba: valentía y resiliencia. Su estimulante aceite esencial ayuda a disipar el miedo, ansiedad, depresión o simplemente brinda estímulo. Liz Neves, en su libro *Northeast Medicinal Plants*, recomienda una infusión de borraja, melisa, tilo y espino para aliviar a un corazón afligido*. Las encantadoras flores de la borraja, con forma de estrella, constituyen la adición perfecta a los baños rituales. Cuando llega el momento de enfrentar las cargas de la vida, una combinación de borraja y Nauthiz puede ayudarnos a encontrar a los guerreros que residen en nuestro interior.

Virtudes medicinales

La borraja es una hierba valiosa para ayudar en convalecencias, tratar artritis e hipertensión. Sus cualidades demulcentes y refrescantes alivian condiciones calientes y secas, como fiebre, congestión e inflamación (especialmente la inflamación de la piel). Sus hojas son diuréticas y pueden usarse como tónico suprarrenal para levantarnos de la depresión y tratar el agotamiento nervioso. La borraja sirve para descongestionar los pulmones y purificar la sangre. Acciones: alterante, demulcente, diaforética, diurética, emoliente, febrífuga, galactagoga, laxante suave, pectoral, refrigerante. Refrescante y humectante. Hay que evitarla durante el embarazo y la lactancia. Evita también su uso a largo plazo. La borraja está contraindicada en personas con afecciones hepáticas.

---

*Liz Neves, *Northeast Medicinal Plants: Identify, Harvest, and Use 111 Wild Herbs for Health and Wellness* (Portland, Ore.: Timber Press, 2020), 140.

Bardana
(*Arctium lappa*)

En ciertos entornos hay mucha bardana silvestre. Yo la considero un tesoro para rituales de limpieza, pero muchas personas la ven como una molesta maleza invasiva. ¡Lo que es basura para unos es tesoro para otros! La raíz de la bardana se puede convertir en amuleto para proporcionar protección al usuario. Sus grandes hojas, que pueden crecer hasta casi un metro de largo, resultan perfectas para rituales de destierro, ya que permiten escribir en ellas con detalle los sentimientos, personas o hábitos de los que queremos liberarnos.

Virtudes medicinales

La bardana es una planta desintoxicante, tradicionalmente utilizada para tratar fiebres, problemas hepáticos, gota y una gran variedad de afecciones cutáneas. Sirve para limpiar gentilmente el cuerpo de desechos, incluidos los metales pesados; sus habilidades depurativas también son efectivas para tratar el acné y otras infecciones cutáneas. La bardana es un remedio valioso para los cálculos renales, porque los descompone y facilita su expulsión a través de la orina. También refuerza la absorción de nutrientes y fomenta una vesícula biliar saludable. La bardana es rica en aceites y apunta a condiciones secas, como el estreñimiento. Conviene usarla en combinación con hierbas que tengan cualidades medicinales similares. Acciones: alterante, antibiótica, anticancerígena, antifúngica, amarga, colagoga, desintoxicante, diaforética, diurética, hepática, linfática, nutritiva, refrescante y humectante.

Alcanfor
(*Cinnamomum camphora*)

El alcanfor no es, en sí mismo, una planta, sino una sustancia aromática extraída de la madera de ciertos árboles. Tradicionalmente, el alcanfor se ha utilizado como incienso para purificar templos y como ayuda para buscar y manifestar nuestro yo más elevado. Su aroma de ensueño es maravilloso para la meditación, sobre todo cuando se busca la interiorización. Agrega el aceite a baños de limpieza áurica y claridad mental. Usarlo puede fortalecer la intuición y ayudar en la toma de decisiones racionales durante tiempos difíciles. Cuando muera un ser querido, quema una pizca de alcanfor para limpiar su espíritu y guiarlo al siguiente plano de existencia. Como **antiafrodisiaco**, el alcanfor se puede usar en hechizos contra personas que hagan avances sexuales no deseados.

Virtudes medicinales

Algunas variedades de alcanfor son más tóxicas que otras. El alcanfor blanco se considera el más seguro, mientras que el marrón o amarillo no es seguro. Tópicamente puede usarse como agente adormecedor para aliviar la artritis y dolor de espalda. Puede aplicarse como ungüento en el pecho para tratar la congestión y tos. El alcanfor mata los parásitos intestinales y también puede utilizarse como sal aromática. Acciones: analgésico, antiinflamatorio, antiséptico, antiespasmódico, diaforético, expectorante, sedante, estimulante, vermífugo y caliente. Evita su ingestión. La forma cruda del alcanfor es altamente tóxica y no debe usarse durante el embarazo o en niños menores de dos años.

Achicoria
(*Cichorium intybus*)

Cuando pienso en la achicoria me viene a la mente la deidad hindú Ganesha, pues tanto a esta diosa como a la achicoria se les considera removedores de obstáculos y promotores de la positividad; no solo atraen la buena fortuna, sino que también prometen éxito y confieren protección. La achicoria favorece un buen sentido del humor y la capacidad de mantener el optimismo en circunstancias desfavorables. Era muy valorada en el antiguo Egipto y John Michael Greer sostiene que la gente creía que dicha planta otorgaba el poder de la invisibilidad y mágicamente abría las puertas que estuvieran cerradas*.

Virtudes medicinales

Es un tónico valioso para el hígado y tracto gastrointestinal, porque estimula el apetito y ayuda a tener una digestión saludable. En Europa del Este, la achicoria era un remedio tradicional para adultos y niños con diarrea. Se asemeja al diente de león y aporta beneficios similares para la

---

*John Michael Greer, *The Encyclopedia of Natural Magic* (St. Paul, Minn.: Llewellyn, 2019), 82.

salud, puesto que ambas plantas son ligeramente diuréticas, limpiadoras del tracto urinario y útiles para tratar cálculos renales. La achicoria es una hierba restaurativa que ayuda a acelerar el proceso de convalecencia. Las decocciones de achicoria se han utilizado como enjuague bucal para combatir el dolor de dientes. En la actualidad, la achicoria es una hoja popular en ensaladas y un sustituto del café. Acciones: amarga, colagoga, tónica digestiva, diurética, tónica hepática, laxante, caliente y secante.

Genciana
(*Gentiana lutea*)

Cuando sufrimos contratiempos en la vida, la genciana actúa como un levanta ánimos que ayuda a cambiar el desaliento por confianza. La raíz en polvo se puede agregar a mezclas de incienso y quemarse para eliminar energías pesadas. Si necesitas consuelo y fuerza emocional, agrega genciana a una mezcla de té o baño caliente. En casos en los que la depresión o ansiedad repercuten en falta de libido, la genciana es útil para despertar el deseo sexual, mientras que su raíz resulta una ofrenda apropiada a las deidades, cuando se les hacen peticiones para aliviar una crisis.

Virtudes medicinales

La raíz de la genciana es increíblemente amarga. La primera vez que la probé tuve que comerme una barra de chocolate de inmediato para tratar de contrarrestar su intenso sabor. Aunque su sabor es bastante desagradable, es excelente para activar la digestión y aumentar la absorción de nutrientes. La genciana debe tomarse aproximadamente media hora antes de una comida pesada, ya sea sola o como parte de un aperitivo. Es eficaz en el tratamiento de la anemia y la menstruación abundante. Acciones: alterante, antiácida, antipirética, amarga, tónico digestivo, refrescante y secante. Evítala durante el embarazo. Tampoco deben usarla quienes padezcan úlceras pépticas.

Zarzaparrilla
(*Smilax* spp.)

La zarzaparrilla es una planta que eleva las vibraciones. Quienes padezcan enfermedades, ansiedad, melancolía, tristeza o ira, encontrarán en ella un aliado ideal, pues motiva a trabajar duro por las cosas que nos importan, como nuestra salud, felicidad y relaciones. Debido a su capacidad para elevar las vibraciones, esta planta perenne atrae de manera natural buena fortuna, por lo que es común emplearla en hechizos para obtener dinero y amor. La zarzaparrilla confiere longevidad, vitalidad y pasión por la vida a quienes se han dejado vencer por la apatía.

Virtudes medicinales

Históricamente, la raíz de zarzaparrilla sirvió para tratar la sífilis. Además, es el saborizante original de la cerveza de raíz. La zarzaparrilla sirve para purificar la sangre y remedia afecciones cutáneas, como soriasis y eccemas. También ataca la artritis, gota, colitis y enfermedades renales. Acciones: alterante, antibacteriana, anticancerígena, antiinflamatoria, afrodisiaca, diurética, estrogénica, hepática, caliente y humectante.

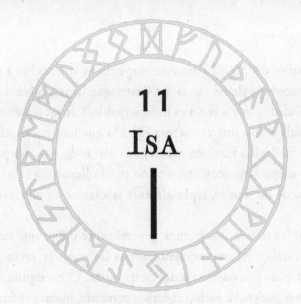

11
ISA

Equivalente fonético: I
Hielo, estancamiento, autoconservación

Los carámbanos cuelgan como dagas
y el agua ahora es hielo.
Caminamos sobre terrenos traicioneros,
no habrá precaución insuficiente.

Isa (se pronuncia *ísa*) es la runa del hielo. Simboliza demora, quietud y frío, así como barreras, frustraciones y obstáculos. Al igual que Hagalaz y Nauthiz, Isa es una runa de dificultad que se asocia con las nornas, específicamente con la hermana de en medio, Verdandi, norna del presente. El hielo es un elemento del presente, pues en el pasado fue agua y en el futuro volverá a serlo.

No hay duda de que en nuestros días el hielo puede ser una molestia, pero para los antiguos humanos de las regiones septentrionales su presencia era cuestión de vida o muerte. Los congelantes inviernos marcaban tiempos de hambre y pesares, pues la tierra bajo la nieve era completamente estéril; además, la caza era escasa debido a la hibernación y al clima adverso. Tenía que vivirse al día.

Desde una perspectiva más ligera, Isa es la runa del descanso, autocontrol y homeostasis; se relaciona estrechamente con la carta del Colgado en el tarot, y tiene una conexión evidente con la historia de Odín, quien se colgó del Árbol del Mundo durante nueve días y sus noches a cambio de obtener la sabiduría de las runas. Isa ilustra que la necesidad de ayuda no es una debilidad, y que a veces es indispensable. Cruzar terrenos congelados con ayuda o con una estructura fija a la que uno pueda aferrarse no solo es más fácil, sino también más seguro. Por todo esto, Isa puede indicar que un emprendimiento tal vez no pueda llevarse a cabo con éxito sin el apoyo de los demás, especialmente si aparece en una lectura junto a Mannaz.

Cuando Isa sale en una lectura, generalmente indica que no hay posibilidad de cambio en ese momento o que las cosas se están moviendo demasiado rápido y se necesita tener cierta calma. Otros significados de Isa incluyen tener paciencia, luchar contra la corriente, mantener frías nuestras emociones y seguir el instinto de supervivencia. Para tener una interpretación precisa de las tiradas se necesita el pleno conocimiento de cada runa, pero no debemos olvidar que nuestra intuición es la que nos ayudará a discernir los matices.

No cabe duda de que Hagalaz, Nauthiz e Isa son maestros, pero no del estilo de una dulce maestra de preescolar. Los grandes maestros no miman a sus estudiantes; los **desafían** y los llevan al límite y más allá. Si estamos llenos de miedo y dudas, los maestros nos ayudan a escudriñar nuestro interior para sacar de él fuerzas que no sabíamos que teníamos. En Finlandia tienen una palabra para llamar esa fuerza: *sisu*, que significa valentía y determinación frente a la adversidad.

Hagalaz, Nauthiz e Isa son tres runas que catalizan el crecimiento a nivel microcósmico y macrocósmico, en lo espiritual y en lo universal. Como es arriba es abajo. Isa nos insta a permanecer quietos para hallar nuestro poder interno antes de avanzar. La runa del hielo denota un periodo de quieta contemplación y preparación; es como un invierno metafórico que está a punto de darle la bienvenida a la cálida primavera.

Isa cultiva una relación con la naturaleza a través de la quietud. El hielo detiene el fluir del agua y, para quienes vivían antiguamente en las regiones nevadas, la vida misma parecía detenerse ante la crudeza de los inviernos.

En la sociedad occidental estamos acostumbrados a vivir a un ritmo acelerado. Todos estamos en movimiento, yendo de un lugar a otro.

De la misma manera, nuestras mentes están haciendo su propia e incesante carrera. La introducción de la meditación en la cultura occidental ha sido de gran ayuda, pues la calma y atención plena, o *mindfulness*, no son naturales para la mayoría de la gente. De hecho, tampoco lo eran para mí.

Meditar es algo más que sentarse en el suelo con las piernas cruzadas y entonar "Ohm". Esta es una forma de hacerlo, sí, pero existen muchas otras maneras. Meditar puede hacerse en cualquier momento y en cualquier lugar: sentados en el suelo o en una silla, de pie, cuando caminamos, durante el ejercicio asana de yoga, o incluso acostados. Puedes meditar mientras lavas los platos, barres el suelo o tocas un instrumento.

Existe la idea equivocada de que la meditación es sinónimo de vaciar la mente; yo sostengo que es sinónimo de estar presente. Cuando hacemos un esfuerzo consciente por centrarnos en el ahora, estamos meditando. Cuando retiramos suavemente nuestras mentes del pensamiento pasado o futuro y volvemos a la atención plena, estamos meditando. Cuando nos permitimos experimentar emociones, tanto fáciles como difíciles sin resistirnos a la incomodidad, estamos meditando. Me asombró darme cuenta de todo el dolor que podía ahorrarme si simplemente me concentraba en el "aquí y ahora". Suena fácil, pero como muchas otras cosas, requiere práctica.

Si nunca lo has hecho, la primera vez que te decidas a meditar probablemente las cosas no saldrán tan bien como quisieras. Pero no importa. Llevo meditando poco más de una década y aún tengo sesiones en las que no puedo sosegar mí siempre activa mente para estar presente. Solo recuerda que necesitas progreso, no perfección.

Te habrás dado cuenta de que menciono la meditación en este libro en reiteradas ocasiones. Esto no es casualidad. Echemos un vistazo rápido a los beneficios de la meditación metódica:

- Ayuda a reorganizar patrones de pensamiento caóticos.
- Mejora la memoria, concentración y atención.
- Reduce la ansiedad, el estrés y condiciones relacionadas con él.
- Mejora la calidad del sueño.

- Mejora el estado de ánimo en general.
- Reduce la presión arterial.
- Mejora tu disciplina mental.

La meditación tiende a incluirse en la categoría de nueva era, pero en realidad no se trata de algo novedoso, pues esta práctica ha existido durante miles de años. Repasa otra vez la lista de beneficios que aporta la meditación y decide cuáles tienen el potencial de mejorar tu práctica mágica y tu vida. Sin lugar a duda, casi todos ellos. Tener más concentración, mejor atención y una férrea disciplina mental te permitirá hacer un trabajo mágico mejorado, tener sueño más reparador, mejor estado de ánimo y adecuada presión arterial. Así podrás abordar la magia desde un estado de equilibrio, lo que a su vez fomenta resultados más exitosos. Cuando oigo que alguien dice que no le gusta la meditación, doy por sentado que en realidad lo que quiere decir es que aún no ha encontrado su método de meditación preferido. Si la meditación es un tema que no conoces mucho, te recomiendo estudiarlo más a fondo, pues se trata de algo fundamental que puede mejorar todas las áreas de tu vida. De hecho, la meditación es una práctica clave aprender a equilibrar y serenar la mente. Es nuestra herramienta mágica más poderosa. ¡Salve, Isa!

CORRESPONDENCIAS DE ISA

ELEMENTO	Hielo
ZODÍACO	Piscis
PLANETA	Saturno
FASE LUNAR	Luna nueva
TAROT	El Colgado, el Ermitaño, 5 de oros y 4 de espadas
CRISTAL	Aguamarina
CHAKRA	Raíz
DEIDADES	Bóreas, Cailleach, Hodr, Itztlacoliuhqui, Kuraokami, Sedna y Skadi
PLANTAS	Calaminta, canela, eufrasia, jengibre, culantrillo de pozo, mirra y valeriana

Como en el caso de Nauthiz, muchas de las siguientes plantas son remedios contra las energías gélidas de Isa que buscan establecer equilibrio. En su mayoría, se trata de plantas energéticamente cálidas que aportan movimiento al estancamiento, tanto en determinadas situaciones como en los sistemas del cuerpo.

Calaminta
(*Calamintha officinalis*)

La calaminta es una planta alegre que ayuda a aliviar el dolor emocional mientras promueve un genuino sentido de alegría. Al principio la incluí con la runa Wunjo, pero decidí moverla a Isa cuando me di cuenta de que no solo es jovial, sino también combativa. La tradición afirma que la calaminta ahuyenta serpientes y vence basiliscos. También obra para sobreponerse a las energías, a veces apagadas y desalentadoras, de Isa. Su cualidades dulces y aromáticas la hacen son una adición perfecta para tés, pociones y mezclas de baño que buscan aliviar el dolor emocional.

Virtudes medicinales

La calaminta es una hierba con sabor a menta frecuentemente utilizada en el condimento mediterráneo llamado *za'atar*. La calaminta es diaforética, lo que significa que induce la sudoración, sumamente útil para reducir la fiebre. Es descongestionante y ayuda a paliar diversas dolencias respiratorias. La calaminta calma el exceso de flatulencias y la indigestión en general, y trata convulsiones, insomnio y depresión. Por su alto contenido de mentol, se puede aplicar tópicamente para favorecer la curación de cortes y contusiones. Acciones: aromática, carminativa, diaforética, expectorante, refrescante y absorbente. Evítala durante el embarazo.

Canela
(*Cinnamomum zeylanicum*)

La canela es reconocida y muy apreciada por su sabor dulce y picante. Como está gobernada tanto por el Fuego como por el Sol, es un excelente remedio para los bloqueos gélidos de Isa. Agrega trozos de canela al incienso o aceite esencial a un difusor para desbloquear chakras, especialmente los del tercer ojo y raíz. Las energías ardientes de la canela se prestan al amor y la magia sexual. Para despertar el deseo sexual, cubre una vela roja con aceite, enróllala en canela y damiana, enciéndela y deja que vibren las energías seductoras. Su aroma cálido eleva las vibraciones, levanta el ánimo, purifica y fortalece la energía durante el trabajo mágico, además de despertar la mente y fomentar las capacidades psíquicas. La canela también es ingrediente común en la magia del dinero, por lo que se combina bien con la runa Fehu.

Virtudes medicinales

La canela es una especia muy antigua que se menciona en la Torá judía. Tradicionalmente se consumía para energizar el sistema nervioso, aliviar el dolor de garganta y la tos y aliviar diversos problemas estomacales, como gases y vómito. La canela tiene acciones antidiabéticas que ayudan a equilibrar los niveles de azúcar en la sangre. También acelera el proceso de convalecencia y alivia la menorragia. Acciones: antibacteriana, antidiabética, antifúngica, antimicrobiana, antiséptica, aromática, astringente, carminativa, emenagoga, estomacal, estimulante, vermífuga, caliente y absorbente. El contacto directo de su aceite esencial con la piel, o incluso su uso como infusión en el baño, puede causar irritación o hasta quemaduras. Ingerir cantidades excesivas de canela puede causar malestar gastrointestinal. Evita emplear el aceite esencial durante el embarazo y en cualquier forma durante la lactancia.

Eufrasia
(*Euphrasia officinalis*)

Cuando incursionamos en trabajos del tercer ojo o visionarios, como la adivinación o el viaje interior, la eufrasia es una maravillosa compañera. Para mejorar la capacidad de la percepción extrasensorial, unge tus párpados con aceite de eufrasia o una infusión simple de la planta. Aunque podría funcionar igual de bien con la runa Wunjo, la runa de la alegría, o con Sowilo, la runa del sol, incluí la eufrasia con Isa porque fomenta una perspectiva alegre cuando la vida parece sombría. Igual que las demás hierbas en esta sección, la eufrasia resulta ideal para "derretir el hielo" de Isa, sobre todo si se combina con cualquiera de las runas principales de Fuego, con Sowilo o con Kenaz. Bañarse en eufrasia ayuda a fomentar claridad de la mente, fuerza cognitiva y paz mental.

Virtudes medicinales

La eufrasia sirve para iluminar la visión. Alivia alergias estacionales y ojos irritados y llorosos. Úsala como lavado o tómala para aliviar infecciones oculares. La eufrasia calma las infecciones respiratorias superiores y mitiga el dolor en el oído interno, tanto en adultos como en niños. Acciones: antialérgica, antiinflamatoria, antihistamínica, anticatarral, astringente, expectorante, refrescante y absorbente. No uses la tintura de eufrasia como gotas para los ojos.

Jengibre
(*Zingiber officinale*)

Si agregas una pequeña cantidad de jengibre a cualquier trabajo mágico, lograrás dispersar las energías estancadas y aumentar el poder de tus hechizos. El jengibre, al estar gobernado por Marte, tiene gran impacto cuando se requiere energía concentrada e intensa. Su naturaleza ardiente aumenta el deseo sensual y apoya la magia amorosa y sexual. Como podrás apreciar al leer sus virtudes medicinales, es un sanador increíble y sus beneficios son igual de potentes en hechizos y rituales de curación. El jengibre es un excelente aliado para quienes se enfrentan a crisis o enfermedades, pues promueve el valor, la vitalidad y la fuerza.

Virtudes medicinales

La ayurveda considera al jengibre como una "medicina universal" y recomienda ingerir una pequeña cantidad diaria para ayudar a la digestión y asimilación de nutrientes. Es una raíz sinérgica que aumenta la potencia medicinal de otras hierbas. En la actualidad se consumen populares bebidas medicinales que incluyen jengibre, como la leche dorada o las cidras de fuego, que aumentan la circulación de los fluidos corporales, estimulan la inmunidad y reducen el riesgo de contraer alguna enfermedad cardiaca. El jengibre es reconocido como tónico digestivo que alivia una gran diversidad de problemas, como mareos por movimiento, gastroenteritis viral, indigestión en general, vómito y náuseas provocadas por el embarazo.

También cuenta con cualidades analgésicas que contrarrestan el dolor de cabeza, migraña, dolores musculares y malestares menstruales. Como remedio tópico, el jengibre es antiinflamatorio y puede aplicarse como compresa sobre articulaciones con artritis, músculos adoloridos y el nervio ciático. Su aceite esencial es calmante, estimulante y abre el chakra del corazón. Acciones: analgésico, antiemético, antiinflamatorio, antiespasmódico, antiviral, aromático, carminativo, tónico circulatorio, diaforético, tónico digestivo, emenagogo, caliente y absorbente.

Culantrillo de pozo
(*Adiantum capillus-veneris*)

Las frondas del helecho culantrillo de pozo, también conocido como hierba de Freyja, fomentan la pasión y lujuria. Esta voluminosa planta es fiel defensora de la belleza y el amor, por lo que puede usarse para avivar una relación romántica a largo plazo que se haya enfriado. El culantrillo de pozo está asociado con la alegría y es una planta muy popular que suele colgarse tanto dentro como fuera del hogar. Se emplea para desterrar energías perjudiciales y promover la renovación. La tradición sugiere que sus semillas contienen el poder de la invisibilidad y sus energías buscan purificar y atraer la salud y riquezas.

Virtudes medicinales

El culantrillo de pozo favorece un sistema respiratorio saludable y se usa como remedio contra problemas como bronquitis y tosferina. Esta planta mejora la circulación sanguínea y aumenta los niveles de oxígeno en el cuerpo. Además, contrarresta las afecciones capilares y del cuero cabelludo, sobre todo en casos de caspa o pérdida del cabello. También sirve para aliviar la menstruación abundante y cólicos. Acciones: astringente, demulcente, diurético suave, emético, emenagogo, emoliente, expectorante, pectoral, estimulante, sudorífico, refrescante y absorbente. Evita usarlo durante el embarazo.

Mirra
(*Commiphora myrrha*)

La mirra podría asociarse con varias runas, pero decidí incluirla con Isa debido a su gran capacidad para eliminar obstáculos. La mirra rompe bloqueos difíciles y crea movimiento. Su energía es gentil, pero fuerte, por lo que es perfecta para quienes sienten que un trauma o dolor no les permite avanzar en la vida. Por lo general se le relaciona con un colega cercano, el olíbano. Esto es comprensible porque su sinergia es aromáticamente hermosa y mágicamente poderosa. Ya sea que se combine con otras hierbas o se use sola, la mirra es una compañera encantadora que beneficiará a cualquiera en su camino espiritual. También es una poderosa sanadora y purificadora, ideal para bendiciones. Generalmente se quema para limpiar las energías de un espacio. Los antiguos egipcios la utilizaban en el proceso de embalsamamiento y hoy sigue siendo valorada por su uso en ritos funerarios. Meditar junto a un incienso de mirra encendido aumenta la sabiduría y la intuición. Sin duda se trata de un elemento infaltable en tu botica mágica.

Virtudes medicinales

La mirra es fuertemente antibacteriana, por lo que sirve bien como tratamiento tópico contra heridas externas. Su resina y aceite esencial se pueden diluir y usar como enjuague bucal para aliviar el dolor de garganta y aftas. Agregar la resina en polvo a mezclas es un método natural para tratar la dermatitis ocasionada por el pañal. Acciones: antibacteriana, antiinflamatoria, antiséptica, afrodisiaca, aromática, astringente, amarga, carminativa, digestiva, vermífuga, vulneraria, caliente y absorbente. Evita usarla durante el embarazo y la lactancia.

Valeriana
(*Valeriana officinalis*)

Al igual que la congelada runa Isa, la valeriana promueve calma y descanso, así como paz mental y conexión espiritual. Mientras dormimos solemos ser bastante vulnerables, por lo que la raíz de la planta se puede agregar a amuletos, talismanes y botellas mágicas para gozar de un sueño protegido. La valeriana es una planta de soledad saludable, lo cual no debe confundirse con el sentimiento de desamparo. Como la carta del Ermitaño en el tarot, la valeriana promueve periodos de introspección y autocuidado. Debido a sus propiedades calmantes, un poco de té caliente resulta benéfico antes de comenzar el trabajo de trance.

Virtudes medicinales

Las propiedades medicinales de la raíz de valeriana suelen compararse con las del medicamento *Valium*, pues ambos tratan eficazmente el estrés y la ansiedad, además de fomentar un sueño profundo y reparador al relajar el sistema nervioso central. Acciones: analgésica, antiespasmódica, carminativa, nervina, sedante y soporífica. Debido a sus cualidades cálidas, se recomienda evitar en personas con constituciones "calientes". Se recomienda su uso solo en breves periodos de tiempo.

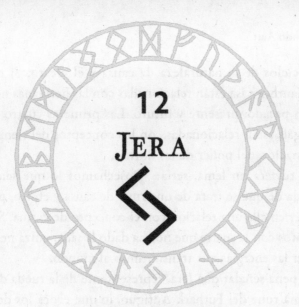

12
JERA

Equivalentes fonéticos: Y y J
Año, ciclo, progreso

Jera es la rueda que nunca deja de girar
Sigue a las tres runas de aprendizaje y
dificultad.
Produce una gran cosecha de las semillas que
sembramos,
cada estación compartirá con nosotros aquello
que hicimos crecer.

Tras conocer las tres runas anteriores, podemos suspirar con alivio al presentar a Jera (se pronunciada *yéira*), la ansiada calma que viene después de la tormenta. Jera se traduce como "año" y corresponde a las letras Y y J. Jera representa los primeros signos de primavera después de un largo y sombrío invierno.

Los ciclos naturales, las estaciones, ganancias, la rueda del año, el tiempo adecuado y el crecimiento caen bajo el paraguas de Jera. La agotadora temporada invernal de Isa finalmente termina y el hielo derretido nutre el suelo, que al descongelarse se prepara para la siembra. La llegada de Jera trae consigo la promesa de liberación y oportunidades.

Jera representa el elemento Tierra en acción. La forma de la runa misma es indicativa de lo que representa: la rueda del año, el tiempo

135

lineal, los ciclos de la naturaleza, la causa y el efecto. Si recuerdas, Hagalaz, Nauthiz e Isa están relacionadas con las hermanas nornas que representan pasado, presente y futuro. Las primeras cuatro runas del *aett* de Hagall están relacionadas con los conceptos del tiempo, y Jera es la culminación del poder de las nornas.

Si Jera tuviera un lema, sería: "Cosechamos lo que sembramos". No hay duda de que se trata de una runa de causa y efecto, por lo que podemos ver en ella una relación con el concepto de karma. Si no estamos contentos con la suerte que nos ha dado la vida, quizá necesitemos reconsiderar las energías que transmitimos al mundo.

Vale la pena señalar que Jera, representante de la rueda del año, es la duodécima runa del Futhark Antiguo, lo que evoca los doce meses del año. La runa de la cosecha señala momentos de cambio y paciencia, de movimiento y armonía. Jera nos recuerda que no hay resultados instantáneos y que debemos ser pacientes y trabajar con diligencia para conquistar nuestras metas; solo así seremos recompensados con el éxito.

Desde la perspectiva mágica, Jera es ideal para curaciones, alineación, equilibrio y navegación de los estados emocionales y físicos de la vida. Jera destaca la transitoriedad y la inevitabilidad del cambio, que son las únicas constantes. Para quienes tienen un jardín, dibujar Jera en macetas o en la tierra fomentará un crecimiento saludable de las plantas. A menudo suelo invocar esta runa para mis plantas.

En una lectura, Jera puede indicar recompensa, fructificación, paciencia, recesión de las dificultades o incluso embarazo. Dependiendo de las runas circundantes, puede sugerir dónde es mejor invertir nuestras energías. Con Fehu, el mensaje puede ser mantener el arduo trabajo, ya que las ganancias financieras están cerca. Combinada con Ingwaz, Jera podría implicar que es momento de comenzar el nuevo proyecto en el que has estado pensando. Con Jera no hay significados invertidos o *murkstave*.

Jera es muy similar a la carta de la Rueda de la Fortuna en el tarot, que también tiene el significado de cambio cíclico. El mundo jamás deja de girar, la vida siempre cambia, y tanto Jera como la carta de la Rueda de la Fortuna son indicativos de eso. La vida es como una rueda de la fortuna, con constantes altibajos marcados por subidas y bajadas extremas.

Jera nos conecta con la naturaleza a través de la rueda del año, que consta de ocho sabbats o festivales de fuego, cuatro de los cuales representan los solsticios y equinoccios (Yule, Ostara, Litha y Mabon), mientras que los otros cuatro se conocen comúnmente como "cuartos cruzados" o festivales tradicionales celtas (Imbolc, Beltane, Lughnasadh y Samhain). Algunos consideran al Samhain (se pronuncia *sauwín*) como el inicio del año pagano, y otros prefieren pensar que empieza en Yule, debido al "nacimiento" del sol o regreso de los días más largos.

Cada sabbat marca un final y, por lo tanto, un comienzo. Es momento de celebrar y prepararse para el cambio. Escribo este capítulo justo antes de Beltane, ya que el clima cálido y las constantes lluvias dan lugar a nuevas plantas. Beltane es el punto medio entre la primavera y el verano. Los árboles se despiertan de su profundo sueño invernal y las aves regresan. Es una época del año en la que se celebra la fertilidad de la tierra y de los animales, de ahí la Pascua, sus conejos y huevos.

En los viejos tiempos, los sabbats se celebraban mediante festines comunitarios, hogueras e incluso sacrificios para asegurar que la siguiente temporada fuera benévola y próspera. Una de las tradiciones de Beltane es el "palo de mayo" adornado con cintas, alrededor del cual los niños suelen bailar. Lo que muchos no saben sobre el palo de mayo es que se trata de un símbolo fálico que encarna la fertilidad de la temporada, y es también una representación del árbol de la vida.

Como todo en la brujería, los ocho sabbats no solo reflejan los cambios de la Tierra, sino también ciclos y cambios dentro de las personas. ¡Como es adentro es afuera! Los sabbats marcan periodos de reposo, reflexión, crecimiento y transformación. Son periodos de alquimia terrenal que podemos aprender a incorporar a nuestra propia alquimia espiritual. Es un momento excelente para la adivinación relacionada con el estado actual de cada persona, descubrir qué necesita ser aliviado y cómo abordar la sanación.

Cada estación y sabbat nos aconseja cómo trabajar el proceso de la alquimia interna. El inicio del otoño emite señales para reducir la velocidad y cosechar todo lo que creció durante el periodo activo del verano. A medida en que las temperaturas bajan, la muerte se introduce en las cosechas y anticipan el final del ciclo de vida de las plantas. Durante este tiempo Eihwaz nos enseña sobre la normalidad, e incluso la belleza, del proceso de morir. La llegada del invierno detiene el espíritu de la Tierra, lo que indica que se hace necesario un periodo de reposo e introspección; Isa puede guiarnos en esos momentos de calma y enseñarnos la importancia de la soledad saludable y la búsqueda periódica del alma. A medida que el invierno da paso a la primavera, podemos invocar a Jera para que nos ayude, gentilmente, a dirigir otra vez nuestra atención hacia el exterior. Así, poco a poco cambiamos inmovilidad por movimiento, y el comienzo del verano aumenta el impulso. Este es un periodo de alta energía y pasión, representado por el calor. Sowilo es un aliado perfecto para ese momento.

El cambio es inevitable y podemos optar por resistirlo o celebrarlo, pero reconocer la rueda del año y los ocho sabbats significa que optamos por lo último. Si una gran celebración al aire libre no es posible o simplemente no tienes ganas de erigir un símbolo fálico gigante en tu jardín, hay formas más simples de celebrar. Hay quienes cambian el tema de su altar de acuerdo con la rueda del año. En lo personal, a mí me encanta encender hogueras al aire libre para celebrar los sabbats. Pero si eso no es posible, me conformo con un ritual con velas para darle la bienvenida a los cambios venideros de la temporada. No hay una forma correcta o incorrecta de celebrar, y tampoco hay consecuencias si decides no celebrar estos días. Todos somos libres de elegir. ¡Salve, Jera!

CORRESPONDENCIAS DE JERA

ELEMENTO	Tierra
ZODÍACO	Tauro
PLANETA	Júpiter
FASE LUNAR	Luna nueva
TAROT	La Rueda de la Fortuna
CRISTAL	Crisoprasa
CHAKRA	Corazón
DEIDADES	Cronos, Deméter, Fortuna, Ostara, Neper o Nepri, las nornas y Zurvan
PLANTAS	Chaparral, espino blanco, madreselva, lirio azul e ylang ylang

Las plantas correspondientes a Jera están típicamente regidas por el elemento de la Tierra, y representan arraigo, progreso, recompensa y cambios constantes que experimentamos tanto a nivel microcosmos como macrocosmos.

Chaparral
(*Larrea tridentada*)

El chaparral, o gobernadora, era fundamental para los nativos del suroeste de Estados Unidos. Espiritualmente, el chaparral apoya la purificación personal, los sentimientos de seguridad y el cambio favorable. Tiene un aroma fresco y es ideal para hacer atados herbales o incienso. Hay quienes piensan que es la planta más antigua del mundo, debido a la datación con carbono. Combinar chaparral con Jera ayuda a salir del invierno espiritual (o climático) para ir al cálido y hermoso dinamismo de la primavera. Chaparral y Jera nos ayudan a abrazar el cambio, más que temerle.

Virtudes medicinales

La actividad antiviral del chaparral ha sido valorada como remedio natural contra el VIH. Como purificador de la sangre, ayuda a tratar intoxicaciones por metales pesados y radiación. Es un antibiótico natural que se puede aplicar como cataplasma o lavado contra ciertas irritaciones cutáneas, como acné, quemaduras, eccemas y erupciones. Acciones: alterante, antibacteriano, anticancerígeno, antidiabético, antidiarreico, antifúngico, antimicrobiano, antioxidante, antirreumático, amargo, expectorante, vermífugo, refrigerante y absorbente. Su ingestión debe limitarse por posibles efectos dañinos al hígado. A toda costa debe evitarse en personas con enfermedades renales o hepáticas y durante el embarazo.

Espino blanco
(*Crataegus monogyna*)

El espino blanco es un árbol de fertilidad y muerte, de ahí su utilidad durante las festividades celtas de Beltane y Samhain. Cualquier parte del espino blanco puede ser ofrecida durante la celebración de los cambios de estación. El espino blanco ayuda y acompaña a aquellos que participan en un viaje espiritual, pues sus espinas ofrecen protección en territorios desconocidos. Es ideal para todos los asuntos del corazón y ayuda a mejorar la apertura y honestidad entre los seres queridos. Úsalo en hechizos para aliviar el dolor de un desamor o duelo. El árbol de espino blanco está consagrado al dios nórdico Thor. En Irlanda se le considera portal entre mundos. No es bueno dañar o talar un árbol de espino blanco, ya que los espíritus del territorio o las hadas que habitan allí podrían tomar venganza.

Virtudes medicinales

El espino blanco es un aliado increíble para el corazón y actúa como un tónico a largo plazo que nutre y fortalece. Sus hojas y flores tienen aplicaciones valiosas, pero sus bayas son la parte más utilizada con fines medicinales. El espino blanco trata la insuficiencia cardiaca congestiva, angina de pecho, aterosclerosis, palpitaciones, hipertensión, enfermedad coronaria y cardiomegalia. Sus bayas son ricas en vitamina C y mejoran el colágeno, alivian la inflamación y previenen o hasta rompen cálculos renales. Al tener cualidades nutritivas nervinas, el espino blanco es una buena opción para cualquiera que lidie con un desamor. Para aprovechar sus beneficios se sugiere usarlo a largo plazo. Acciones: alterante, antiarrítmico, antibacteriano, antiinflamatorio, antioxidante, antiespasmódico, astringente, cardiotónico, carminativo, digestivo, diurético, expectorante suave, nervino, sedante, vasodilatador, vermífugo, vulnerario, refrigerante y humectante. No debe usarse si se están tomando medicamentos para el corazón, hipotensores o contra trastornos hemorrágicos. Evita ingerir sus semillas. El espino blanco puede causar reacciones alérgicas. Debe evitarse durante el embarazo y lactancia.

Madreselva
(*Lonicera caprifolium*)

Las energías de la madreselva son abundantes y alegres. La madreselva ayuda a convalecer a quienes enfrentaron periodos de desgracia. Quien esté atrapado en el trauma o dolor podrá avanzar más fácil avanzar y comenzar con el proceso de curación con la ayuda de la madreselva. Esta resistente planta nos recuerda que siempre debemos trabajar y "sembrar las semillas" para nosotros mismos, a fin de cosechar un futuro fructífero. Sus flores, de aroma dulce, suelen usarse para atraer a un amante. Frota sus hojas o flores en el entrecejo para abrir el tercer ojo. Si combinas las energías estimulantes de la madreselva con Jera, llamarás a la suerte y promoverás cambios benéficos en tu vida.

Virtudes medicinales

La madreselva combate infecciones de todo tipo, incluyendo resfriados, gripe, conjuntivitis, mastitis, infecciones por estafilococos y salmonela. La madreselva tiene un efecto refrescante que ayuda a reducir la fiebre. Para aliviar el dolor de garganta, haz gárgaras con el té de sus hojas. Si la mente está nostálgica en exceso y se enfoca demasiado en el pasado, la madreselva ayuda a traerla de vuelta al presente. Acciones: alterante, antibiótica, antiinflamatoria, antirreumática, diaforética, diurética, expectorante, laxante, refrigerante y vulnerario. Sus bayas son tóxicas, así que no las ingieras.

Lirio azul
(*Iris versicolor*)

Al igual que Jera y la primavera, el lirio es una planta de renovación. Esta hermosa planta perenne desintoxica cuerpo, mente y espíritu, y ayuda a purgar el estancamiento del invierno para abrir espacios a la vitalidad y calor. Para quienes sufren de depresión estacional en invierno, se recomienda tener manojos secos o frescos de lirio en el hogar para promover la vitalidad. Sus flores atraen la sabiduría, alegría y buen humor. Aquellos que deseen reinventarse podrán aprovechar las energías combinadas del lirio silvestre y Jera si invocan sus poderes a fin de mejorar sus perspectivas y actitud.

Virtudes medicinales

El lirio azul es nativo de América del Norte y es muy apreciado por su capacidad de desintoxicar el cuerpo gracias a sus propiedades diuréticas, colagogas y laxantes. Al desintoxicar y trabajar a través del hígado, el lirio ayuda en el tratamiento de trastornos cutáneos como acné, psoriasis, eccemas y herpes. Aplicadas en cataplasma, sus raíces alivian llagas, hematomas y esguinces. Se dice que el olor de la raíz ahuyenta a las serpientes de cascabel. Acciones: alterante, antiinflamatorio, colagogo, diurético, emético, hepático, laxante, sialagogo, vulnerario, frío y humectante. Es algo tóxico y consumido en grandes cantidades puede causar vómitos. Debe evitarse en constituciones debilitadas.

Ylang Ylang
(*Cananga odorata*)

El ylang ylang es perfecto para la limpieza primaveral de mente, cuerpo y espíritu. Ya sea limpiando telarañas de la casa o del campo áurico, el aceite esencial de su flor refresca y fomenta una sensación de paz. El ylang ylang es un afrodisiaco que representa feminidad, fertilidad y sexualidad. Su aroma estimula el deseo y ayuda en la magia de la fertilidad. Siendo una flor de Venus, promueve la belleza y placer. Para darle la bienvenida ritualmente al equinoccio de primavera y a un nuevo comienzo, usa su aceite esencial diluido para dibujar el símbolo de Jera sobre el tercer ojo, corazón y plexo solar, mientras entonas el nombre de la runa. Sentirás cómo las vibraciones de las entonaciones calientan y renuevan tu cuerpo energético.

Virtudes medicinales

El ylang ylang se utiliza principalmente como aceite esencial en la aromaterapia. Es férreo defensor de la salud del corazón, porque ayuda a reducir la presión arterial y disminuir la frecuencia cardiaca elevada. Su aroma resulta ideal para calmar el dolor, la ira, el miedo, la ansiedad y la depresión. Es energizante y reanima a quienes sufren fatiga crónica. Agrega unas cuantas gotas a tus cremas o a tu acondicionador para tener piel y cabello saludables. Como afrodisiaco, el ylang ylang aumenta la libido y ayuda a remediar la impotencia. Para aprovechar sus beneficios, agrega agua filtrada y unas gotas de su aceite esencial a un difusor y espárcelo por tu habitación. Acciones: antibacteriano, antioxidante, antiséptico, afrodisiaco, hipotensor, nervino, sedante y refrigerante.

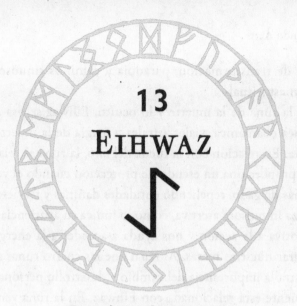

13

EIHWAZ

**Equivalentes fonéticos: EI
Muerte, renacimiento, magia**

*Eihwaz es la polaridad y los chakras en la columna
vertebral.
Es el camino retorcido y sinuoso que uno recorre
mientras busca lo divino.
Es una flecha disparada al cosmos y más allá de lo
que podemos ver.
Es la sabiduría adquirida por Odín mientras colgaba
del Árbol.*

Eihwaz (se pronuncia *éjuaz*) significa *yew* en inglés o tejo, árbol
conífero asociado con la muerte, el renacimiento y los rituales
sagrados. Fonéticamente es la runa "ei" y rara vez aparece como una
"letra" en escrituras rúnicas, puesto que se emplea principalmente como
runa mágica.

Eihwaz es la runa de lo oculto. Específica de la mitología nórdica, Eihwaz se refiere al poderoso *Yggdrasil*, Árbol del Mundo, y a
los nueve mundos que se encuentran dentro. El Árbol del Mundo es
la representación macrocósmica del cuerpo humano y de su línea de
energía a lo largo de la columna vertebral. En la tradición oriental,
esta vía energética incluye los chakras. La forma de la runa Eihwaz

es símbolo de transformación, paradoja y caminos sinuosos hacia la iluminación espiritual.

Siendo la runa de la muerte y lo oculto, Eihwaz se usa a menudo en la práctica chamánica, viajes astrales y magia de la muerte, llamada nigromancia. En relación con la rueda del año, la runa se relaciona con Samhain y proporciona un escudo de protección cuando el velo está en su punto más delgado, repeliendo entidades dañinas y traviesas. Eihwaz es una fuerza impulsora asertiva, como lo indica su apariencia de flecha, que nos motiva a la acción y nos ayuda a acceder a la energía necesaria para lograr nuestras metas. Al igual que las cuatro runas anteriores, Eihwaz ilustra la importancia del cambio y desarrollo personal.

La serpiente está relacionada con Eihwaz. En la runa vemos la serpiente deslizándose por su contorno, tal como la serpiente kundalini, que descansa enrollada en la base de la columna vertebral. Como runa de la muerte y regeneración, Eihwaz está estrechamente asociada al uróboro, símbolo de la serpiente que engulle su propia cola.

Eihwaz y la carta de la Muerte del tarot son sinónimos, aunque no necesariamente se refieren a una muerte física, sino más bien a la muerte de un aspecto personal o al final de algo. Tanto la runa como la carta de la Muerte representan el momento en que dejamos de resistirnos y permitimos que ocurran cambios inmensos. Vale la pena destacar que tanto la carta de la Muerte como Eihwaz corresponden al número trece en sus respectivas secuencias.

Mientras que Jera representa los ejes horizontales de los cuatro elementos y direcciones cardinales, Eihwaz es el eje vertical a lo largo del cual residen el arriba, el medio y el abajo, que representan espíritu, alma y cuerpo (o azufre, mercurio y sal, en términos alquímicos). El punto central donde se encuentran el eje horizontal y vertical es el quinto elemento, el **espíritu**, y el velo entre lo terrenal y etéreo. Es donde los átomos de nuestro cuerpo se unen con el espíritu eterno para crear a un ser humano que camina, habla, piensa y siente. Este punto de origen es precisamente la razón de que los humanos siempre estén en busca de algo **más**. Si no aceptamos una existencia basada únicamente en la Tierra, es porque nosotros mismos no somos exclusivamente de la Tierra.

Eihwaz ayuda a fortalecer la conexión con la naturaleza a través de la aceptación de la muerte. Mientras estamos vivos lidiamos con muchos tipos de muertes, y algunas nos afectan más que otras. La muerte -ya sea la propia o la de algún ser querido- puede ser una experiencia aterradora. Las muertes prematuras y violentas traen consigo su propia marca de energías particularmente traumáticas.

Aunque la muerte es natural e inevitable, sigue siendo una fuente de terror para mucha gente. En Occidente, particularmente, es tema es casi un tabú. Entregamos a nuestros seres queridos que fallecen a extraños que los embalsaman, creman o entierran a cambio del pago de cuantiosas sumas. Eso siempre me ha parecido muy impersonal y extraño. Sin embargo, pareciera que las cosas están cambiando lentamente, gracias a la creciente popularidad del entierro natural.

Racionalmente, todos sabemos cómo terminan nuestros viajes terrenales, pero la duda sobre qué sigue es lo que más nos inquieta. ¿Simplemente se apagan las luces? ¿Reencarnamos? ¿Nuestro comportamiento terrenal determina si se nos envía a un reino de recompensa o uno de castigo? Esa incertidumbre y el miedo a la muerte están inexorablemente ligados a los conceptos de religión y fe. Nuestras creencias espirituales nos proporcionan algo concreto a qué aferrarnos frente a la endeble incertidumbre de la vida después de la muerte.

La vida misma es una serie de innumerables muertes y renacimientos. A lo largo del camino perdemos a seres queridos y partes de nosotros mismos. Como las serpientes, metafóricamente cambiamos de piel una y otra vez. Tanto a nivel mental como celular, soy distinta de como era hace diez años, y dentro de otros diez años no seré la misma persona de hoy. Es hermoso que podamos renovarnos cada día o a cada momento, si así lo elegimos. Para mí, la brujería consiste en la exploración de los grandes misterios, entre muchas otras cosas. Casi todos los practicantes de magia que conozco tienen una amplia colección de libros, porque somos buscadores y ávidos **devoradores** de conocimientos. La muerte es algo que aún no se nos permite conocer, y eso nos inquieta. Algunos la vislumbran, otros incluso la experimentan y regresan a esta vida, pero hasta que no crucemos nosotros mismos ese portal, no tendremos forma de saber lo que es realmente.

La magia de la muerte puede ser increíblemente liberadora, y hay muchas formas de abordarla. Una forma de trabajar con la muerte es a través de la fase de la luna nueva u oscura. Cada veintinueve días y medio la luna no es visible durante un breve periodo de tiempo; durante esa fase de baja energía lunar, muchos practicantes de magia aprovechan para reposar y reflexionar. Hay brujas que incluso se niegan por completo a realizar cualquier tipo de magia durante la luna oscura.

Cuando comencé a reconocer activamente la fase de la luna oscura, le creé un altar que a la fecha sigue siendo uno de mis altares principales. Por equilibrio, mantengo también un altar de luna llena, que representa la celebración de la vida. En mi altar de la luna oscura, mi altar de la muerte, guardo fotos de seres queridos fallecidos, incluyendo algunas celebridades queridas que se nos adelantaron en el camino, como Freddie Mercury y Layne Staley, así como huesos de animales que he encontrado en la naturaleza, una estatuilla de la diosa Kali, velas negras, flores secas, cadáveres de insectos, tierra de cementerio y baratijas que pertenecieron a mis dos abuelas, ambas muy cercanas a mí. Justo encima del altar cuelga un espejo de adivinación negro que actúa como representación del velo que separa el reino de los vivos del reino de los muertos. Cuerpos de agua, o incluso un pequeño cuenco con agua, también funcionan bien como representaciones de dicho velo.

Leer sobre el tema de la muerte puede ayudar a calmar el miedo que le tenemos. Hay maravillosos libros que hablan sobre la magia de la muerte. Uno de mis favoritos es *Walking the Twilight Path,* de Michelle Belanger, con ejercicios, meditaciones y visualizaciones que nos ayudan a conectarnos con las energías de la muerte para aceptarla y aprender a trabajar con el otro lado.

Cuando nos permitimos explorar la muerte de una manera saludable, nos damos la oportunidad de experimentar la naturaleza en su totalidad, sin negar una parte fundamental de ella. Creo que a eso se reduce Eihwaz: es una representación del todo y de todo, de la vida, la muerte y todo lo que hay entre ellas. Eihwaz nos recuerda que no hay muerte sin vida y que no hay vida sin muerte. ¡Salve, Eihwaz!

CORRESPONDENCIAS DE EIHWAZ

ELEMENTO	Todos
ZODÍACO	Escorpión y Piscis
PLANETA	Plutón
FASE LUNAR	Luna nueva u oscura
TAROT	La Muerte
CRISTAL	Nuumita
CHAKRA	Tercer ojo
DEIDADES	Anubis, Baron Samedi, Ereshkigal, Hel, Morrigan, Oya, Thanatos
PLANTAS	Perifollo, díctamo de Creta, sangre de dragón, poleo, tanaceto y tejo

Si alguien siente que ha perdido el camino, las plantas de Eihwaz podrían ayudar a llevarlo de regreso al punto central, desde donde podrá alcanzar nuevamente el equilibrio interior. Estas plantas encarnan los conceptos de la muerte, la inmortalidad y la magia. Preparan y acompañan al viajero que se desplaza al otro lado del velo, donde podría hallar las dimensiones que están más allá de la vida y la muerte.

Perifollo
(*Anthriscus cerefolium*)

El perifollo, también conocido como perejil francés, es una de las nueve hierbas sagradas de los anglosajones, junto con la artemisa, la manzanilla y el hinojo. Se creía que esas nueve plantas poseían poderes especiales contra todas las formas de malicia y enfermedad. Los anglosajones estaban convencidos de que el perifollo contenía un poderoso estimulante cerebral que restauraba la voluntad de vivir en gente que daba todo por perdido. Se dice que el perifollo lo lleva a uno a la comunión divina con su yo más elevado, con su espíritu infinito. Al estar asociado a la muerte, a menudo se utiliza en la nigromancia y ritos funerarios. Una cesta repleta de semillas de perifollo fue encontrada en la tumba del joven rey egipcio Tutankamón.

Virtudes medicinales

Hasta ahora, la investigación sobre los usos medicinales del perifollo ha sido mínima, pero sabemos que ayuda en la digestión, purificación de la sangre y reducción de la presión arterial. El fluido extraído de las hojas trata afecciones cutáneas inflamatorias, especialmente eccemas y soriasis. Acciones: alterante, antiinflamatorio, antioxidante, carminativo, digestivo, diurético, nutritivo y vulnerario. Evita usarlo en grandes dosis durante el embarazo.

Díctamo de Creta
(*Origanum dictamnus*)

El díctamo de Creta es un hallazgo raro en el mundo de las hierbas, ya que crece principalmente en la isla griega de Creta. Por tal razón, el verdadero díctamo, cuidado con las imitaciones que venden en línea, puede ser bastante caro. En la antigua Grecia era ingrediente clave en muchos perfumes, medicinas y bebidas alcohólicas, especialmente el vermut. Ofrecer esta encantadora planta, de tipo perenne y color morado y verde, se interpretaba como un gesto romántico. En la mitología griega a menudo se hace referencia al díctamo. Hoy en día, suele considerársele una hierba de Samhain, apta para sesiones espiritistas, viajes astrales y la nigromancia. Se le asocia con los psicopompos y otras deidades del inframundo, como Hécate, Hel, Perséfone, Osiris y Anubis, además de deidades amorosas como Afrodita y Venus. Cuando se buscan conocimientos esotéricos o se quiere invocar a un espíritu, la combinación de Eihwaz y díctamo, especialmente como incienso, tiene gran potencia, por lo que debe usarse con sabiduría y precaución mágica.

Virtudes medicinales

Históricamente, el díctamo se usaba para tratar el resfriado común, trastornos digestivos, envenenamientos y mordeduras de serpientes y arañas venenosas, así como para provocar la menstruación. Con miel, el díctamo ayuda a calmar el dolor de garganta y tos. Se puede aplicar como cataplasma para tratar heridas externas menores y sacar astillas. El díctamo calma cólicos menstruales y dolores de cabeza. Acciones: antibacteriano, antifúngico, antiinflamatorio, antioxidante, antirreumático, antiséptico, digestivo, diurético, emenagogo, hipertensivo, estomacal, vulnerario, caliente y humectante. No debe ingerirse si no es bajo la orientación de un profesional médico. Evita usarlo durante el embarazo y la lactancia.

Sangre de dragón
(*Daemonorops or Dracaena genera*)

La resina escarlata de la sangre de dragón amplifica cualquier tipo de magia e invoca, de modo natural, las apasionadas energías dadoras de vida del fuego y sangre, además de ofrecer protección autoritaria. Quema la resina para alejar energías y entidades perjudiciales mientras preparas tu mente y espacio para el trabajo mágico. Debido a su disposición apasionada, la sangre de dragón funciona bien en la magia del amor y el sexo. Si quieres hacer una tinta encantada para elaborar runas enlazadas, o *bindrunes*, fabricar sellos o escribir encantamientos, tritura una parte de resina de sangre de dragón con tres partes de goma arábiga o savia de pino, y agrega suficiente alcohol para cubrir generosamente el polvo; revuelve y deja que la mezcla macere. Cuanto más tiempo repose, más profundo será el color de la tinta. Cuando esté lista, guárdala en una botella o frasco y asegúrate de agitarla antes de usarla.

Virtudes medicinales

La resina de sangre de dragón ayuda a curar heridas, mejora la circulación, trata la colitis y detiene el sangrado. La resina tiene propiedades antienvejecimiento y curativas para la piel. Acciones: antibacteriana, antiinflamatoria, antiviral, vulneraria y neutral.

Poleo
(*Mentha pulegium*)

El poleo es una hierba de consagración, protección y exorcismo. Los médicos griegos la colgaban en las habitaciones de pacientes enfermos para ayudar a eliminar sus males. En la Edad Media el poleo se usaba para repeler pulgas, lo que a su vez prevenía la peste. El poleo desbloquea los poderes y misterios de la muerte, inmortalidad y reencarnación, al tiempo que abre un canal claro para la comunicación con lo divino. Úsalo como ofrenda al llamar a los espíritus. Se dice que el poleo calma los sentimientos caóticos, especialmente cuando son provocados por el miedo a la muerte.

Virtudes medicinales

Quizás el poleo sea mejor conocido por su capacidad para inducir partos y detener embarazos. Nirvana, famosa banda *grunge* de los años noventa, escribió una canción sobre la difícil decisión del aborto titulada *Pennyroyal Tea* (en inglés ese es el nombre del poleo). Integrante de la familia de la menta, esta planta es conocida tradicionalmente por tratar trastornos digestivos generales, además de curar cortaduras, heridas y picaduras de insectos, y repeler a los mosquitos. El poleo calma las náuseas y la tensión nerviosa. Advertencia: no lo ingieras con fines abortivos, ya que la dosis necesaria para lograrlo es casi letal. Acciones: abortivo, antiséptico, antiespasmódico, carminativo, diaforético, digestivo, emenagogo, expectorante, insecticida, sedante, vermífugo, caliente y absorbente. Con fines medicinales, el poleo solo debe ser usado por adultos sanos supervisados por un profesional de la salud. Debido a que es abortivo, deben evitarlo las mujeres con ciclos menstruales abundantes y quienes estén embarazadas o amamantando. Su aceite esencial es tóxico.

Tanaceto
(*Tanacetum vulgare*)

El tanaceto es una hierba de muerte, inmortalidad y longevidad. Ofrece apoyo a los recién fallecidos en su tránsito a la otra vida. Es una ofrenda adecuada a la Divinidad Femenina y a la Virgen María, y se usa en la veneración ancestral. Al igual que otras plantas de Eihwaz, el tanaceto ayuda en rituales y ceremonias funerarias y a menudo se usa para decorar el lugar de descanso de un ser querido. En términos de renacimiento, el tanaceto ha sido, durante mucho tiempo, parte de Ostara y Pascua, que celebran la resurrección del Sol, el hijo. Cultivar o colgar esta planta perenne fuera del hogar repele moscas, ratas y demonios.

Virtudes medicinales

El tanaceto ha sido olvidado casi por completo por los practicantes modernos de la herbolaria, pese a que fue ampliamente utilizado en el pasado para tratar afecciones como amenorrea, neuralgia, migraña, gases y distensión abdominal. Aplicado externamente, deshace fuertes hematomas y alivia la sarna. Como vermífugo, el tanaceto se usaba en casos de lombrices intestinales. Acciones: amargo, carminativo, emenagogo, vermífugo, caliente y tóxico. No debe ingerirse sin la guía de un profesional de la salud. Evítese durante el embarazo y lactancia.

Tejo
(*Taxus baccata*)

El árbol de tejo es uno de los varios significados de la runa Eihwaz, ya que ambos representan la muerte y la inmortalidad. Los tejos, que a menudo se ven en cementerios e iglesias, pueden vivir miles de años. De hecho, se cree que un tejo en un cementerio de Defynnog, Gales, es el árbol más antiguo del Reino Unido, con alrededor de cinco mil años de existencia. Se debate si el Árbol del Mundo, el Yggdrasil de la mitología nórdica es un fresno o un tejo. Este monumental árbol mitológico, que sirve como eje del cosmos, contiene los nueve mundos, desde Asgard (Valhalla) hasta Midgard (la Tierra) y Hel (el inframundo, lugar que, a diferencia del infierno cristiano, no es de castigo y penas). En sus retorcidas raíces, las nornas hilan, tejen y cortan los hilos del destino. Igual que la mayoría de las plantas asociadas con Eihwaz, el tejo es venenoso, por lo que la mejor manera de trabajar con sus energías es haciéndolo directamente con todo el árbol. No se recomienda ingerir ninguna de sus partes, pues todas son tóxicas. Quienes tienen la suerte de vivir cerca de uno pueden invocar sus energías para aprender los misterios de las runas, protegerse contra espíritus malignos, celebrar sabbats y despedir de manera segura a un ser querido recién fallecido.

Virtudes medicinales

Ninguna. ¡Es altamente tóxico!

14
PERTHRO

Equivalente fonético: P
Misterio, oportunidad, nacimiento

Perthro es un misterio
La verdad oculta en las estrellas.
Es sabiduría que parece fuera del alcance,
pero que reside justo donde estamos.

Perthro (se pronuncia *pértro*) es una runa impregnada de ambigüedad y posibilidades. Los especialistas no han llegado a una interpretación universalmente aceptada; debido a tal incertidumbre, muchos coinciden en que su significado es el **misterio**. Con esta idea en mente, su presencia en una lectura puede interpretarse de manera similar a la respuesta que daba la mágica Bola 8: "Pregunta de nuevo más tarde".

Este significado de **misterio** conecta a Perthro con lo oculto, la adivinación y la actividad psíquica. La forma de la runa alude a un par de posibilidades y, vista en reflejo, Perthro se asemeja a un paréntesis de cierre que indica un final. Con un lado abierto hacia arriba, podría pensarse en un cubilete de dados que conecta al destino con el azar, los juegos y un espíritu lúdico. En esta posición también podemos relacionar a Perthro con Ginnungagap. Con el lado abierto hacia abajo parece alguien acuclillado, lo que sugiere la imagen de un parto. A partir de esto último, a Perthro se le puede ver como el útero o la "runa del nacimiento", según lo expresa con elocuencia la autora Diana Paxson:

"A un nivel más profundo, sin embargo, creo que Perthro puede interpretarse como la runa de las runas. En el poema Völuspá, el juego de los dioses y la primera aparición de las nornas es seguido de inmediato por la creación de la humanidad. Perthro es el útero o pozo en el que Yggdrasil deja caer sus bayas para estimular el nacimiento del destino. Incluso se podría decir que las bayas son las runas, caídas del árbol y recogidas del pozo, que unen los arquetipos masculino y femenino de la creación"*.

Hay pros y contras que conviven con el misterio de esta runa. Por desgracia, tal vez nunca sepamos con certeza el significado original que las antiguas civilizaciones le asignaron a Perthro, pero tal incertidumbre nos da la oportunidad de aprender sobre ella misma mediante el proceso de gnosis personal. En cuanto a su energía, veo a Perthro como contenedor de todos los misterios del cosmos y guardián de lo que podríamos llamar registros akáshicos. Y es que, como se mencionó antes, Perthro es sinónimo de Ginnungagap: el vacío infinito del cual surgió la catastrófica creación del cosmos.

Gracias a mis meditaciones y diversas examinaciones, he llegado a reconocer a Perthro como una de las runas del Divino Femenino, junto con Berkana, Laguz y Hagalaz. Esta idea es resultado de mi propia exploración de sus poderes, por lo que te invito a que te sientes con esta misteriosa runa y descubras qué tipo de energías se te revelan. También presta atención a cómo aparece en las lecturas.

Perthro nutre nuestra conexión con la naturaleza a través de la adquisición de conocimientos y la investigación de los misterios naturales. Los brujos son investigadores y estudiantes del cosmos. Nuestra misión consiste en echar un vistazo detrás del velo para ver cómo funciona todo: vida, muerte, energía, voluntad, mente y demás. La inclinación

---

*Diana Paxson, *Taking Up the Runes: A Complete Guide to Using Runes in Spells, Rituals, Divination, and Magic* (Boston, Mass.: Red Wheel/Weiser, 2005), 143.

a estudiar metafísica surge del deseo de entender la existencia y el lugar que ocupamos en ella. Con suerte, tal vez tengas un padre, abuelo, pariente o amigo que te haya mostrado algunas costumbres ancestrales. Uno de los beneficios de las redes sociales es encontrar grupos e individuos afines con quienes conectarse. He hecho amigos brujos de por vida gracias a internet, y puedo decir que he aprendido mucho de ellos. Y, por supuesto, también están los libros. ¡A los brujos les encantan los libros! Contamos con varios recursos para investigar y fortalecer el vínculo entre la brujería y la naturaleza.

Recomiendo que comiences tu trabajo de investigación en tu propio entorno. Tómate el tiempo necesario para conocer la flora que crece en tu área. Este es un gran paso para cultivar una relación con la tierra en la que resides, con el *genius loci* (genio o espíritu local) y con los espíritus del territorio. Hay guías de campo por región especifica que son útiles para aprender sobre el ecosistema local. En la medida de lo posible, indaga sobre la historia de tu región en cuanto a brujería, sabiduría popular y paganismo. Con toda esta información a mano, los brujos modernos se empoderan y logran una mayor conexión con su entorno. Con un cosmos tan infinito por descubrir, ¿qué mejor manera de empezar que justo dónde estás?

Claro que los libros no son la única forma de aprender sobre magia. La gnosis personal es una parte importante de lo que significa ser brujo. La UPG, *Unverified Personal Gnosis* o "gnosis personal no verificada", se refiere a experiencias subjetivas que involucran revelaciones divinas o espirituales. Tales experiencias suelen generar una comprensión o sabiduría que probablemente no se podría obtener de otra manera. La UPG a menudo ocurre durante trances, viajes astrales y rituales, aunque no se limita a estos eventos. Fue a través de este proceso que aprendí sobre los magníficos poderes de Perthro.

En cuanto a la consulta de libros, evita leerlos uno tras otro, sin reflexión. ¡Entiendo, son muchos libros de brujería y tan poco tiempo! Pero a menudo olvidamos casi todo lo que acabamos de leer. Tómate tu tiempo. Resaltar los textos ayuda y tomar notas es mejor. En la universidad tuve un profesor de Antropología que destacaba la importancia de esto último. Decía: "Una persona promedio solo retiene alrededor del quince por ciento de la información que se le proporciona". Eso no es mucho, así que para que tus estudios valgan la pena, haz un esfuerzo por poner en práctica tu conocimiento nuevo tan pronto como termines un libro. La teoría es inútil sin una aplicación práctica.

Haz un ritual del proceso de estudio. Elige el momento astrológico apropiado para investigar, como durante la luna creciente o los miércoles, que están relacionados con el conocimiento y la agilidad mental. Antes, bebe un té de hierbas estimulante para el cerebro, con especias como gotu kola, ginkgo, melisa o ashwagandha, y quema hierbas que te ayuden a concentrarte, como romero, hierba de limón o tulsi. Medita antes de empezar o recita una invocación similar a la siguiente:

Busco sabiduría en estos libros.
Que sus palabras se impriman en mí.
Puedo recordar cada lección aprendida
y retener cada frase que mis ojos leen.
Por el gran poder de Perthro
y por la sagrada luna creciente,
pido tener una atención plena y enfocada.
Busco el conocimiento de tu útero.
¡Salve, Perthro!

CORRESPONDENCIAS DE PERTHRO

ELEMENTO	Agua
ZODÍACO	Cáncer y Escorpión
PLANETA	Luna
FASE LUNAR	Luna nueva u oscura
TAROT	La Sacerdotisa
CRISTAL	Labradorita
CHAKRA	Corona
DEIDADES	Ceridwen, Circe, Hécate, Mímir y Sarasvati
PLANTAS	Amaranto, beleño negro, hoja de frambuesa, sello de Salomón, aletris y uva ursi

Las plantas de Perthro encarnan sabiduría y conocimiento esotérico, y honran a la Gran Madre, el Divino Femenino, y a todas sus creaciones, mientras preparan a la practicante para adquirir un profundo conocimiento de magia.

Amaranto
(*Amaranthus hypochondriacus*)

El amaranto es el emblema de la inmortalidad y el conocimiento esotérico, pues ofrece compañía a quienes estudian lo oculto, buscan y exploran los misterios del cosmos. El amaranto es una excelente ofrenda para el Divino Femenino y para las diosas griegas Artemisa y Deméter, para quienes la planta es sagrada. Históricamente, desempeñó un papel importante en las prácticas rituales aztecas. Debido a su capacidad para mantenerse vibrante después de la muerte, representa el concepto de vida eterna y, por lo mismo, se utiliza tradicionalmente para adornar tumbas, imágenes de deidades y santuarios. Amaranto significa **inmarcesible**, que no se marchita, por lo que presta sus poderes a la nigromancia y diversos trabajos con espíritus. Debido a sus conexiones con el espíritu y la feminidad, es una planta ideal para trabajar con las *dísir*: espíritus guardianes femeninos de la cultura nórdica. A menudo se utiliza en magia para reparar corazones rotos.

Virtudes medicinales

El amaranto es sumamente valorado por su astringencia, que ayuda en la pérdida excesiva de líquidos, especialmente en casos de sangrado menstrual abundante, hemorragias, diarrea y disentería. Sus hojas, ricas en vitaminas y minerales, contribuyen a reducir el riesgo de enfermedades cardiacas y, como tienen un elevado contenido de hierro, son un remedio eficaz para la anemia. Acciones: depurativo, antiinflamatorio, antioxidante, astringente, diaforético, diurético, emenagogo, hemostático, nutriente y neutral.

Beleño negro
(*Hyoscyamus niger*)

El beleño negro, también conocido como tabaco borde, posee flores encantadoras con venas moradas y un olor desagradable, como a carne en descomposición, por lo que se le llama también planta del diablo. Debido a sus asociaciones con el inframundo y el río Estigia, puede aprovecharse ritualmente para invocar espíritus y seres queridos fallecidos con el propósito de adquirir información oculta. El beleño negro mejora la capacidad psíquica y tradicionalmente fue ingrediente clave del ungüento volador de las brujas, junto con mandrágora y la belladona. Esta planta en peligro de extinción tiene la capacidad de conjurar más que solo espíritus, pues se ha utilizado en la magia del clima para provocar la lluvia durante periodos de sequía. Antaño se le usó como anestesia por sus efectos soporíferos. Se dice que hallaron semillas de beleño negro en las tumbas de las *völvas* o Brujas del Norte.

Virtudes medicinales

Debido a su toxicidad, el beleño negro ya no se recomienda para usos medicinales. Se le empleó predominantemente como analgésico y sedante, y también en el tratamiento de palpitaciones cardiacas. Acciones: antioxidante, carminativo, sedante, soporífero, caliente y seco. Para obtener información sobre la dosis adecuada, consulta con un herbolario profesional. No lo manipules durante el embarazo o lactancia.

Hoja de frambuesa
(*Rubus idaeus*)

La hoja de frambuesa es una hierba nutritiva para el útero; como Perthro, contribuye a la magia de la fertilidad y propicia los trabajos con el Divino Femenino. Esta hierba lunar irradia empatía y busca reconfortar a quienes enfrentan algún trauma, principalmente de la infancia. Como amuleto protector, sus hojas y bayas ofrecen seguridad y buena salud, tanto a los padres que esperan que nazca su bebé como a los recién nacidos. Debido a su disposición maternal, la hoja de frambuesa se combina bien con otras runas femeninas, como Laguz y Berkana. Tiene correspondencia con el elemento Agua, la carta de las Copas en el tarot, y los signos astrológicos de Cáncer, Escorpión y Piscis.

Virtudes medicinales

La hoja de frambuesa ayuda a equilibrar la progesterona, previene el aborto espontáneo y prepara al útero para el proceso de parto. Disminuye las náuseas en el primer trimestre de embarazo y promueve un parto sin complicaciones. Quienes buscan quedar embarazadas pueden beber una infusión diaria de hoja de frambuesa para fortalecer el útero y preparar al cuerpo para la concepción. La hoja de frambuesa calma los ojos irritados y conjuntivitis, y se puede usar en gárgaras para tratar llagas en la boca. Sus bayas protegen la salud del corazón. Acciones: depurativa suave, antiácida, antidiabética, antidiarreica, antiemética, astringente, digestiva, galactagoga, hemostática, nutritiva, refrigerante, estimulante, tónico uterino, vulneraria, fría y absorbente.

Sello de Salomón
(*Polygonatum multiflorum*)

El sello de Salomón debe su nombre al legendario rey Salomón, de tradición hebrea. Se decía que el sello personal del rey contener a los demonios y los dejaba bajo el control del mago que lo utilizara. Gracias a estas leyendas podemos inferir que el sello de Salomón es una planta de protección y resguardo que ayuda en la consagración y obtención de sabiduría oculta. Limpiar tus herramientas mágicas con esta famosa hierba ayuda a purificarlas, cargarlas e impregnarlas con fuertes energías saturninas. El sello de Salomón resulta ideal para destierros, especialmente los de energías y espíritus siniestros, así como para ceremonias de iniciación y para juramentos sagrados. Ayuda a manifestar la intencionalidad del brujo y mantiene alejadas a entidades no deseadas. Dispón trozos de su raíz cerca de todos los accesos a tu casa. También es aliado de los propietarios de negocios que desean protegerse de los ladrones y mala fortuna financiera.

Virtudes medicinales

El sello de Salomón es un potente antiinflamatorio que ayuda a reparar daños en tejidos y huesos rotos gracias a su gran afinidad con los sistemas esquelético y muscular. En forma de cataplasma, su raíz ataca el dolor y la inflamación de las articulaciones. Es uno de los mejores tratamientos herbales contra osteofitos o espolones óseos. La tuberculosis, afecciones de desgaste, artritis reumatoide, tendinitis, túnel carpiano y diabetes son algunos de los males que se atienden mediante la aplicación del sello de Salomón, que también alivia dolores de garganta y afecciones respiratorias. La medicina tradicional china lo considera un valioso tónico cardiaco. Acciones: antiinflamatorio, astringente, demulcente, diaforético suave, emoliente, expectorante, enfriador y equilibrador. Sus bayas son tóxicas.

Aletris
(*Aletris farinosa*)

La aletris, también conocida como raíz de unicornio, es una hierba visionaria con cierta calidad juguetona y pueril. Es perfecta para quienes trabajan con criaturas místicas de los reinos astrales, incluidos unicornios, grifos o el fénix. La fantástica energía de la aletris la convierte en excelente ofrenda para hadas. También es una hierba visionaria que resulta excelente para prácticas de adivinación, especialmente en las formas de videncia y cartomancia. Además, ayuda a romper maldiciones y maleficios.

Virtudes medicinales

La aletris es una hierba estrogénica ideal para tratar síntomas menstruales y de la menopausia. Quienes han sufrido múltiples abortos espontáneos se beneficiarán con su uso regular mientras intentan concebir. La aletris también estimula el apetito y fortalece la próstata. Acciones: analgésica, antiespasmódica, carminativa, catártica, emética, laxante y sedante. Es tóxica si se ingiere en grandes cantidades. Debe tomarse solo con supervisión de un profesional de la salud.

Uva ursi
(*Arctostaphylos uva-ursi*)

La uva ursi, también llamada gayuba o *kinnikinnick*, es un arbusto siempre verde y ceroso que se encuentra principalmente en latitudes del norte. Juega un papel clave en la espiritualidad de los nativos norteamericanos, pues por tradición suele incorporarse a mezclas para fumar en sus rituales. La uva ursi aumenta la intuición, promueve visiones psíquicas y ayuda a conectarse con el conocimiento ancestral. Se sabe que los chamanes menos experimentados fuman o beben infusiones de uva ursi para desarrollar y perfeccionar sus habilidades. Para quienes trabajan con tótems de oso, es una planta beneficiosa que permite solicitar su ayuda o presencia. Las bayas de la uva ursi ayudan a limpiar y energizar el chakra sacro y promueven la fertilidad. Para mejorar la capacidad psíquica, talla la runa Perthro en una vela morada o plateada, cúbrela con aceite y ruédala en uva ursi seca. Una vez que la vela esté preparada, enciende el pabilo y concéntrate en la flama mientras llamas a Perthro para activar y fortalecer tu capacidad psíquica.

Virtudes medicinales

Las cualidades antisépticas y diuréticas de la uva ursi contrarrestan afecciones urogenitales. Al tomarla como remedio contra problemas urinarios, la uva ursi sana mejor cuando la orina es alcalina, por lo que se recomienda evitar alimentos ácidos, como arándanos rojos, otro remedio natural contra las infecciones urinarias, y evitar la carne. La uva ursi ayuda a prevenir infecciones posparto. Acciones: antiinflamatoria, antiséptica, astringente, desinfectante, diurética, laxante, caliente y absorbente. No debe tomarse por más de una semana debido a su fuerte astringencia. Está contraindicada en casos de infecciones renales. Debe evitarse durante el embarazo y lactancia. Evítala si hay sospecha de enfermedades renales, hepáticas o epilepsia.

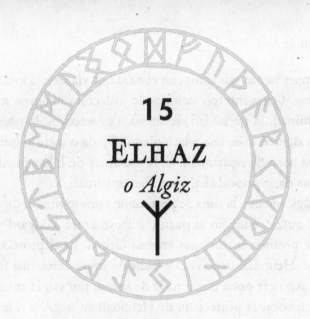

15
ELHAZ
o Algiz

Ψ

Equivalente fonético: Z
Protección, apoyo divino, santuario

Elhaz se eleva hacia los dioses
y canta su sagrada alabanza.
Elhaz protegerá tu corazón y espíritu
mientras te guía en tu camino.

Elhaz (se pronuncia *éljaz*) es la runa de protección y apoyo divino, y quizá la más reconocible de todas. Elhaz se traduce como "alce", pues representa sus astas en defensa. El otro nombre común de esta runa, Algiz, se traduce como "protección". Sus significados básicos incluyen paz, santuario, defensa, seguridad y espiritualidad. Su forma evoca a una persona con los brazos levantados tratando de alcanzar el cielo, en oración, así como también las duras astas de un alce o un poderoso árbol.

Elhaz nos conecta con nuestra valentía y nuestro yo espiritual superior para que recorramos nuestro camino con una sensación de seguridad y paz. Es el destructor de los miedos y, al tenerlo cerca, desalienta las diversas influencias maléficas. La aparición de esta runa en una lectura puede indicar que hay peligro cerca, pero que tienes lo necesario para defenderte. Mantente alerta, con los ojos abiertos, y confía en tu intuición. Al igual que con Ansuz, debemos estar abiertos a sus mensajes, pues nunca sabremos con certeza qué vía elegirá lo divino para comunicarse. Otras interpretaciones de su lectura incluyen momentos de oportunidad, la necesidad de apoyo o protección, la necesidad de proteger a alguien más, una relación equilibrada o incluso buena salud. Siendo una runa de espiritualidad, la presencia de Elhaz puede indicar que hay que darle prioridad al bienestar espiritual.

Mitológicamente, la runa de protección corresponde al dios nórdico Heimdall, quien reside en el puente Bifrost, entre Midgard y Asgard, para evitar posibles intrusiones en esta última. Es el protector de los dioses aesir. Heimdall tiene vista y audición impecables, una fuerza formidable y requiere poco o casi nada de sueño, por eso la runa Elhaz es clave para invocar la protección de Heimdall en nuestra vida. Un *bindrune* de Elhaz con Ansuz fortalecerá la relación con Heimdall y con lo divino en general. Combina con Raidho para un viaje seguro, o con Uruz para apoyar una salud óptima. Lo que sea que necesites, la runa de la protección estará de tu parte.

Elhaz fortalece nuestra conexión con la naturaleza a través de la oración. Si eres como yo, palabras como **dios** y **oración** podrán parecerte un poco desagradables, pero no te concentres en sus connotaciones cristianas, sino en su significado básico. La oración no es más que una comunicación deliberada con un poder mayor a uno mismo que, por lo general, nos permite expresar gratitud o hacer alguna petición. El propósito de orar es construir una relación entre el que ora y el poder, o los poderes, del lado receptor. Una oración puede ser larga y elaborada o corta y directa, tú lo decides, y puede ofrecerse a través de canciones, palabras escritas, meditación o mantras.

Considero que el mundo natural es un poder mayor a mí misma, y creo que la oración es la forma de comunicarme con ese mundo. Busco construir una relación en lugar de tener simplemente una asociación transaccional; esto significa que no oro con la sola esperanza de recibir algo a cambio, como cuando pedimos ayuda en un trabajo mágico, por ejemplo.

Las energías fundamentales de la naturaleza, Tierra, Aire, Fuego y Agua, son esenciales para la práctica de la magia. Podemos optar por simplemente elevar y dirigir sus energías mediante el uso de la magia simpatética, o esforzarnos por forjar un vínculo real con ellas, lo que resultará en una magia bastante potenciada. Aunque esta no es la única razón para tener una relación con el mundo natural, sí es una ventaja. Ofrecemos oraciones a las deidades por varias razones: como ofrenda, petición de asistencia, para honrar o simplemente para hacerle saber a esas deidades que nuestra relación con ellas es indispensable.

Mientras que Ansuz representa la comunicación, Elhaz representa la comunicación y las relaciones entre los humanos y lo divino. Las deidades fueron creadas por necesidad, como un medio para que los humanos dieran sentido a la naturaleza. Porque antes de que la ciencia pudiera darnos alguna explicación sobre el sol, la luna, las estrellas, las tormentas y las estaciones, todo parecía muy misterioso, mágico e intimidante. Eventos como los eclipses y las tormentas violentas eran francamente amenazadores. El surgimiento de las deidades permitió dar nombre, rostro y características a tales misterios; además, era más fácil apaciguarlas a ellas que lidiar con una serie de procesos abstractos y objetos celestiales lejanos.

Hacer espacio para orar en nuestras vidas tiene muchos beneficios, incluyendo tranquilidad mental, comodidad y valor. Orar es terapéutico y nos brinda la oportunidad de liberarnos de nuestras cargas, además de que facilita y fortalece un vínculo entre el orante y la deidad. Nos permite interactuar directamente con los misterios del cosmos, con lo que la ciencia aún no ha logrado explicarnos. Las oraciones de gratitud nos recuerdan que todo es temporal, porque cuando estamos conscientemente agradecidos por las bendiciones que poseemos, empezamos a descubrir que cada vez queremos menos cosas. Cuando oramos a los espíritus de la naturaleza, inevitablemente estamos comunicándonos con nuestros propios seres superiores, pues nosotros también somos espíritus de la naturaleza. Cuando honramos y cuidamos de la naturaleza, honramos y cuidamos de nosotros mismos... Y viceversa. Como es adentro es afuera. ¡Salve, Elhaz!

CORRESPONDENCIAS DE ELHAZ

ELEMENTO	Todos
ZODÍACO	Acuario
PLANETA	Júpiter y Urano
FASE LUNAR	Luna creciente y luna llena
TAROT	La Fuerza
CRISTAL	Ojo de tigre
CHAKRA	Corona
DEIDADES	Todas las deidades y Heimdall
PLANTAS	Aliso, angélica, saúco, hisopo, ortiga, roble, llantén y cúrcuma

Las plantas de Elhaz son invaluables en la magia, pues se relacionan con lo divino, la protección y la sanación. Las energías perjudiciales no son rivales dignos para esta runa, sobre todo si se combina con cualquiera de las siguientes plantas.

Aliso
(*Alnus glutinosa*)

El aliso es un árbol sagrado en la tradición celta, y simboliza equilibrio entre los principios femenino y masculino. Es un árbol excelente cuando se necesita protección, sobre todo si creemos estar bajo un ataque psíquico. Potencia la confianza y la clarividencia, lo que sirve en prácticas adivinatorias y visionarias. Para fomentar sueños proféticos y tener seguridad mientras dormimos, se recomienda colocar una hoja de aliso dentro de la funda de la almohada. Este árbol caducifolio pide que leamos entre líneas y no aceptemos las cosas al pie de la letra, porque siempre hay una lección en todo, incluso en lo mundano. Como árbol de resurrección, resulta apropiado en los rituales para despedir a los moribundos con protección, valentía y amor.

Virtudes medicinales
Las hojas del aliso tienen fuertes cualidades antiinflamatorias. Los remedios hechos con la corteza pueden tratar la artritis, inflamación y diarrea.

Una infusión de aliso se puede tomar para aliviar el dolor de garganta, encías sangrantes y dolor de muelas. Su uso tópico contrarresta afecciones cutáneas como eccemas, quemaduras e infecciones. El aliso ayuda a repeler insectos y su aceite esencial calma la ansiedad. Acciones: antiinflamatorio, astringente, febrífugo, purgante, restaurativo, estíptico y vulnerario.

Angélica
(*Angelica archangelica*)

El nombre de la angélica proviene de sus energías protectoras angelicales y su asociación con el arcángel Miguel. La raíz, en particular, se considera apotropaica y protege contra todo lo malo y perjudicial. La raíz pulverizada se puede esparcir alrededor de la casa para repeler el mal. Mientras estés fuera de tu hogar, llevar puesta o cargar la raíz proporciona una capa de protección extra. Una de las principales aplicaciones metafísicas de la angélica es el exorcismo. Para bendecir el hogar, la raíz en polvo se puede esparcir, quemar como incienso o agregar a un aceite y usarse para bendecir cada rincón de la casa. Para purificar o cargarse uno mismo con energía benéfica, agrega angélica al agua de tu baño, a mezclas de incienso o haz agua lustral. Es una ofrenda apropiada para quienes trabajan con osos como su animal tótem, pues los osos comen sus raíces en primavera para poner en marcha sus sistemas digestivos. La angélica ayuda a aquellos que exploran los misterios del cosmos, y está específicamente asociada con los misterios de la Atlántida. En Escandinavia, la angélica es sagrada para el pueblo sami y se usa en ceremonias y medicina.

Virtudes medicinales

La angélica mejora la circulación sanguínea en quienes lidian con afecciones frías y estancadas; propicia una tos productiva que alivia la congestión en el pecho. También alivia indigestión, gases y retortijones intestinales, y estimula la digestión lenta, lo que aumenta el apetito y la producción de bilis. La angélica equilibra las hormonas femeninas. Acciones: depurativa, analgésica, antibacteriana, antidepresiva, antiemética, antiinflamatoria, antiespasmódica, aromática, amarga, carminativa, descongestionante, diaforética, digestiva, diurética, emenagoga, expectorante, hepatoprotectora, nervina, estimulante, estomacal, tónica, caliente y absorbente. Los diabéticos deben evitarla; tampoco debe usarse si hay menstruaciones intensas y durante el embarazo o lactancia. No debe tomarse junto con anticoagulantes y salicilatos.

Saúco
(*Sambucus canadensis*)

El saúco es un árbol con una historia inconsistente pues se le ha considerado protector y peligroso, al mismo tiempo. Se cree que los árboles más viejos son brujas disfrazadas, por lo que reciben nombres como árbol de la anciana, árbol de la perdición o reina del inframundo. En Inglaterra se usaba como protección contra los rayos y como defensa para los animales. Los rusos creían que los árboles de saúco alejaban a los espíritus maléficos. Los sicilianos usaban sus ramitas para ahuyentar serpientes, ladrones y alborotadores en general. La tradición alemana sugería que quemar una de sus ramas en Nochebuena expondría a las brujas locales. Con estos ejemplos podemos ver el común denominador de confiada protección. Por eso, en muchas tradiciones las ramas se cuelgan en puertas y ventanas como un medio general de defensa mágica. Nunca dañes ni cortes un árbol de saúco, o podrían hechizarte los espíritus territoriales. El mote de reina del inframundo tiene dos implicaciones: primero, que se le considera un portal a otros mundos, y segundo, que sus bayas son ofrendas ideales para deidades ctónicas y espíritus de los muertos. Los árboles de saúco están relacionados con Samhain y Hel, la diosa nórdica de los muertos e hija del bromista Loki. Se dice que, si te sientas junto al árbol de la anciana y le haces una pregunta, su espíritu te dará la respuesta.

Virtudes medicinales

El saúco es una valiosa planta antiviral comúnmente utilizada para tratar enfermedades agudas y apoyar la inmunidad en general. Es rico en vitamina C y es un remedio natural cada vez más popular para reducir la duración de resfriados y gripes, especialmente cuando se combina con menta y flores de milenrama. Sus bayas tienen propiedades laxantes suaves. Usa una mezcla de flores de saúco y sasafrás en forma tópica para reducir el acné. Sus flores tienen cualidades diaforéticas que estimulan la sudoración y alivian las fiebres. Acciones de las bayas: alterativas, antisépticas, antiinflamatorias, antivirales, astringentes, antioxidantes, descongestionantes, expectorantes, inmunoestimulantes, laxantes suaves, nervinas, nutritivas. Acciones de las flores: alterativas, antiinflamatorias, antiespasmódicas, astringentes, broncodilatadoras, carminativas, descongestionantes, desintoxicantes, diaforéticas, digestivas, eméticas, febrífugas, galactagogas, inmunoestimulantes, nervinas, vasodilatadoras, vulnerarias. El saúco es refrescante y absorbente. Evita las bayas verdes y no inhales los vapores de su madera; ambos son tóxicos. Todas las partes del saúco son ligeramente tóxicas y deben secarse antes de usarlas. Evítalo durante el embarazo o lactancia.

Hisopo
(*Hyssopus officinalis*)

Al hisopo se le considera una hierba sagrada, la cual es valorada por sus cualidades protectoras y purificadoras. El hisopo se menciona en la Biblia más de una docena de veces. El Salmo 51:7 dice: "Límpiame con hisopo y quedaré limpio". El hisopo es mi hierba de baño por excelencia si necesito desprenderme de las emociones negativas del día, sobre todo después de un trabajo profundo con la sombra o un mal día en general. En la Edad Media se colgaba dentro de la casa o se esparcía alrededor para alejar las plagas. Sus hojas secas pueden quemarse en rituales de exorcismo para eliminar energías persistentes y pesadas, que no se van tan fácilmente de un espacio; solo asegúrate de abrir las ventanas, pues el humo de hisopo es bastante fuerte. Una vez que las cenizas del incienso se hayan enfriado, úsalas para dibujar la runa Elhaz en cualquier lugar donde se necesite protección, incluyéndote a ti mismo. El hisopo ayuda a mantener vibraciones pacíficas dentro del hogar y se puede agregar a amuletos, saquitos, botellas mágicas y ramos secos. Añádelo a lavados del suelo y altar cuando se requiera una limpieza energética profunda.

Virtudes medicinales

El hisopo tiene gran afinidad por la salud respiratoria. Por tradición, en el Medio Oriente sus flores se preparaban e ingerían para tratar la tos húmeda. El hisopo ayuda a eliminar el exceso de mucosidad y alivia el asma. Sus propiedades antisépticas son útiles para tratar heridas leves y picaduras de insectos. Acciones: antiséptico, antiviral, carminativo, descongestionante, emenagogo, expectorante, sedante, caliente y absorbente. El aceite esencial es tóxico. Debe evitarse en caso de epilepsia, embarazo o periodos de lactancia.

Ortiga
(*Urtica dioica*)

La ortiga común, ortiga urticante, es una hierba ferozmente protectora, capaz de revertir maldiciones y devolver ataques psíquicos a los remitentes. Sus energías marciales agresivas alejan demonios, espíritus maliciosos y a cualquiera con malas intenciones. Agrégala a tu baño para limpiar el aura antes de un ritual o para acelerar la recuperación de una persona enferma. Espolvorea ortiga en polvo por toda la casa y en los alrededores para mantenerla resguardada. Las energías y seres perjudiciales no son rival para la ortiga, sobre todo si se combina con la poderosa runa Elhaz. No debe tomarse a la ligera; por algo se llama ortiga **urticante**. Debido a sus energías potencialmente peligrosas pero amorosas, a menudo la doy en ofrenda a Kali, Lilith y Freyja.

Virtudes medicinales

El herbolario David Hoffman dijo: "Cuando tengas duda, ortiga"*. Y yo no podría estar más de acuerdo. Es muy nutritiva: contiene vitamina C, hierro, magnesio y calcio, además de ser rica en proteínas y ayudar a reconstituir la sangre y huesos. Las partes aéreas de la planta son excelentes para tratar alergias estacionales, principalmente cuando se administran con regularidad en forma de tintura. Se han hecho varias investigaciones sobre la ortiga, y los hallazgos arrojan que tiene un impacto significativamente positivo en la hiperplasia prostática benigna, la anemia, la hipotensión arterial y la diabetes, alivia la menstruación abundante, revitaliza los riñones lentos y acelera el proceso de convalecencia. Acciones: depurativa, anticancerígena, antihemorrágica,

---

*Citado en Charis Lindrooth, "When in Doubt, Try Nettles!" BotanicWise (sitio web), 2023.

antihistamínica, antiinflamatoria, antiséptica, astringente, tonificante de la sangre, descongestionante, diurética, expectorante, galactagoga, hemostática, hipoglucemiante, hipotensora, inmunoestimulante, tonificante renal, nutritiva, vasodilatadora, revitalizadora de la tiroides y neutral. Al trabajar con ortigas frescas usa guantes, así evitarás su acción irritante. Nunca comas las hojas crudas. Evítala durante el embarazo y si tomas medicamentos anticoagulantes. Debido a los potentes efectos de la ortiga sobre los riñones, se recomienda darse una semana de descanso después de tres semanas de uso continuo.

Roble
(*Quercus* spp.)

El majestuoso roble se erige como un monumento de poder, sabiduría, paz, protección y sanación. La forma de la runa Elhaz es, en sí misma, similar a la figura de un roble, fuerte y noble. Invoca el poder del árbol para guiarte a través de las pruebas y tribulaciones de la vida. Ramas caídas del árbol pueden llevarse a casa como una forma de protección o, mejor aún, forma la runa Elhaz atándolas con un trozo de cuerda. Duir, el nombre celta de este árbol, se traduce como "puerta", pues se sabe que, desde la perspectiva mágica, los robles actúan como portales a otros reinos. Este poderoso árbol está asociado con Dagda, dios celta de la sabiduría, magia, fuerza y fertilidad. Para la magia de la fertilidad, utiliza sus bellotas y las runas Ingwaz o Berkana. La tradición sugiere que la varita mágica de Merlín provenía de una rama de roble.

Virtudes medicinales

En toda Europa era común utilizar el roble como antídoto para envenenamientos. Pulverizada, su corteza sirve para detener hemorragias nasales, aliviar úlceras y prevenir infecciones. Una decocción de la corteza trata eficazmente hemorroides gracias a sus propiedades astringentes. También sirve como enjuague bucal para infecciones bucales, dolor de dientes y enfermedades de las encías. Acciones: anticancerígeno, antiinflamatorio, antioxidante, antiséptico, astringente, diurético, estomacal, estíptico, vulnerario y absorbente. Las bellotas no deben consumirse en grandes cantidades.

Llantén
(*Plantago major*)

El llantén es una planta de protección muy socorrida dentro de la brujería popular y las tradiciones de hoodoo. Se emplea para repeler ladrones, serpientes, enfermedades, envidias y entidades malévolas. Mientras viajas, llevar hojas de llantén ayuda a mantenerte a salvo de la malicia y los terrenos peligrosos. Mezcla el llantén con consuelda, artemisa o gordolobo para tener amuletos de viaje seguro. El llantén promueve la honestidad y la bondad. Es una de las plantas sagradas del Conjuro de las nueve hierbas (que menciona Odín) en la compilación anglosajona *Lacnunga*. Añádelo a tus hechizos de curación para aumentar su potencia mágica.

Virtudes medicinales

El llantén tiene la capacidad única de extraer toxinas y materiales extraños de las heridas, como astillas o aguijones, particularmente si se aplica una cataplasma hecha de sus hojas en el área afectada y se deja secar. Preparaciones tópicas pueden usarse para tratar hemorroides y úlceras. El llantén fortalece las membranas mucosas del cuerpo y si se ingiere, remedia la acidez estomacal, diarrea, síndrome del intestino irritable, gastritis y disentería. También ayuda en casos de laringitis e inflamación del tracto respiratorio. Sus hojas más jóvenes ofrecen un mayor poder nutritivo y son excelentes complementos para las ensaladas. Acciones: antiinflamatorio, antiofídico, astringente, descongestionante, demulcente, diurético, emoliente, expectorante, mucilaginoso, vulnerario, refrescante y humectante.

Cúrcuma
(*Curcuma longa*)

La cúrcuma purifica, protege y energiza, además de proporcionar vitalidad y seguridad al viajero cansado por las arduas jornadas. Para bendecir tu hogar, espolvorea polvo mientras haces una invocación verbal u oración. Esta raíz puede usarse como amuleto protector personal, dentro del hogar o en el interior de un vehículo. Agrega una pizca a un baño ritual para aclarar la mente y el aura. Su apariencia amarilla y brillante invoca los poderes vibrantes del sol, mientras que su aroma, se dice, repele entidades malévolas.

Virtudes medicinales

En la actualidad, la cúrcuma es una especia culinaria popular, pero por mucho tiempo se le ha utilizado como remedio para una gran variedad de dolencias, como alergias, artritis, diabetes, gastritis y afecciones de la piel. Es un poderoso antiinflamatorio, indicado especialmente en casos de artritis. Promueve una digestión saludable al mejorar la flora intestinal y ayudar a la absorción de nutrientes. Es también uno de los ingredientes principales de la popular leche dorada, bebida de salud ayurvédica. Si no la has probado, te recomiendo hacerlo; es deliciosa y fácil de hacer. La cúrcuma ayuda a prevenir demencia, accidentes cerebrovasculares y ataques cardiacos. La medicina tradicional china la ha valorado durante siglos pues la considera un remedio contra la ictericia y para la salud del hígado. Sus raíces son ricas en antioxidantes. Acciones: antiinflamatoria, antibacteriana, anticancerígena, antifúngica, antimutagénica, antioxidante, antiplaquetaria, antiséptica, aromática, carminativa, colagoga, hepatoprotectora, nootrópica, estimulante, vermífuga, caliente y absorbente.

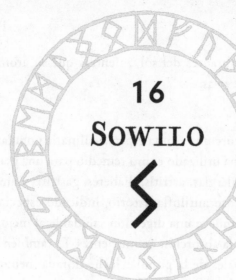

16
SOWILO

Equivalente fonético: S
Sol, yo superior, salud

Sowilo es la chispa de la vida.
Es la calidez en mi piel,
la luz después de la oscuridad
y la alegría de los míos.

Sowilo (se pronuncia *sówilo*) cierra el *aett* de Hagall, que comenzó con destrucción y caos y culmina con la fuente de la vida por antonomasia: el sol. Hemos hecho un gran viaje desde Hagalaz hasta Sowilo, pero en la búsqueda de la magia y los misterios del cosmos, sobrevivimos a muchos obstáculos y aprendimos duras lecciones. Hemos encontrado nuestro yo superior bajo el brillante y cálido sol.

Sowilo representa salud óptima, vitalidad, bienestar espiritual, energía, luz, éxito y plenitud. Es una de las nueve runas no reversibles. Los significados más complejos de la runa del sol incluyen el desarrollo del yo, la integración exitosa de lo mundano con lo espiritual y la canalización de la energía. Sowilo representa la fuerza más elevada de uno mismo, responsable de dirigir la evolución espiritual individual.

Sowilo promueve el optimismo, dedicación y persistencia en cualquier empresa. Asimismo, expone con suavidad aquello que tratamos de ocultar de nosotros mismos y de los demás. Su calor derrite la estancada rigidez de Isa. A nivel mágico, Sowilo es una runa maravillosa para la sanación, especialmente junto a Uruz y/o Elhaz.

Muchos reconocen el símbolo de Sowilo por razones desafortunadas, ya que se hizo famoso a través de las fuerzas nazis de Hitler. ¡Repugnante! Al igual que Sowilo, los nazis se dieron a la tarea de destruir la pureza de la cruz esvástica o suástica, símbolo espiritual histórico utilizado en muchas culturas a lo largo de todo el mundo. El hinduismo usaba la esvástica como símbolo del sol. Aunque Hitler y sus huestes desaparecieron, aún quedan neonazis y supremacistas blancos que intentan corromper estos extraordinarios símbolos espirituales con sus creencias groseras y equivocadas. Quienes trabajamos con las runas y las tradiciones del Norte tenemos la responsabilidad de educar y separar estos símbolos del racismo, sexismo y odio. Esperemos que algún día la cruz esvástica pierda su significado contaminado y sea restaurada a su verdadera gloria.

Sowilo no puede estar en reverso o en *murkstave*, como cualquier otra runa, pero sí tiene significados adversos. El sol es fuente de vida, pero también tiene la capacidad de quemar o incluso causar ciertas enfermedades, como cáncer. Metafóricamente, esto significa que alguien enfatiza demasiado el lado espiritual de su yo en detrimento del yo equilibrado o completo. Y es que Sowilo representa el yo más elevado y la voluntad. De manera adversa, esta runa puede hacer referencia a la arrogancia, vanidad e incluso narcisismo.

Como runa de espíritu puro, Sowilo mejora nuestra conexión con la naturaleza al recordarnos que no estamos disociados de ella. Al develar las complicadas capas de la humanidad nos encontramos con que no somos más que animales salvajes. Para algunos, esto podrá ser insultante, pero yo pienso lo contrario. Cuando morimos, lo que queda de nosotros es Sowilo, nuestra esencia animadora. Sabemos que la energía no puede ser destruida, así que esta runa representa la eternidad.

El siguiente es un sencillo ritual que hago de vez en cuando, normalmente los domingos o cualquier día en que el sol esté en el cénit. Lo llamo "Ritual de la cebolla" y tiene como propósito fomentar mi humildad y recordarme lo que realmente soy, más allá de los títulos y etiquetas.

Comienzo el ritual completamente vestida, pues cada prenda representa un aspecto o capa de lo que soy, de ahí que lo llame "Ritual de la cebolla". En mi altar enciendo una vela amarilla, dorada o blanca en la que tallé la runa Sowilo. Luego de unos momentos de respiración consciente y pausada, inicio mi ritual diciendo en voz alta una afirmación descriptiva sobre mí misma. Cada afirmación va acompañada de la eliminación de una prenda. No hay un número u orden establecido de afirmaciones, solo asegúrate de que cada una coincida con una prenda. De esta manera, cuando termines tus decretos deberás estar completamente desnuda. El siguiente es un ejemplo de mis afirmaciones personales, para que veas cómo funciona el ritual. Adáptalo e incluye aquello que consideres más relevante para ti. Mediante tus acciones y palabras, simbólicamente irás eliminando aspectos de ti misma.

"Soy dueña de un negocio." Mientras digo esto en voz alta, me quito un zapato.

"Soy escritora." Me quito el otro zapato.

"Soy vecina." Me quito una media.

"Soy amiga." Me quito la otra.

"Soy hija." Me quito el sombrero.

"Soy madre." Me quito los pantalones.

"Soy bruja." Me quito la blusa.

"Soy mujer." Me quito el sostén.

"Soy humana." Finalmente, me quito la ropa interior.

Una vez que quedo completamente desnuda, afirmo: "Soy energía y espíritu eterno. Cuando mi cuerpo físico se haya ido, Sowilo permanecerá". Hasta este punto, sigo de pie y mantengo contacto visual con la llama, que representa mi yo más elevado. Visualizo y siento la llama en mi centro, cerca de mi corazón, y con el ojo de mi mente "veo" el fuego brillar dentro de mí y "siento" cómo su calor circula por todo mi cuerpo e invade mi aura.

El ritual termina con una reflexión o meditación silenciosa. Agradezco a Sowilo y mi yo más elevado, y apago la vela. A veces, a fin de mantener la tónica, tomo un baño purificador ritual o simplemente me vuelvo a vestir y continúo con mi día. ¡Salve, Sowilo!

CORRESPONDENCIAS DE SOWILO

ELEMENTOS	Fuego
ZODÍACO	Leo
PLANETA	Sol
FASE LUNAR	Luna llena
TAROT	El Sol
CRISTAL	Piedra de sol
CHAKRA	Corona
DEIDADES	Amaterasu, Apolo, Balder, Lug, Ra, el Sol y Surya
PLANTAS	Caléndula, fenogreco, vara de oro, reishi, azafrán e hipérico

Las plantas de Sowilo aprovechan los poderes del Sol: vitalidad, luz, éxito y alegría. Las energías solares suelen asociarse con abundancia, por lo que Sowilo también funciona a las mil maravillas con la runa Fehu. Aprovecha las siguientes plantas en trabajos mágicos para propiciar alegría, salud, desarrollo profesional, dinero y crecimiento espiritual.

Caléndula
(*Calendula officinalis*)

También conocida como mercadela, la encantadora caléndula transmite energías de calidez, luz y optimismo. Es una de mis flores favoritas para bañarme gracias a su habilidad para purificar el aura y calmar el cuerpo físico. He descubierto que es especialmente efectiva cuando se combina con hisopo, lavanda y un poco de sal marina. Como vivo en Pittsburgh, donde la luz del sol llega a escasear en ciertas épocas del año, me encanta agregar caléndula a tés y aceites corporales cuando necesito un poco de impulso de la energía solar. La caléndula respalda la justicia legal, éxito laboral y curaciones en general. Tiene asociaciones con la diosa nórdica Freyja y su preciado collar dorado, el Brísingamen. La caléndula presta sus poderes al amor y pasión; para promover una libido saludable, esparce pétalos alrededor o encima de la cama. Si la incluyes en ramos y guirnaldas, bendecirá a la pareja con amor y suerte durante una ceremonia de unión de manos. En México, la caléndula y el cempasúchil (*Tagetes* spp.) se utilizan para adornar y llevar alegría a las tumbas de los seres queridos.

Virtudes medicinales

Es un maravilloso remedio tópico para una gran cantidad de afecciones cutáneas, como eccemas, cortaduras, hematomas, quemaduras, picaduras grandes, infecciones fúngicas y hemorroides. Si se aplica a heridas superficiales o profundas, ayuda a detener el sangrado, alivia la inflamación y previene infecciones. Las propiedades diaforéticas de esta cálida flor apuntan a fiebres profundas, generalmente acompañadas de dolores corporales. Cuando se combina con jengibre, resulta un medicamento eficaz contra problemas gastrointestinales como la colitis. La caléndula, manzanilla, lavanda y rosa se pueden preparar en aceite para después del baño del bebé. Esta mixtura también ayuda a aliviar y prevenir la dermatitis de pañal. Al ser ligeramente estrogénica, la caléndula puede ayudar a aliviar las molestias menstruales. Acciones: antibacteriana, antiinflamatoria, antiséptica, antiespasmódica, antiviral, astringente, desintoxicante, diaforética, vulnerario, refrigerante y absorbente. Evita su ingestión durante el embarazo.

Fenogreco
(*Trigonella foenum-graecum*)

El fenogreco está asociado con Apolo, dios griego del sol, y es útil para invocar a las deidades solares de tu elección. Como hierba de crecimiento y suerte, el fenogreco se ha aplicado en hechizos para la sabiduría, fertilidad y riqueza. Agrégalo a recetas y mezclas de incienso o déjalo como ofrenda durante las celebraciones de Litha, cuando el sol está en su punto máximo. Se dice que el fenogreco promueve la toma de decisiones saludables. Para obtener sabiduría, bebe una infusión de té de fenogreco e invoca a Sowilo para develar el conocimiento de tu yo más elevado. No olvides ofrecer palabras de gratitud.

Virtudes medicinales

El fenogreco es restaurativo tras sufrir una enfermedad; por ello es muy valorado en los sistemas de medicina ayurvédica, griega y china tradicional. Favorece el aumento de peso, especialmente en quienes se recuperan de trastornos alimenticios. Equilibra los niveles de azúcar en la sangre y reduce el colesterol. Formulaciones tópicas con fenogreco funcionan bien contra la caspa, llagas y quemaduras. En el antiguo Egipto sus semillas se usaban para inducir el parto; hoy suelen emplearse para fomentar la producción de leche materna. Acciones: antidiabético, antiinflamatorio, descongestionante, desintoxicante, emoliente, expectorante, febrífugo, galactagogo, laxante, mucilaginoso, vulnerario, caliente y absorbente. Evita usarlo durante el embarazo.

Vara de oro
(*Solidago virgaurea*)

La vara de oro es una hierba que celebra el solsticio y se utiliza en ritos en honor al Sol. Apoya la práctica adivinatoria y alienta los dones de la profecía y claridad. Se dice que un tallo de vara de oro puede servir como varilla de zahorí para ayudarnos a encontrar un lugar o un objeto perdido. Tomada como té, la vara de oro ayuda a sintonizar más con la capacidad psíquica, algo que todos tienen pero que algunos necesitan ejercitar para activarla plenamente. Con aceite hecho con esta vibrante planta, dibuja la runa de Sowilo sobre tu corazón para fomentar la alegría, bondad y gratitud. La vara de oro es una aliada para trabajar y limpiar el chakra del plexo solar. Plantar esta hierba cerca de la puerta principal atrae dinero, paz, amor y prosperidad a todos los que habitan en el hogar.

Virtudes medicinales

La vara de oro respalda la salud urinaria y contrarresta obstrucciones, infecciones e inflamación. Es una de las mejores hierbas para eliminar cálculos renales. También trata la congestión, dolor de garganta, alergias estacionales y felinas, infecciones respiratorias e infecciones por hongos. Aplícala tópicamente para dolores musculares, artritis o túnel carpiano. La vara de oro alivia la diarrea y gastroenteritis, sobre todo en niños. Acciones: antifúngica, antiinflamatoria, antioxidante, antiséptica, aromática, astringente, carminativa, diurética, tonificante renal, estimulante, vulneraria, caliente y absorbente. Evítala durante el embarazo y lactancia. Quien padezca de una enfermedad renal no debe ingerir la vara de oro. Toma tus precauciones, porque tiene muchas "imitaciones" y algunas de ellas son mortales.

Reishi
(*Ganoderma lucidum*)

Aunque no es "mágico" en el sentido **sicodélico**, el reishi ciertamente es un hongo mágico, sin importar cómo lo cortes. Su nombre chino es *lingzhi*, que significa "hongo de la inmortalidad". El reishi nos ayuda a comprender los momentos más difíciles de la vida, como pérdida de ingresos, rupturas o deceso de algún ser querido, al revelarnos sabiduría y muchos aspectos positivos. Promueve la claridad mental y una sensación general de paz, por lo que es un excelente aliado para la meditación. Al igual que el sol, puede revelar la fuente de poder de cada cual y otorgar acceso a la conciencia superior.

Virtudes medicinales

El mundo apenas comienza a descubrir lo que la medicina oriental tradicional ha sabido durante miles de años: estos hongos son poco menos que milagrosos. A lo largo de milenios, el reishi ha servido como remedio gracias a que es un sanador increíble. Se le considera un adaptógeno, sustancia natural que se adapta a lo que el cuerpo necesita, resiste el daño causado por el estrés y promueve el equilibrio. Podríamos decir que los adaptógenos son plantas superheroicas. Un tónico hecho a partir del extracto de este hongo apoya la función cerebral y cardiaca, mejora el sueño, relaja los músculos, reduce el colesterol, alivia el dolor crónico, alivia alergias, trata el mal de altura y ayuda a prevenir el cáncer. La medicina tradicional china lo cita como "tónico de energía vital" o *chi*. Para animales con cáncer, enfermedades autoinmunes, alergias, nerviosismo y agotamiento, entre otras cosas, el reishi es un excelente suplemento. Acciones: adaptógeno, depurativo, antialérgico, antibacteriano, anticancerígeno, antiinflamatorio, antioxidante, antiviral, expectorante, cardiotónico, hepatoprotector, inmunoestimulante, nervino, nutritivo, tónico, caliente y equilibrante. Deben usarse con precaución si se toman anticoagulantes.

Azafrán
(*Crocus sativus*)

El azafrán es la hierba de la buena salud, vitalidad y claridad mental. Para mejorar la concentración mental y abrir el tercer ojo, tómalo como té; esto es especialmente útil antes de rituales de magia y adivinación. Puede quemarse como incienso mientras realizas rituales de curación, o agregarlo a amuletos de joyería con el fin de proteger al usuario de enfermedades. El azafrán trabaja para aliviar la depresión y al mismo tiempo proporcionar motivación. Se dice que agregarlo a una lavadora con sábanas y ropa personal aumenta la salud y fuerza física de las personas. Como afrodisiaco, es una adición perfecta para las pociones de amor, pues proporciona energía sexual y ofrece un tono rojo radiante.

Virtudes medicinales

El azafrán es una de las mejores hierbas antiinflamatorias a nuestra disposición. El azafrán es caro, pero rinde mucho. Los estigmas color rojo brillante de la flor resultan ideales para tratar la depresión y trauma. Favorece la salud ocular, función cognitiva y memoria, además de reducir la gravedad del síndrome premenstrual y los calambres. Acciones: antidepresivo, antiinflamatorio, antiespasmódico, afrodisiaco, carminativo, diaforético, emenagogo, neuroprotector, nootrópico, tónico estomacal, caliente y absorbente.

Hipérico
(*Hypericum perforatum*)

Fuga daemonum es un antiguo sobrenombre dado al hipérico, y se traduce como "asusta demonios", lo que sugiere su uso como hierba para exorcismos. Su nombre en yiddish, *shudim shuts*, "protección contra demonios", hace eco de la misma creencia. El hipérico está gobernado por el soleado signo de Leo y se enfoca en la curación dentro del plexo solar, además de aliviar la depresión e inquietud mental y usarse con frecuencia en trabajos para favorecer la salud mental. Como hierba de Fuego, sirve para comunicarnos con los elementos correspondientes, conocidos como salamandras. El hipérico protege contra hadas y espíritus revoltosos y, debido a su desagradable aroma, se usa más a menudo como hierba de esparcimiento que como incienso. Cuelga flores de hipérico sobre las entradas de tu casa para protegerla de tormentas, rayos, incendios, maldiciones y demonios. La tradición afirma que el hipérico está en su máxima potencia mágica durante el solsticio de verano o Litha.

Virtudes medicinales

El hipérico es un tratamiento herbal popular para todos los niveles de depresión y ansiedad. En la antigua Grecia se utilizaba para tratar episodios sicóticos. Este versátil nervino alivia el miedo, dolor nervioso y daños por nerviosismo. También ayuda a conciliar el sueño a quienes sufren de insomnio. El hipérico regula la digestión y aumenta el apetito. La fuerte actividad antiviral de la hierba trata la influenza, herpes, herpes zóster, mononucleosis y hepatitis B y C. Tomado como té, el hipérico ayuda a calmar la vejiga hiperactiva. Como sugiere su nombre latino, *perforatum*, es valioso en el tratamiento de heridas punzantes al hacerlas sanar profundamente desde la dermis, capa interna de la piel. El hipérico ayuda a prevenir intoxicaciones sanguíneas, como el tétanos. Los curanderos tradicionales de Europa del Este lo consideraban buen remedio contra problemas renales e intestinales. Acciones: antidepresivo, antiséptico, antiviral, tónico digestivo, nervino, vulnerario, refrescante y absorbente. Grandes dosis de hipérico pueden causar fotosensibilidad en personas de piel clara. Debe evitarse si se toman inhibidores selectivos de la recaptación de serotonina, ISRS, y durante el embarazo o lactancia.

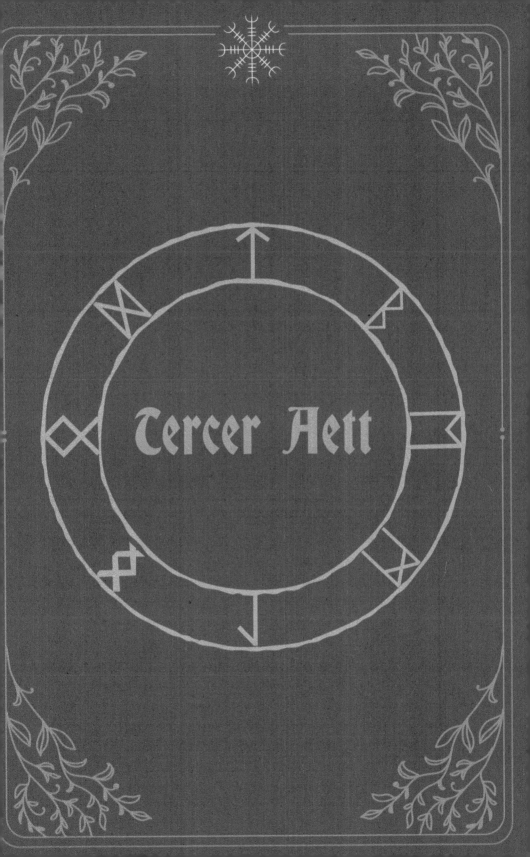

Tercer Aett

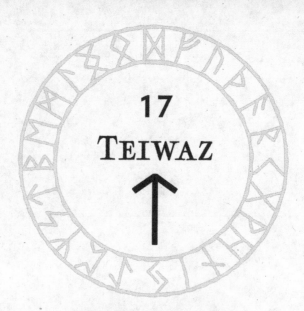

17
TEIWAZ

Equivalente fonético: T
Victoria, sacrificio, justicia

Fue un sacrificio para todos
cuando Fenrir tomó la mano
del galante dios del cielo Tyr,
el guerrero más fiero de la región.

Teiwaz (se pronuncia *tíiwaz*) abre el tercer y último *aett*, llamado el *aett* de Tyr, en honor al dios del cielo con una sola mano asociado a esta runa. La historia de cómo Tyr perdió su mano es una de las más famosas dentro de la mitología nórdica.

El feroz lobo Fenrir, hijo de Loki, crecía cada día más grande y poderoso. Los dioses se dieron cuenta de su ferocidad y temieron que pudiera volverse un peligro para ellos, así que idearon un plan: le pidieron a Fenrir que se dejara atar con cadenas para probar su fuerza, pero con el propósito real de mantenerlo atado. Fenrir aceptó, pero tan pronto como lo encadenaron, rompió las cadenas con facilidad y mucho orgullo. Los dioses lo vitorearon y lo llenaron de elogios, pero en secreto estaban decepcionados. Pronto, los dioses repitieron la estrategia, pero con cadenas más fuertes. Fenrir aceptó, y nuevamente rompió las cadenas con facilidad. Los dioses sabían que tenían que hacer algo al respecto, así que solicitaron a los hábiles enanos de Svartalfheim que crearan las ataduras más fuertes del cosmos. Armados con magia poderosa, los enanos fabricaron ataduras a partir de materia etérea y se las entregaron a los dioses, que por tercera vez se acercaron a Fenrir y le propusieron otra prueba de su fuerza... Pero el lobo comenzó a sospechar. Dijo que aceptaría la prueba solo si uno de los dioses colocaba una mano en su boca. El único que dio un paso al frente fue Tyr, quien puso su mano sobre la boca del lobo. Así, una vez más ataron a Fenrir. Esta vez, sin importar cuánto luchara y se esforzara, Fenrir no pudo liberarse. Al darse cuenta de la traición, Fenrir mordió con rabia y arrancó de cuajo la mano de Tyr. Incluso con una sola mano, Tyr demostró ser el guerrero más fuerte y valiente de todos. Quizás te preguntes qué fue del pobre Fenrir. Pues, eventualmente, el poderoso lobo se vengó y mató a Odín en Ragnarök, la destrucción catastrófica de la existencia.

Incluso para quienes no están muy familiarizados con la mitología nórdica, Odín, Thor y Loki son nombres reconocibles gracias a películas y caricaturas. Tyr, por otro lado, es un dios menos conocido. Sin embargo, Tyr, también conocido como Tiw, es la raíz de la palabra utilizada en inglés para el día martes (*Tuesday*), y es el equivalente nórdico del dios romano Marte, por eso los martes están regidos por el planeta rojo. En francés, martes es *Mardi* y en italiano *Martedì*. Curioso, ¿no?

Teiwaz representa el sacrificio, al igual que Tyr sacrificó su mano por la seguridad de los demás dioses. Es una runa de energía sexual masculina, de la ley y el orden, así como del honor y valentía. Mágicamente, esta runa nos ayuda a obtener justicia, siempre y cuando tengamos la razón.

En lecturas, Teiwaz generalmente indica victoria. También puede señalar la necesidad de valor, objetividad o equidad. Junto a Berkana, la runa de Tyr representa dualidad y equilibrio. Pero si aparece en una lectura junto a Raidho, puede indicar la necesidad de asumir el control o responsabilidad de una situación. Teiwaz está asociada con la capacidad de manejar conflictos de manera inteligente y honrada. Se decía que, si un guerrero tallaba esta runa en su arma, siempre saldría victorioso de la batalla. Los significados en *murkstave* incluyen futilidad, aplicación incorrecta de la energía guerrera, pérdida de pasión, cobardía o injusticia.

Teiwaz nos ayuda a conectarnos con la naturaleza a través del Divino Masculino. Antes de continuar, quiero aclarar que los conceptos de Divino Masculino y Divino Femenino de ninguna manera niegan el género fluido. El género es un mero espectro, y lo masculino y femenino son los polos opuestos a cada extremo. Entre lo masculino y lo femenino hay muchos tonos de gris. Sin importar cómo haya nacido una persona o cómo se identifique, todas tienen una mezcla de cualidades del Divino Femenino y el Divino Masculino; lo único que varía de una persona a otra son las cantidades. El sicólogo suizo Carl Jung se refirió a las características femeninas como *anima* y a las masculinas como *animus*.

Ya sea que nos identifiquemos como seres femeninos, masculinos o no binarios, todos podemos trabajar para honrar al Divino Masculino que hay en nuestro interior. En lo personal, me identificó como feminista desde muy joven, así que trabajar con mi Divino Masculino no fue fácil al principio. En el feminismo buscamos la **igualdad** como sinónimo de **neutralidad**, **equidad** y **equilibrio**. Me llevó un buen tiempo entender que si luchamos por un mundo donde las mujeres y las personas no binarias estén en equilibrio con los hombres, primero debemos crear ese equilibrio dentro de nosotros mismos.

¿Y qué es exactamente la Divinidad Masculina? En suma, es una variedad de energías cósmicas que incluyen acción, fuerza, movimiento, intelecto, valentía, deseo, paternidad y el sol mismo. Puedes reconocer muchas de estas facetas en Teiwaz y su dios patrón, Tyr. Teiwaz se representa como el yang en el símbolo chino del yin-yang. Trabajar con nuestro Divino Masculino es reconocer y honrar estos aspectos dentro de nosotros y dentro de la naturaleza.

En algunos casos, trabajar con la parte masculina del yo significa explorar y sanar sentimientos y creencias que tenemos respecto de la paternidad o la masculinidad en general. La masculinidad no es necesariamente sinónimo de **toxicidad** o de valores patriarcales.

He encontrado que, en mi caso, la mejor manera de honrar esta parte de mí (y, en realidad, esta parte de la existencia en general) es a través de mi relación con la deidad egipcia Thoth. De las cuatro principales deidades con las que me relaciono, Thoth es la única masculina (sin una razón en particular; simplemente así se dio). Si tú trabajas con algún dios, este podría ser tu punto de partida para incorporar el Divino Masculino en tu práctica y en tu vida en general.

Si no tienes una deidad protectora, no te preocupes; algunas personas tienen *fulltrúis* (amistad) más informal con alguna deidad y, como en cualquier amistad, el amor y la confianza son imperativos. Hay quienes no vemos a las deidades como seres sintientes en absoluto, y sencillamente trabajamos con sus **arquetipos**, es decir, con sus características y energías específicas. Al igual que Odín y Hermes, Thoth es un arquetipo del intelecto y la comunicación. Es el dios del lenguaje, escritura, sabiduría, conocimiento oculto, arte, magia y luna. Es el creador de los jeroglíficos, que son runas por derecho propio.

Sin importar si se trata de un dios con el que tengas una relación o uno que te agrade a partir de la mitología, aprender sus características y su importancia en la tradición puede servirte como puerta de acceso a la exploración del Divino Masculino. Si no estás seguro de cuál dios incluir en tu exploración, Tyr es una excelente opción, pues sus características son casi idénticas al concepto de *animus*. Líneas abajo se presenta un breve listado de las deidades de diversas culturas que, al igual que Tyr, encajan en el arquetipo del guerrero. ¡Salve, Teiwaz!

CORRESPONDENCIAS DE TEIWAZ

ELEMENTO	Aire
ZODÍACO	Capricornio
PLANETA	Marte
FASE LUNAR	Luna creciente
TAROT	La Justicia
CRISTAL	Piedra de sangre
CHAKRA	Raíz
DEIDADES	Atenea, Chi You, Cúchulainn, Durga, Horus, Marte y Tyr
PLANTAS	Acónito, celidonia mayor, higo, galangal, raíz de Juan el Conquistador, álamo y betónica

Las plantas de Teiwaz encarnan la fuerza del guerrero y representan el triunfo, la valentía y la virilidad masculina. Las siguientes plantas son valiosas en trabajos que buscan la justicia o que precisan de gran valentía.

Acónito
(*Aconitum* spp.)

La famosa herbolaria y horticultora Maud Grieve describe al acónito como "uno de los venenos más formidables que se haya descubierto hasta ahora"[*]. El acónito, llamado yelmo de Tyr en el norte de Europa, se usaba para envenenar las puntas de las flechas en un esfuerzo por tener armas más peligrosas. A veces también era un ingrediente del legendario ungüento volador de las brujas, que se usaba para alterar los estados de conciencia y permitir que las brujas "volaran" gracias a las propiedades sicotrópicas de la mezcla. Sin embargo, el acónito es un ingrediente cuestionable porque, además de ser altamente venenoso, no es ni alucinógeno ni eufórico. En inglés se le conoce como *wolfsbane* (perdición del lobo), por su presunta capacidad mágica de curar a los hombres lobo y matar a los lobos. La raíz de la planta está asociada con el "ángel de la muerte" o "segador", y solía ser quemada en los funerales. Siendo una planta ctónica se le vincula con Hécate, diosa griega de las encrucijadas, y con su perro de tres cabezas, Cancerbero, cuya saliva ponzoñosa estaba impregnada con el veneno de la planta. Tradicionalmente, el acónito se ha utilizado para consagración de calderos, athames y dagas. También ofrece protección contra ataques de vampiros, hombres lobo y energías dañinas al cruzar el velo o durante rituales de muerte.

Virtudes medicinales
Ninguna. ¡Altamente tóxico!

Celidonia mayor
(*Chelidonium majus*)

La celidonia mayor, que no debe confundirse con la celidonia menor, invoca la ferocidad del poderoso lobo Fenrir y nos apoya para romper

---

[*]Maud Grieve, "Aconite," Botanical.com, 2021.

ataduras impuestas por traumas pasados. Las energías de esta hierba son rebeldes y dignas. La celidonia mayor ayuda a exponer mentiras, maltratos y megalomanía. Es anárquica y se le asocia con el rechazo á los agentes de la ley y las autoridades corruptas. También presta sus poderes en hechizos para obtener justicia legal y liberar a los encarcelados injustamente. Se le valora por ser una hierba visionaria asociada con el sabbat celta Imbolc. Invoca los poderes de Teiwaz y usa la celidonia mayor para exponer las malas intenciones y acciones de otros, y llevar justicia adonde sea necesario.

Virtudes medicinales

La celidonia mayor abarca una amplia variedad de dolencias, especialmente las del sistema digestivo, hígado, vesícula biliar y ojos. Trata enfermedades respiratorias como bronquitis, asma y tosferina. Quienes sufren de verrugas, tiña y eccemas pueden beneficiarse de una preparación tópica hecha con esta planta. Históricamente, se usó para tratar ictericia y enfermedades hepáticas. Acciones: alterante, antibacteriana, anticancerígena, antifúngica, antiinflamatoria, antiespasmódica, antiviral, amarga, colagoga, diaforética, diurética, emética, expectorante, laxante, tonificante hepático, vulneraria y refrescante. Aunque fue una hierba medicinal muy usada en el pasado, su popularidad ha disminuido debido a sus efectos tóxicos. Úsala solo bajo la supervisión de un profesional de la salud y evítala en niños y en personas con enfermedades hepáticas y problemas cardiacos. Evita durante el embarazo y la lactancia.

Higo
(*Ficus carica*)

En la antigua Grecia, los atletas espartanos y los guerreros comían higos para mejorar su resistencia y fomentar su valentía y sabiduría. Tal como sucede con cualquier planta que produce muchas semillas, el higo se asocia con la fertilidad, especialmente en lo que respecta a la potencia y virilidad masculinas. El libro *A Compendium of Herbal Magick*, de Paul Beyerl, sugiere su utilidad para quienes trabajan con lobos como animal totémico. Los higos son ofrendas perfectas para cualquiera de los dioses de los panteones griegos y romanos, así como también para el dios Tyr, porque representa valor, trabajo con lobos y fertilidad masculina. Vale la pena señalar que Buda alcanzó la iluminación debajo de una higuera, conocida como árbol de Bodhi.

Virtudes medicinales

Los higos promueven la salud digestiva y alivian el estreñimiento gracias a su alto contenido de fibra. Investigaciones recientes han encontrado que son potencialmente anticancerígenos y benéficos para la salud cardiaca. Acciones: analgésicos, afrodisiacos, digestivos, emolientes, expectorantes, laxantes, nutritivos, calientes e hidratantes. El látex, sustancia lechosa dentro de los higos, es ligeramente tóxica, por lo que se recomienda no ingerirla*.

Galangal
(*Alpinia galanga*)

El galangal o jengibre azul es miembro de la familia del jengibre. Al igual que su pariente, aporta el poder del Fuego a cualquier formulación o trabajo de hechicería. Cuando necesites valor, talla la runa Teiwaz en un trozo de la raíz, que luego podrás masticar o llevar contigo. El galangal es un cálido estimulante sexual. Para aprovechar sus beneficios como afrodisiaco, ingiérelo en té o agrega una pizca del polvo a tu aceite de masaje. Al igual que Teiwaz, galangal ayuda al portador a obtener justicia legal durante las batallas judiciales, pero siempre y cuando la razón esté de su lado.

Virtudes medicinales

Los beneficios de la raíz de galangal son muchos, pero al igual que su pariente, el jengibre, es conocido por su notable capacidad para calmar problemas gástricos como diarrea, hipo, mareos y vómito. Nativo del sudeste asiático, promueve la salud cerebral al reducir la degeneración cognitiva del envejecimiento. También ayuda a reducir los síntomas de la osteoartritis. Esta planta, al ser cálida, alivia resfriados, gripe, asma y

---

*SaVanna Shoemaker, "All You Need to Know about Figs." *Healthline* (website), June 3, 2020.

otras dolencias respiratorias, además de combatir infecciones fúngicas y bacterianas. Acciones: antibacteriano, anticancerígeno, antiemético, antiinflamatorio, antifúngico, antioxidante, afrodisiaco, carminativo, digestivo, expectorante, nervino, estimulante, caliente y absorbente. Debe evitarse durante el embarazo o lactancia.

Raíz de Juan el Conquistador
(*Ipomoea jalapa*)

Al igual que la raíz de galangal, la de Juan el Conquistador es fundamental en la magia hoodoo y en el *rootwork*, y resulta benéfico en asuntos de justicia legal. Para aquellos que buscan la victoria legal, la tradición recomienda masticar un trozo de la raíz y escupir el jugo en el suelo del tribunal antes de que el juez tome asiento. El aceite de la raíz de Juan el Conquistador se usa mucho para untar velas y ungir cristales, talismanes y otras herramientas del oficio. Sus energías promueven abundancia, valor, sexualidad y capacidad de superar obstáculos. Puedes combinarlo con menta y otras hierbas que atraen el dinero para aumentar el flujo de efectivo. Si crees que alguien ha colocado una maldición en el hogar, la raíz de Juan el Conquistador se puede agregar a un lavado de piso o mezcla de incienso para remover las energías perjudiciales.

Virtudes medicinales
Debido a que es tóxica, no debe ingerirse.

Álamo
(*Populus* spp.)

Al ser un árbol de valor y perseverancia, su madera es una excelente opción para elaborar varitas mágicas. Un mito griego dice que el dios Hades se enamoró de una hermosa ninfa, Leuce, a quien llevó al inframundo para que permaneciera a su lado. Eventualmente, Leuce murió y Hades la transformó en un álamo de los Campos Elíseos para que siguiera viviendo. Esta historia ilustra uno de los usos mágicos más comunes del álamo: honrar a los muertos. Su poder ayuda a inducir clarividencia, lo que se logra aplicando una cataplasma de las hojas entre las cejas, donde reside el tercer ojo.

Virtudes medicinales

Los brotes de álamo tratan problemas respiratorios, reducen la fiebre, alivian la gota y ayudan a la digestión, así como al funcionamiento de los riñones e hígado. Una cataplasma hecha con su corteza sirve para aliviar quemaduras, heridas y erupciones. Todas las partes del árbol combaten dolores, diarrea, alergias estacionales, resfriados y gripe. Se dice que también ayuda a secar la leche materna cuando el bebé es destetado. Acciones: depurativo, analgésico, antiinflamatorio, amargo, diurético, pectoral y frío.

Betónica
(*Betonica/Stachys officinalis*)

La betónica es una aliada herbal para quienes buscan justicia, especialmente en casos de abuso sexual. Es muy útil para generar un espacio sagrado, debido a sus fuertes cualidades de limpieza y protección. Si se agrega a un baño, promueve la limpieza y protección del campo áurico. Mantén betónica cerca de la cama o dentro de la funda de tu almohada para alejar las pesadillas. Ofrécela como ofrenda cuando intentes contactar a los espíritus del territorio. Los anglosajones solían llevar betónica como amuleto, con la idea de tener un escudo constante de protección.

Virtudes medicinales

La betónica ayuda a relajar los músculos, fortalece los nervios y calma la ansiedad mental. A menudo se combina con otros nervinos para aumentar su efectividad. Es un remedio común para la acidez estomacal, insomnio, diarrea, dolor de espalda, dolor facial, neuralgia, tensión muscular y dolores de cabeza crónicos. Sus hojas purifican la sangre. La betónica sosiega la energía sexual excesiva. Acciones: analgésica, antibacteriana, antioxidante, antiespasmódica, astringente, amarga, estimulante circulatorio, nervina, sedante, estornutatoria, vulneraria y refrigerante. Ingerida en grandes dosis puede provocar vómitos. Evita su uso durante el embarazo.

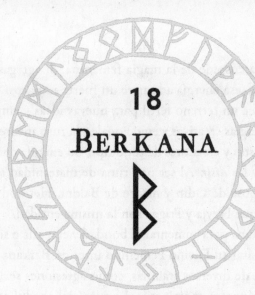

18
BERKANA

Equivalente fonético: B
Nacimiento, madre, nutrición

El divino árbol madre
me protege
y me resguardo debajo
de su verde follaje.

Entramos en el último *aett* con la energía masculina y agresiva de Teiwaz, la runa del dios del cielo, Tyr. Ahora nos vamos al otro extremo del espectro, hacia Berkana (se pronuncia *bérkana*), la Tierra, diosa y madre que nutre. En la runa de la madre encontramos santuario, protección, sabiduría y un amor de mano fuerte que todos necesitamos de vez en cuando.

El significado de *Berkana* es "abedul", árbol asociado con comienzos y nacimiento. La forma de la runa Berkana semeja un vientre hinchado y los pechos de una mujer embarazada, por lo que es el símbolo de la sagrada fragilidad. Si extiendes las líneas diagonales del centro de la runa, la figura se convierte en Perthro, el útero. En el capítulo 14 comenté que, si la giras de lado, la runa del destino se asemeja a alguien en posición de cuclillas, por lo que a menudo se utiliza durante el proceso de parto. Berkana es la madre y Perthro es el útero que lo contiene todo. Uno no puede existir sin el otro. Como *bindrune*, los dos simbolizan la cúspide de la magia femenina. Si agregas Hagalaz y Laguz a la mezcla, esa energía adquiere un fuerte impacto.

Berkana ofrece un terreno fértil para nuevas ideas y empresas en la vida. Con sus energías creativas y emocionales, la runa madre es la aliada perfecta para artistas y creadores de todo tipo. Su energía de diosa evoca a Freyja, Frigga y las *dísir*. Al ser una runa de maternidad se identifica con Frigga, la esposa de Odín y madre de Baldur, Hermod y Tyr. Hay quienes piensan que Freyja y Frigga son la misma entidad.

Invoca a Berkana para aumentar la bondad y empatía o simplemente para ayudar a honrar tu Divino Femenino interior. Berkana apoya a los que se recuperan de diversos traumas, como agresiones sexuales, acoso y abortos espontáneos o mortinatos. La runa del abedul es ideal para llevar a cabo rituales de fertilidad, de la luna y del parto, así como ritos de paso y protección para padres e hijos. Debido a las asociaciones del árbol con los comienzos y la Madre Tierra, se trata de una de las mejores maderas que puedes usar para fabricar runas.

Tengo un vínculo especial con Berkana. Es la primera runa que saqué y, como alguien que siempre se identificó fuertemente con el arquetipo de la madre que nutre, incluso antes de tener un hijo, la hallé bastante profunda. Era como si las runas quisieran decirme: "Ya te conocemos; ahora tú debes conocernos a nosotras". Después de eso, me sumergí en una relación profunda con el Futhark Antiguo y nunca más miré atrás.

En una lectura, Berkana puede considerarse como el surgimiento de un nuevo capítulo, sobre todo si sigue a runas de transformación como Eihwaz o Dagaz. La runa madre también trae mensajes de crecimiento, nutrición, compasión y paternidad. En lecturas relacionadas con el desarrollo profesional, Berkana puede señalar habilidades específicas que deben ser cultivadas y perfeccionadas. Junto a runas de salud, como Uruz o Sowilo, Berkana envía mensajes sobre la importancia del autocuidado y hábitos saludables. La paciencia es otro término clave aquí, pues bien sabemos que lleva tiempo cosechar las cosas buenas, como un embarazo o el viaje de una plántula hasta convertirse en árbol. En *murkstave*, la runa madre puede indicar esterilidad, inseguridad, crecimiento detenido, pérdida de creatividad, final y apatía.

Berkana fortalece la conexión con la naturaleza a través del poder del Divino Femenino. Tan solo considera algunos de los apodos de nuestro planeta: Madre Tierra, Madre Naturaleza y Gaia, personificación griega de la Tierra y madre de toda la vida que hay en ella.

Ya sea que nos identifiquemos como mujeres, seres no binarios u hombres, podemos celebrar el Divino Femenino y el *anima* dentro de todos nosotros. Al igual que el Divino Masculino, el Divino Femenino está compuesto por una gran variedad de energías cósmicas que incluyen el poder de dar vida, la sensibilidad y receptividad, la sensualidad y la intuición y maternidad. Berkana es el yin en el símbolo chino del yin yang. Trabajar con nuestra propia feminidad divina es reconocer y honrar ese aspecto, propio de uno mismo y sin importar cómo nos identifiquemos.

El arquetipo de la madre forma parte de todas las mitologías y culturas, y más adelante cito algunas de sus representaciones. Trabajar con el Divino Femenino en forma de una deidad es tu decisión. Para quienes incorporan el concepto de la triple luna en su práctica, que consta de la doncella (fase creciente), la madre (luna llena) y la anciana (fase menguante), la luna llena es el momento más propicio para activar y alinearse con el arquetipo de la madre. Observa cómo las energías mágicas de la luna son casi idénticas a las del *anima*. Y vimos las mismas correlaciones entre el sol y el *animus*. Sin importar tu género o estado parental, dentro de ti llevas *anima*, el arquetipo de la madre y el Divino Femenino. A continuación conoceremos algunas formas estar en contacto con esa parte de nosotros mismos para poder honrarla.

Baño ritual elemental de luna llena

Este ritual de autocuidado mezcla los poderes de la luna llena y los cuatro elementos, incluyendo algunas hierbas seleccionadas, como manzanilla, lavanda, tulsi, agripalma y jazmín. La idea es que te tomes el tiempo necesario para disminuir el ritmo y experimentar de manera consciente tu propia sensualidad. En vez de tener iluminación directa, opta por prender velas para contar con un ambiente más propicio. Añade un puñado de hierbas, o té de esas hierbas, a tu baño. Así, con el agua, el fuego de las velas, las hierbas y la luna llena, permítete ser tú, sin el juicio de nadie y, lo más importante, sin juicios tuyos. Permítete sentir consuelo y placer en el aroma de las hierbas, el agua tibia que acaricia tu piel, el chapaleo del agua con los movimientos de tu cuerpo y la llama de las velas que iluminan todo tu entorno. Enfócate en tu respiración y en cómo se siente el aire al entrar y salir de tus pulmones. Sé consciente de que eres una manifestación imperfectamente perfecta de la Tierra, el Aire, el Fuego, el Agua y el Espíritu. Eres un hijo amado de la Tierra, la Gran Madre.

Cuida a tu niño interior

Todos llegamos a la adultez con heridas y traumas que guardamos en lo más profundo de nuestra psique, donde esperamos mantenerlos ocultos. El problema es que, aunque evitemos recordarlas, las heridas del pasado siguen allí, ocultas, pero latentes, y afectan la manera en que nos conducimos y comportamos en la vida diaria, ya sea consciente o inconscientemente. Cuando somos niños y experimentamos dolor, desarrollamos mecanismos de defensa para evitar volver a sentirlo en el futuro. Por ejemplo, si los juegos ruidosos y las risas estridentes de un niño molestan al adulto que lo cuida hasta el punto de derivar en un castigo físico, muy probablemente ese niño se volverá autocrítico e introvertido para evitar reacciones similares en el futuro. Estos mecanismos de defensa se trasladan a la adultez, donde ya no sirven para el mismo propósito, pero se vuelven parte de la programación del cerebro. Como presencié violencia contra las mujeres durante mi infancia, desarrollé una protección agresiva hacia los demás, especialmente hacia las mujeres, incluyéndome. De manera inevitable, mi mecanismo de defensa aprendido me siguió hasta la adultez y me ocasionó situaciones problemáticas, por lo que tuve que reevaluar mis patrones innatos de respuesta. Una de las maneras de lidiar con esto fue acercándome mentalmente a la versión infantil de mí misma, a fin de reconfortarla (o reconfortarme) mientras presencia la violencia que dio origen a tales conductas. Así, le explico que no es su responsabilidad proteger a los adultos de otros adultos, y que no es una fracasada por no poder hacerlo. También le digo cuán orgullosa estoy de ella por sentir la necesidad de proteger a los demás de los abusadores y que, en un futuro cercano, podrá canalizar esos impulsos protectores de manera más positiva y productiva. La idea es que llegues a tu versión infantil para consolarla mientras experimenta una situación dolorosa que se ha quedado contigo todos estos años. Debes volverte la fuente de estabilidad y amor que tu yo más joven necesitaba en esos instantes.

Cuida tu yo presente

El amor y consuelo que una madre o cuidadora brinda no son solo relevantes para un niño. Aunque algunos se nieguen a admitir tal vulnerabilidad, necesitamos el mismo tipo de cuidados en la adultez, con ciertos ajustes. Tal como te pusiste a disposición del infante herido que hay en ti, hazlo ahora para tu **yo** actual. Es probable que tu vida no sea perfecta y se vea afectada por las dificultades y el estrés. Tal vez luches con problemas de autoestima y, en consecuencia, tiendas a tener ideas erróneas y severos juicios respecto de ti mismo. Quizás te digas que eres tonto, feo y mediocre. De ser así, piensa en tu versión infantil; supongo que nunca le dirías ese tipo de cosas a un pequeño. Más bien, querrías impulsarlo y elevar su autoconfianza. De igual manera, bríndale a tu yo presente la misma empatía porque, lo creas o no, la mereces tanto como cualquiera. ¡Salve, Berkana!

CORRESPONDENCIAS DE BERKANA

ELEMENTO	Tierra
ZODÍACO	Cáncer
PLANETA	Luna
FASE LUNAR	Todas
TAROT	La emperatriz y la Reina de espadas
CRISTAL	Crisocola
CHAKRA	Corazón
DEIDADES	Perchta, Deméter, Erzulie, Frigga, Gaia, Isis y Pachamama
PLANTAS	Abedul, manzanilla, dong quai, linaza, agripalma, rosa de Jericó, shatavari y tulsi

Las plantas de Berkana encarnan la feminidad y maternidad y son sensuales, creativas y nutritivas. Las siguientes plantas te resultarán perfectas para la magia relacionada con la fertilidad, embarazo y parto, así como para la protección de los pequeños durante el nacimiento.

Abedul
(*Betula* spp.)

El árbol de abedul es la manifestación de Berkana. Los abedules representan el Divino Femenino y son especialmente sagrados para las diosas Freyja y Aino. Hay quienes sostienen que la madera de abedul no debe usarse, a menos que el árbol haya sido bendecido por Thor, o sea golpeado por un rayo. Leyendas tradicionales afirman que causarle daño al árbol enfurecerá a los espíritus del bosque. Puesto que el abedul ofrece la protección de una madre amorosa, solo se deben usar sus ramitas caídas para protegerse contra maldiciones y espíritus malignos. El abedul representa el amor, nuevos comienzos, protección, magia femenina y ciclos de vida y muerte. Su madera es una excelente elección para hacer runas y varitas; solo asegúrate de primero pedir permiso a la Gran Diosa o al árbol mismo. Si vas a rendirle homenaje a la Madre Tierra o a los espíritus del territorio, debes depositar tus ofrendas en la base de un árbol de abedul.

Virtudes medicinales

El té de hojas de abedul promueve el buen funcionamiento de los riñones y el hígado, alivia la tos y aligera la indigestión. Su corteza se usa contra las infecciones del tracto urinario y la savia limpia la sangre. Una decocción de las hojas ayuda a disolver cálculos renales. El aceite esencial de abedul alivia eccemas, soriasis, músculos adoloridos y artritis. Acciones: depurativo, antibacteriano, antiinflamatorio, antiséptico, astringente, colagogo, diaforético, digestivo, diurético, nutritivo, estimulante, caliente y absorbente. Evita usarlo durante el embarazo y lactancia. Las personas que se deshidraten fácilmente o que sufran de hipertensión arterial deben evitar ingerirlo. Los remedios de abedul deben usarse solo bajo la supervisión de un profesional de la salud.

Manzanilla
(*Matricaria recutita*)

En un inicio, relacioné la manzanilla con Fehu, debido a su asociación con la suerte, el éxito y la fortuna. Sin embargo, siempre he percibido una vibración más maternal en ella. Y es que el nombre del género *matricaria* proviene del latín *mater*, que significa "madre". La manzanilla o camomila es una planta que nutre y que busca reconfortar a personas con mucha sensibilidad emocional, mental o física. Por eso, a menudo la encontrarás en mezclas de tés "calmantes" y "para dormir". Es una maravillosa aliada para sanar traumas, reconfortar a nuestro niño interior y liberar emociones estancadas. Invoca la fortaleza robustecedora de Berkana mientras sorbes una taza de té de camomila caliente, cuando necesites sentir amor maternal. La manzanilla es una de las pocas hierbas gobernadas tanto por la luna como por el sol, por eso es lógico que no solo sea maternal, sino también fuente de la buena fortuna. En cuanto a la magia, suena tentador clasificar todas las correspondencias en pequeños casilleros con cierto orden, pero eso solo limitaría nuestra experiencia con las plantas. La manzanilla es una hierba de la buena suerte. Tradicionalmente, se cultivaba en los jardines para mantener a raya a la mala fortuna. La manzanilla promueve los emprendimientos exitosos de cualquier tipo. Si planeas ir a un casino, lava tus manos con té de camomila y dibuja a Fehu en el centro de tu palma antes de apostar. Por otro lado, esta suave hierba funciona bien para fomentar hábitos financieros saludables y desalentar la codicia. Aquí es donde se puede apreciar que las energías del sol y la luna se mezclan. Debemos enfocarnos en lo que tenemos, no en lo que nos hace falta.

Virtudes medicinales

La manzanilla es muy popular y con frecuencia se agrega a mezclas de té para lograr efectos relajantes. Nada es mejor que una taza de té caliente de manzanilla al final de un día agitado o cuando las emociones están a flor de piel. La manzanilla tiene afinidad con el estómago, especialmente cuando la incomodidad estomacal es resultado de angustias emocionales. La manzanilla es segura para niños y ayuda a aliviar la hiperactividad, irritabilidad, resfriados y gripe. Como tópico, calma un sinfín de afecciones cutáneas, como la dermatitis, quemaduras, acné y eccemas, entre otras. Haz gárgaras de manzanilla para aliviar el dolor de garganta y el dolor de dientes. Acciones: analgésica, antibacteriana, antifúngica, antihistamínica, antiinflamatoria, espasmolítica, aromática, carminativa, diaforética, digestiva, emética, febrífuga, nervina, sedante, vulneraria, neutra e hidratante. Evita usar su aceite esencial durante el embarazo y si se toman anticoagulantes. En altas dosis puede llegar a causar vómitos.

Dong quai
(*Angelica sinensis*)

El dong quai es protector y sagrado para las mujeres, pues promueve el valor y la confianza, sobre todo durante transiciones importantes, como de soltera a madre y de madre a anciana. Tales adjetivos solo califican etapas de la vida, sin importar si eres o no madre o padre. La naturaleza calmante del dong quai ayuda a disipar la ira cuando hay desacuerdos en el hogar. Disponlo cerca de un bebé, pero fuera de su alcance, para mantenerlo seguro mientras duerme. Usa dong quai e invoca a Berkana para cuidar y proteger a la madre y al bebé durante el parto. Puedes beberlo en infusión al realizar rituales para recuperar la soberanía personal o la sexualidad. El dong quai es una ofrenda ideal para cualquier diosa; yo se lo regalo a menudo a Lilith.

Virtudes medicinales

El dong quai es un tónico preciado por las mujeres y muy socorrido en la medicina tradicional china, pues equilibra las hormonas, como el estrógeno y la progesterona, lo que fomenta una libido saludable, regula la menstruación y alivia dolores menstruales. El dong quai promueve la circulación y reconstituye la sangre después de su pérdida, ya sea por menstruar o por haber dado a luz. Acciones: depurativo, anticoagulante, antiinflamatorio, espasmolítico, emenagogo, estrogénico, nutritivo, tónico, caliente e hidratante. Evita usarlo durante el embarazo y lactancia. El dong quai puede exacerbar la diarrea.

Linaza
(*Linum usitatissimum*)

Frigga, esposa de Odín y reina de los *aesir*, a menudo es representada con un huso en la mano, hilando fibras doradas de lino o tejiendo las nubes del cielo. Es la diosa de la maternidad y tiene la capacidad de ver el futuro. Como ella, la linaza es protectora de niños y embarazos, y es ideal para los trabajos de fertilidad. Las telas de lino fino, hechas de las fibrosas semillas, a menudo eran usadas para elaborar paños y túnicas rituales. El aceite de linaza se emplea en la consagración de herramientas de adivinación. Su incienso en polvo, hecho de las flores secas, promueve la conexión con la tierra, protección y concentración.

Virtudes medicinales

La linaza (semillas de lino) ataca con eficacia la inflamación intestinal y, por su alto contenido de fibra, contrarresta el estreñimiento frecuente. Ayuda a calmar la tos crónica, enfisema pulmonar, bronquitis y dolores de garganta, y equilibra las hormonas durante la menopausia. El aceite de linaza alivia problemas cutáneos comunes, como forúnculos, laceraciones y erupciones. Las semillas deben molerse antes de ser ingeridas. Asegúrate de mantenerte hidratado si consumes semillas de lino. Acciones: anticancerígenas, demulcentes, emolientes, estrogénicas, laxantes, nutritivas, refrescantes y humectantes.

Agripalma
(*Leonurus cardiaca*)

La agripalma es una hierba con corazón de león, indicada para quienes precisan aliento y cuidados. Busca reconfortar, especialmente a aquellos en proceso de curar heridas emocionales. Como protectora de las mujeres y planta de la magia de la fertilidad, la agripalma ofrece protección amorosa durante el embarazo y parto. Cuelga un manojo en tu hogar para promover alegría y protección maternal, así como para desalentar la entrada de espíritus no deseados. Carga un poco de agripalma para ganar fuerzas y desterrar la depresión. Puedes beber la agripalma en infusión para fomentar el amor propio y una sensación general de paz. La agripalma es una maravillosa ofrenda para deidades maternales, como Frigga, Isis, Deméter y Gaia.

Virtudes medicinales

La agripalma apoya la salud cardiaca y trata problemas como angina de pecho, arritmias, palpitaciones y taquicardia, al tiempo que fortalece la función cardiaca en general. También ayuda a paliar los dolores de parto y previene infecciones posparto. Tomada en forma de tintura, regula el ciclo menstrual y alivia los calambres. Siendo una hierba amarga, respalda el sistema digestivo y promueve una función hepática saludable. Gracias a sus propiedades cardiacas y nerviosas, alivia el estrés, ansiedad y nerviosismo, además de fomentar la relajación sin causar somnolencia. Para quienes estén recuperándose de una enfermedad, esta hierba es útil para recobrar la salud. Acciones: antifúngica, antiespasmódica, antiviral, ansiolítica, astringente, amarga, cardiotónica, diaforética, emenagoga, nervina, sedante, vasodilatadora, refrescante y absorbente. Aunque debe evitarse durante la mayor parte del embarazo, puede usarse casi al final. Evítala durante periodos menstruales intensos.

Rosa de Jericó
(*Selaginella lepidophylla*)

La rosa de Jericó, también conocida como "planta de la resurrección", es una planta perenne muy antigua, reconocida por su capacidad para "revivir" luego de que aparentemente se seca y muere. Esta planta del desierto puede sobrevivir sin agua varios años y "resucita" al ser regada. Tales cualidades encajan a la perfección con los poderes de renacimiento de Berkana. Invoca la rosa de Jericó para proteger y fortalecer el espíritu o cuando el renacimiento personal parezca inevitable. La rosa de Jericó es ideal para la magia amorosa, especialmente para avivar una vieja llama. También es eficaz para eliminar el mal de ojo. En rituales religiosos, puedes usar el agua de la rosa de Jericó en lugar de agua bendita. En México, esta planta a menudo se colocaba en agua, al inicio del parto, para predecir si el proceso fuese sencillo o complicado.

Virtudes medicinales

Hay poca información disponible sobre las propiedades medicinales de la rosa de Jericó. Lo que se sabe de esta planta, nativa de México, es que ha servido para tratar la infertilidad femenina, dolores menstruales y de parto, y para facilitar el alumbramiento. Tomada en té caliente, calma el dolor de garganta y los resfriados. Acciones: antioxidante, diurética, emenagoga y vulneraria.

Shatavari
(*Asparagus racemosus*)

La shatavari encarna a *shakti*, término hindú que describe el aspecto femenino dinámico de la energía divina. La shatavari exuda la sensualidad y belleza de la sexualidad femenina. Su nombre significa "cien esposas". Probablemente se le bautizó así por su capacidad de mejorar la libido y aumentar las posibilidades de concepción. La shatavari es perfecta para la magia sexual, amorosa y de fertilidad. Es ideal para rituales de empoderamiento femenino y sexual, así como para presentar ofrendas a deidades como Parvati, Lilith, Oshun y Freyja, por nombrar algunas. Es excelente aliada para quienes han sido heridos sexualmente, pues cuenta con fuertes energías para curar ese tipo de traumas y reconstruir la confianza. Mientras efectúes tu magia de fertilidad, traza la runa de Berkana sobre el útero con una mezcla de aceite y shatavari en polvo.

Virtudes medicinales

La shatavari es un rejuvenecedor potente y, como cualquier otro adaptógeno, tiene un sinfín de usos terapéuticos, como la prevención de abortos espontáneos, el tratamiento de úlceras gástricas, alivio de la menopausia, tratamiento de la deshidratación y aumento de la producción de leche materna. En general, shatavari fortalece a personas débiles y cansadas, presas de anemia o fatiga crónica. Posee cualidades antienvejecimiento y tiene la capacidad de mejorar la memoria. Limpia la sangre, trata trastornos uterinos y contrarresta la impotencia. Se puede mezclar con aceite o con mantequilla *ghee* para crear un tópico que promueva una piel fuerte y saludable. Acciones: adaptógena, depurativa, antibacteriana, antiinflamatoria, anticancerígena, antioxidante, antiespasmódica, afrodisiaca, demulcente, digestiva, diurética, galactagoga, inmunoestimulante, neuroprotectora, nutritiva, fría y humectante.

Tulsi
(*Ocimum sanctum*)

Para que te hagas una idea de las energías del tulsi, basta que sepas que también se le conoce como albahaca sagrada y como *bhutagni* o "destructora de demonios". Sagrado en la India, el tulsi es una hierba de nutrición y armonía que balancea el sistema de chakras. El tulsi es una hierba maternal que protege espiritual, mental y físicamente. El tulsi evoca a Lakshmi, diosa hindú del amor, alegría y salud, y también a Vishnu, ambos supremos creadores del universo, junto con Shiva y Brahma. Igual que Lakshmi, el tulsi es amoroso, alegre y sereno, pero muy capaz de repeler energías dañinas. Fortalece la bondad y generosidad y tradicionalmente se emplea en la magia para la purificación y exorcismo. Estabiliza la mente y ayuda a eliminar la contaminación de la psique. Para atraer un nuevo amor, cuelga un ramo de tulsi afuera de la puerta principal o ventana de tu dormitorio. Una hoja de tulsi en la boca de un moribundo le asegura una transición pacífica de esta vida a la siguiente.

Virtudes medicinales

El tulsi mejora la vitalidad, ayuda a sanar el daño causado por estrés, coadyuva a reducir la presión arterial y colesterol, estabiliza los niveles de azúcar en la sangre y alivia problemas respiratorios, como alergias estacionales, tos y asma. Se le ha usado para bajar la fiebre, mejorar la función cognitiva, aliviar la diarrea e incluso repeler mosquitos. También puede estimular el apetito y aliviar trastornos gastrointestinales en los niños. Aplicado como tópico, remedia infecciones cutáneas, tanto las causadas por bacterias como por hongos. Muchos adaptógenos benefician a las mascotas igual que a los humanos, por lo que todas las mañanas suelo espolvorear una pizca de tulsi en polvo sobre la comida de mi perro, a manera de suplemento. Acciones: adaptógeno, analgésico, antibacteriano, anticancerígeno, antidepresivo, antiinflamatorio, antioxidante, antiespasmódico, antiviral, ansiolítico, carminativo, diaforético, digestivo, diurético, expectorante, febrífugo, galactagogo, tónico cardiaco, inmunomodulador, nootrópico, estomacal, refrescante y absorbente.

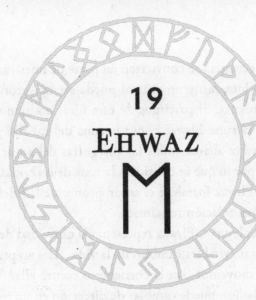

19
EHWAZ

ᛖ

Equivalente fonético: E
Caballo, confianza, relaciones

Ehwaz me entrega las riendas
del caballo que monto.
Es un aliado de confianza mientras viajo
y fuente de amor y orgullo.

Ehwaz (se pronuncia *éjuas*) se traduce como "caballo", animal sagrado en la antigua cultura germánica, y representa la relación simbiótica que ha existido durante muchos años entre humanos y caballos. Estos animales han sido empleados desde hace mucho como medio de transporte, y esta runa ilustra la importancia de que haya confianza y lealtad entre el animal y jinete. A cambio del sacrificio del caballo, el humano debe atender las necesidades del noble animal. Otros significados de Ehwaz son: movimiento, cooperación, cambio de dirección, *anima*, subjetividad, emoción, amor y animales. Si Raidho es la runa del viaje, Ehwaz representa el vehículo en el que se viaja. Las correspondencias modernas incluyen autos, trenes, motos y demás medios de transporte.

Pero los caballos no solo eran un medio de transporte, también ofrecían compañía. Los animales a los que les damos la bienvenida a nuestra vida, ya sea para que nos ofrezcan algún servicio o como mera compañía, con frecuencia se convierten en parte de nuestra familia. La amistad entre un humano y un animal puede ser tan profunda como las amistades humanas. Si partimos de esta idea, podremos entender el significado de la runa Ehwaz como la runa del caballo y del amor y la emoción. Ehwaz abarca todas las categorías del amor, incluso el amor romántico, por lo que se considera la runa de las bodas o uniones. Simbólicamente, Ehwaz fortalece el amor, promueve la fidelidad y trae buena suerte en una relación romántica.

En asuntos sicológicos, Ehwaz representa la capacidad de ajustarnos y adaptarnos a los inevitables cambios de la vida. ¿Los aceptamos o nos resistimos? ¿Nos movemos con la corriente o contra ella? Y es que la vida, como los caballos, puede cambiar de dirección en un instante, por lo que el "jinete" debe estar preparado para cualquier cosa, o corre el riesgo de caerse, literal y metafóricamente.

Ehwaz se asocia con el concepto de *anima* de Carl Jung. *Anima* es la energía femenina que todos tenemos dentro; en contraparte está el *animus*, energía masculina dentro de todo el mundo. *Anima* se refiere a la respiración, fuerza vital, espíritu, subjetividad, emoción y flujo interno de energía. *Animus* es la mente, racionalidad, objetividad, deseo y flujo externo de energía. En un extremo del espectro está el *anima* y en el otro el *animus*, y cada ser en el cosmos se encuentra en algún lugar intermedio. Cuando se considera el género en términos de espectros y proporciones podemos entender mejor el género fluido. Hoy, más que nunca, debemos comprender que el concepto de géneros binarios es simplista, pues todos estamos en algún lugar del espectro y hay un largo camino desde el punto A hasta el punto B.

En lecturas, Ehwaz suele referirse a asociaciones, al impulso de una situación, a la dirección que se debe tomar, a la salud emocional y al amor. Si aparece en una lectura con Raidho, puede indicar un viaje en el futuro cercano. Junto a Gebo, Ehwaz puede ilustrar la importancia del equilibrio entre dar y recibir en una relación. En *murkstave*, Ehwaz puede indicar el fin de una relación, desconfianza, enemigos, traición, frustración, mal manejo de emociones, disputas y falta de impulso o estancamiento.

Ehwaz nos ayuda a conectarnos mejor con la naturaleza a través de nuestros amigos en el reino animal; y no es necesario tener animales en casa. Ya sea que tengamos familiares con mascotas o familiares con animales espirituales que residan en otros reinos, hay mucho que aprender de nuestros compañeros.

Aunque en su mayoría no son salvajes, los animales domésticos aún muestran comportamientos que solo les servían en la naturaleza. Los perros entierran sus huesos (mi perro, Lunar, trata de enterrar su hueso en su cama, y es adorable) y los gatos llevan a casa sus capturas diarias como regalos, hábito que proviene de traer comida a casa para alimentar a sus crías. A mi gato, Sabbath, le encanta atrapar ratones y llevarlos a casa para mí. Imagino que debo agradecérselo. Destaco estas conductas porque no importa cuán domesticado esté un animal, simplemente no puedes quitarle lo salvaje, y eso también aplica en los humanos. Todos somos, en el fondo, animales salvajes; esa es una noción acompañada de un sentido de libertad real.

Una forma de trabajar con animales en la magia es a través de huesos y otros restos. Mucha gente está en contra de esto y entiendo por qué, pero yo solo recolecto huesos que encuentro al aire libre. Cazar y matar animales con el propósito de adquirir sus huesos o piel es algo con lo que estoy totalmente en contra.

Los huesos y otros restos llevan consigo fragmentos del espíritu que alguna vez los habitó. Siempre que encuentro huesos durante mis caminatas, me aseguro de sentarme con ellos por un momento para sentir si estarán contentos de ser mis aliados. Algunas veces me he topado con huesos o restos que emitían fuertes vibraciones, como diciendo: "¡Déjame en paz!" Los huesos que no les importa ir a casa conmigo, son limpiados, consagrados y puestos en alguno de mis altares. Una vez establecida esta relación, les presento ofrendas a cambio de ayuda en mis trabajos mágicos. Los huesos de coyote ofrecen energías rápidas y astutas, las alas de pájaro pueden usarse para representar el elemento Aire, y los huesos de tejón son adecuados para maldecir y desterrar. Algunos de los huesos que tengo son un misterio, pero tiendo a usarlos, en especial por su energía de muerte durante rituales de luna oscura o como símbolo de un final.

Cuando participamos en viajes a otros mundos tener un animal espiritual, también conocido como tótem, es invaluable. Algunos animales espirituales son protectores inquebrantables, mientras que otros transmiten sabiduría valiosa y conocimientos mágicos. Algunos son relajados, y otros tienden a mostrar un amor más duro. Algunos son temporales y otros son para toda la vida. Parte del proceso de adoptar un espíritu animal como compañero radica en confiar en que se nos dará cuando lo necesitemos. La intuición es fundamental cuando confiamos en seres de otros mundos, porque no todas las entidades que se nos presentan tienen intenciones inofensivas. Uno de los grandes beneficios de viajar con un compañero es, precisamente, tener ese sentido adicional de discernimiento.

Sin importar cómo elijas trabajar con los animales en tu práctica, lo más importante es mostrarles el respeto que se merecen. Tienen mucho que enseñarnos. Los que recibimos en nuestros hogares y familias nos brindan un asombroso regalo de amor incondicional. No es de extrañar que los animales estén representados por la runa del amor.

Una lección importante que debemos aprender de los animales es a ser aceptantes y plenamente conscientes. Ellos viven en el aquí y el ahora. En gran medida, viven sin la carga o necesidad de tener que definirse a sí mismos o presentarse de alguna manera que no sea exactamente como son. Observa a los animales que hay a tu alrededor, ya sea domésticos o silvestres: no les importa que seamos **paganos, brujos o humanos**, porque los títulos y etiquetas no significan nada para ellos. Así que desafía la forma en que te ves a ti mismo. ¿Quién eres debajo de los títulos, etiquetas y expectativas que te impone la sociedad? ¿Cuándo y con qué frecuencia sale el animal salvaje que hay en tu interior? Si aún no lo haces, te invito a que practiques el "Ritual de la cebolla" que aparece en la página 174. Si tienes animales en casa, considera quién eres a sus ojos; e igual que ellos, elige vivir siempre tu verdad. ¡Salve, Ehwaz!

CORRESPONDENCIAS DE EHWAZ

ELEMENTO	Agua
ZODÍACO	Piscis
PLANETA	Neptuno
FASE LUNAR	Luna creciente
TAROT	2 de copas
CRISTAL	Rodocrosita
CHAKRA	Sacral
DEIDADES	Áine, Artemisa, Epona, Karaerin, Parvati y Rhiannon
PLANTAS	Azotalenguas, tilo, levístico, mejorana, avena, trébol rojo, rosa y escutelaria

Estas plantas de Ehwaz tienen una naturaleza gentil y resultan ideales para trabajos de amor, confianza y curación. Son especialmente protectoras de los animales y trabajan para fortalecer los vínculos entre los humanos y el resto del reino animal.

Azotalenguas
(*Gallium aparine*)

Debido a que la azotalenguas es pegajosa y tiende a adherirse a cualquier cosa con la que entre en contacto, a menudo se utiliza para ayudar al practicante a obtener lo que desea. La azotalenguas simboliza manifestación, por lo que es una planta popular para hechizos de amor y dinero. Agrégala a mezclas de incienso o cuelga ramos en las bodas para atraer suerte y fortaleza a la unión. Para hacer un amuleto de bendición para una unión, usa ramitas y algo de cuerda para hacer una runa Ehwaz, y termínala envolviendo azotalenguas fresca alrededor de las ramitas. Cuélgala sobre la cama de la pareja o, si se está celebrando una boda, ponla sobre el altar donde se hará el intercambio de votos.

Virtudes medicinales

La azotalenguas ayuda a limpiar la sangre y desintoxicar el sistema linfático y los riñones. Tonifica, tensa y mejora la piel, por lo que es buena para tratar el acné, eccemas, soriasis, neurofibromatosis, abscesos, quemaduras solares y picaduras de insectos. Aplícala como cataplasma para el cuidado de heridas. Por ser un fuerte diurético, es ideal para tratar infecciones del tracto urinario y vejiga, además de promover la disolución de cálculos renales. También ayuda a reducir la presión arterial alta. Las raíces son efectivas para aliviar dolores de muelas persistentes. Acciones: alterante, anticancerígena, antiinflamatoria, astringente, diaforética, diurética, febrífuga, hepática, tonificante renal, vulneraria, refrigerante y absorbente. Debe evitarse en caso de diabetes.

Tilo
(*Tilia* spp.)

¿Será coincidencia que el tilo tenga hojas en forma de corazón y que al mismo tiempo se relacione energéticamente con el amor y las emociones saludables? La teoría de las signaturas nos dice que no. El tilo aporta sus habilidades mágicas y fortalece el amor al fomentar la salud y longevidad de las relaciones. Esto es ideal no solo para el romance, sino también para relaciones de amistad y familia. Las energías del tilo son calmantes y reconfortantes, por lo que ayudan a apaciguar una mente alterada (algo sumamente necesario antes de realizar cualquier tipo de magia). Sus flores, en particular, sanan el corazón y son motivadoras, pues sirven para infundir esperanza y optimismo a quienes estén cerca. En la tradición alemana, al tilo se le creía hogar de criaturas mágicas, como dragones, hadas y elfos.

Virtudes medicinales

El tilo, también conocido como tilia, es una medicina valiosa gracias a su capacidad para combatir los síntomas del resfriado y la gripe, como congestión y dolor sinusal, dolores de garganta, tos y fiebre. Favorece la liberación de serotonina, neurotransmisor necesario para estabilizar los estados de ánimo. Sus flores son emolientes, lo que favorece una piel suave y saludable al fortalecer la elasticidad. Tomar té de tilo es una forma rápida y fácil de tratar condiciones inflamatorias, como tensión, artritis, dolores de cabeza y gota. Acciones: antiinflamatorio, antiespasmódico, ansiolítico, descongestionante, emoliente, sedante, refrigerante y absorbente. Evita usarlo en exceso en casos de enfermedades cardiacas. Evítalo durante el embarazo o lactancia.

Levístico
(*Levisticum officinale*)

El levístico es una planta del amor, sobre todo del amor propio, que nos recuerda ser amables con nuestra persona y priorizar nuestra autoprotección. El levístico es un aliado de quienes tienen una autoestima baja. Claro que también puede aplicarse al amor que involucra a otras personas. Si esperas conocer a alguien, pon una hoja de levístico y una *bindrune* de Ehwaz y Kenaz en un saquito o amuleto que deberás mantener contigo. De ser posible, renueva la hoja cada dos días hasta que tengas éxito y conozcas a esa persona especial. No dejes de salir para conocer gente nueva. Hacer magia para atraer una nueva pareja no te servirá de nada si no sales para conocer a nuevas personas.

Virtudes medicinales

El levístico es ideal para la salud urinaria. Es un acuarético, lo que significa que fomenta la micción sin pérdida de electrolitos y ayuda a prevenir cálculos renales. Se puede usar para tratar tanto la dismenorrea como la amenorrea. Adicionalmente, esta planta perenne contrarresta la indigestión, mala circulación, bronquitis, además de reducir la irritación de los pulmones y disolver flemas del tracto respiratorio. Las cataplasmas o ungüentos hechos con su raíz curan trastornos de la piel y dolor en las articulaciones. Ya maduras, sus semillas pueden masticarse para ayudar a una digestión adecuada. Acciones: antibacteriano, acuarético, carminativo, diaforético, digestivo, diurético, emenagogo, expectorante, estimulante, cálido y absorbente. Evítalo durante el embarazo y lactancia. Debe evitarse en casos de enfermedad renal.

Mejorana
(*Origanum majorana*)

La mejorana es una hierba mágica de purificación, amor y protección, cuyas energías se enfocan en curar las relaciones tensas. Ayuda a encontrar pareja mientras protege contra individuos con malas intenciones. Como hierba del amor está consagrada a Afrodita, diosa griega del amor y la belleza. Una ofrenda de mejorana es perfecta para cualquier deidad que se ajuste al arquetipo del amante, incluyendo a Parvati, Venus, Hathor o Freyja. Pero no funciona para la lujuria y la simple atracción, sino más bien cuando se desea una compañía verdadera y un amor duradero. También es una hierba fúnebre adecuada para ritos de muerte, entierros y para ayudar con el dolor de aquellos que se quedan atrás. Al ser una hierba del amor, belleza y muerte, es la ofrenda perfecta para las tumbas de los seres queridos fallecidos, especialmente durante Samhain. Si la mejorana no está disponible, el orégano es un reemplazo adecuado.

Virtudes medicinales

La mejorana calma dolores de cabeza y de muelas, flatulencias excesivas, indigestión, edemas y problemas respiratorios. Es beneficiosa para quienes sufren insomnio o ansiedad. Su aceite esencial se usa para aliviar el estrés y estimular el estado de ánimo. Agrega la hierba o unas gotas de su aceite esencial a un baño nocturno para relajar mente y cuerpo. Por tradición, la hierba en polvo se ha usado como rapé para inducir el estornudo. La mejorana es rica en antioxidantes y protege la piel contra los efectos perjudiciales que producen los radicales libres. Acciones: antibacteriana, antifúngica, antiespasmódica, carminativa, diaforética, digestiva, diurética, emenagoga, expectorante, nervina, estimulante, caliente y absorbente. Evita su aceite esencial durante el embarazo.

Avena
(*Avena sativa*)

Si las plantas pudieran dar abrazos, la avena sería la primera en envolver sus tallos a tu alrededor cuando necesitas consuelo. La avena se asocia con la luna nueva y los comienzos, pues apoya la reinvención personal, especialmente después de periodos difíciles. Beneficia a quienes se recuperan de la adicción a sustancias y brinda parte del apoyo necesario en las primeras etapas de sobriedad. El aumento y la prosperidad también caen bajo la consigna de tan alentadora planta, lo que la convierte en opción ideal como ingrediente en amuletos y pociones de abundancia. En Escocia, las galletas llamadas *bannocks,* una delicia tradicional para celebrar los sabbats, están hechas de avena.

Virtudes medicinales

Las espigas verdes de la avena aparecen antes de la plena maduración de la planta, y son un maravilloso remedio vegetal para niños hiperactivos, con TDAH o que se agiten fácilmente. La avena puede tomarse como té o añadirse al agua de baño. Los baños de avena son una forma fantástica de calmar la piel irritada, eccemas, neuralgia y fibromialgia. Su alto contenido de silicio coadyuva a fortalecer el cabello, la piel y las uñas. Debido a su utilidad para equilibrar y fortalecer el sistema nervioso, las espigas verdes funcionan bien para quienes están recuperándose de adicción a alguna sustancia. Ayuda a aliviar dolores de cabeza por tensión, síndrome premenstrual, estrés postraumático, depresión, agotamiento nervioso y desequilibrios hormonales. Las espigas verdes también ayudan en momentos de convalecencia y debilidad, y aumentan la resistencia. Históricamente, la avena se usó como medicina contra la lepra. Acciones: antidepresiva, depurativa, demulcente, diaforética, diurética, emoliente, nervina, nutritiva, tonificante, neutra e hidratante. Úsala con precaución en caso de alergias al gluten.

Trébol rojo
(*Trifolium pratense*)

El trébol rojo confiere suerte y pureza a cualquier magia en la que se aplique, pero es particularmente útil en asuntos del amor, protección, limpieza y dinero. Esta planta tiene predilección por los animales domésticos y los protege de enfermedades y depredadores. El trébol rojo brinda consuelo a quienes enfrentan la pérdida de un animal querido. Tengo un altar dedicado a mis animales fallecidos; allí guardo sus cenizas, su pelo en frascos, huellas, fotos y mucho trébol rojo. Báñate en sus flores o ponlo en un ramo decorativo para atraer prosperidad y amor.

Si encuentras al esquivo trébol de cuatro hojas, adjúntalo a un amuleto de la suerte y llévalo contigo siempre para atraer la buena fortuna.

Virtudes medicinales

Con las lindas y abultadas flores del trébol rojo se prepara una infusión herbal con un agradable sabor dulce, que respalda la salud y el bienestar en general. El trébol rojo limpia la sangre a profundidad, fortalece los huesos, fomenta la salud del corazón y equilibra las hormonas. La planta trata con eficacia diversas afecciones cutáneas, como quemaduras, soriasis y eccemas. Incluso brinda alivio tópico para el cáncer de piel. También es un remedio adecuado para dolencias respiratorias que deriven en tos grave. El trébol rojo contiene fitoestrógenos, los cuales respaldan el alivio de diversos síntomas de la menopausia, en particular los sofocos. Puede prevenir cánceres relacionados con el estrógeno y es utilizado en tratamientos holísticos para personas con cáncer de mama. El trébol rojo se puede tomar para aliviar calambres y senos adoloridos durante la menstruación. Acciones: depurativo, analgésico, antiespasmódico, colagogo, diaforético, diurético, estrogénico, expectorante, linfático, nervino, nutritivo, pectoral, vulnerario, refrescante y equilibrante.

Rosa
(*Rosa* spp.)

Conocida como la "reina de las flores", la rosa es la personificación del amor y la belleza. Las energías de esta flor venusiana son perfectas para hechizos de amor de cualquier tipo. En mi experiencia personal, he aprendido que las rosas son poderosas para ayudar a cuidarse y amarse a uno mismo. Las flores o pétalos se pueden ofrecer durante invocaciones al Divino Femenino, así como a los ancestros y deidades. Incluye sus pétalos en elixires, tés e inciensos afrodisiacos. Como símbolo de la feminidad, la rosa tiene una fuerte conexión con la magia lunar. Las rosas, de cualquier color, son una elección popular para hacer ramos de novia y decoraciones con una atmósfera llena de amor. Las partes de esta conocida flor se pueden utilizar para varios tipos de magia. En el primer capítulo diserté sobre la afinidad de los escaramujos de rosa para el éxito. Las espinas son simbólicas de Thurisaz y, por lo tanto, funcionan bien en la magia defensiva. Y no olvidemos la magia según el color: rosa roja para el romance, rosa para la amistad, amarilla para la alegría y blanca para la inocencia y espiritualidad. Pon pétalos de rosa en tu baño antes de una noche de *l'amour*, o simplemente cuando quieras darte un lujo. Para contrarrestar sentimientos de cinismo y apatía, traza con una cuchara la runa de Ehwaz en el té de rosa y, mientras lo bebes, siente gratitud y amor.

Virtudes medicinales

La rosa posee un efecto refrescante que alivia quemaduras y calma la ira "caliente". Tener un atomizador con agua de rosas es un remedio simple y efectivo contra las quemaduras solares. Su astringencia trata el exceso de mucosidad, hemorroides y diarrea, y su aceite esencial sirve en la aromaterapia para relajar y aliviar estados melancólicos. La rosa también ayuda a reducir el colesterol alto. Acciones: depurativa, antibacteriana, antidepresiva, antioxidante, antiespasmódica, afrodisiaca, astringente, cardiotónica, descongestionante, expectorante, refrigerante, sedante, refrescante y absorbente.

Escutelaria
(*Scutellaria lateriflora*)

La escutelaria está vinculada a juramentos, contratos y votos, por lo que es la hierba perfecta para iniciaciones y bodas. Asegura la fidelidad en las relaciones románticas. En el caso de relaciones que necesiten reparación o que estén impregnadas de rabia, esta planta ayuda a suavizar emociones intensas y reemplazar el resentimiento con bondad. Úsala en hechizos para lograr la reconciliación entre amigos, amantes o miembros de la familia. Quienes viven con su pareja (o parejas) romántica, pueden poner un poco de escutelaria y una runa Ehwaz debajo del colchón para garantizar fidelidad y una unión bendecida. Reemplaza la planta cada par de meses para mantener las energías frescas. La escutelaria es increíblemente útil en hechizos y rituales para remover adicciones. También funciona para anclar el espíritu al cuerpo durante los trances y viajes astrales. Debido a sus cualidades nervinas y sedantes, la escutelaria es bastante beneficiosa para entrar en meditación profunda y trance.

Virtudes medicinales

La escutelaria es ligera y relajante, por lo que ayuda a calmar problemas como el insomnio, TDAH, miedos y una mente generalmente caótica. Trata el malestar estomacal nervioso y la indigestión que tiende a acompañarlo. Es un remedio ideal para resfriados, dolores de cabeza por tensión y mareos. Aumenta las endorfinas, lo que ayuda a aliviar los efectos de la abstinencia de drogas o alcohol para quienes están en proceso de desintoxicación. Acciones: analgésica, antibacteriana, antioxidante, antiespasmódica, ansiolítica, astringente, amarga, diurética, hipotensora, neuroprotectora, nervina, sedante, tonificante de la médula espinal, vasodilatadora, fría y absorbente. Úsala con moderación, pues su uso excesivo puede dañar al hígado. Evítala durante el embarazo y la lactancia.

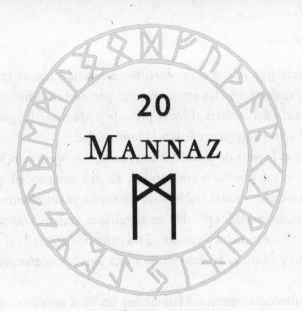

20
MANNAZ

Equivalente fonético: M
Humanidad, comunidad, inteligencia

Mannaz es humanidad,
conciencia y mente despierta.
Nuestras tribus brindan apoyo
y ningún miembro es abandonado.

Mannaz (se pronuncia *mánas*) se traduce como "humanidad" o "ser humano", algo fácil de recordar dado su nombre. En el capítulo 19 discutimos sobre animales, *anima*, emociones y subjetividad con Ehwaz. Ahora, con Mannaz nos centraremos en la humanidad, *animus*, lógica y objetividad. Estas runas son las dos caras de la moneda, y juntas promueven el equilibrio.

Aunque Ehwaz y Mannaz son similares en apariencia, lo que las separa es Gebo, la runa de regalos, reciprocidad y armonía. Todo esto se encuentra en Mannaz. La forma de la runa evoca la imagen de dos personas mirándose mientras se abrazan. Los seres humanos necesitamos de otros humanos por muchas razones, y las personas que se agrupan en colectivos necesitan poder depender unas de otras. Sin un apoyo mutuo y un intercambio adecuado, la estructura de una relación o comunidad se debilita y podría derrumbarse. Los humanos somos instintivamente comunitarios, buscamos a personas afines para entablar amistad o algún tipo de asociación. Mannaz también tiene relación con el talento y la creatividad, es decir, con las artes, un concepto exclusivamente humano. En la secuencia del Futhark, Ehwaz precede a Mannaz, de igual manera que todo el reino animal precede a la humanidad.

Mannaz es la runa de la conciencia, razón, inteligencia, talento, análisis, orden social, familia y comunidad. Es una runa social que representa comunidades unidas trabajando juntas hacia un objetivo común. Hoy, dichas comunidades pueden ser familiares, amigos, compañeros de trabajo, aquelarre o incluso vecinos. Esta runa nos recuerda el potencial del colectivo y cómo cada individuo es una parte pequeña pero crucial del todo.

En la mitología, aunque Mannaz era un dios nórdico poco conocido, es considerado el antepasado del que todos los humanos descienden. La runa también tiene conexiones con el guardián de los dioses, Heimdall, que reside en el puente que separa Midgard de Asgard.

A nivel sicológico, Mannaz es la runa de la academia. Se le conoce como una *hugrune* o runa de la mente y pensamiento. Este término proviene de los cuervos de Odín: Huginn (pensamiento) y Muninn (memoria). Por lo tanto, Mannaz se refiere a la objetividad y la lógica. Es el *animus* dentro de todos nosotros, independientemente del género.

En las lecturas, Mannaz puede estar pidiéndole a alguien que analice su papel en una comunidad o grupo. O puede indicar la necesidad de pedir u ofrecer ayuda. Si aparece junto a Ansuz, la lectura podría denotar la importancia de tener una comunicación saludable. Y con Othala es probable que la atención se centre en la familia inmediata. Otros significados incluyen patrones de pensamiento, de estudio y la necesidad de estructura. En *murkstave*, la runa de la humanidad puede indicar misantropía, ostracismo, aislamiento, egoísmo, pensamientos ilógicos o irracionales o enemigos.

Cuando consideré cómo contribuye Mannaz al proceso de la renaturalización o volver a lo salvaje, se me ocurrió que la *hugrune* sería útil para ilustrar lo que puede ser perjudicial para la conexión entre el ser humano y la naturaleza. Me refiero a una mentalidad basada únicamente en la lógica. Claro que esto no significa que la lógica sea menos importante que el pensamiento abstracto e intuitivo. Ambos, la lógica y la intuición, son de inmensa importancia en esto que llamamos vida, y los dos elementos se equilibran entre sí. No obstante, algunas situaciones podrían requerir más de uno que del otro.

Al igual que la magia y la brujería, la naturaleza no puede abordarse solo con lógica e intelecto; los sentimientos y el corazón son esenciales. A manera de ejemplo hablaré sobre mis primeros años practicando la meditación en trance. En resumidas cuentas, he de confesar que fueron extremadamente frustrantes. No importaba cuánto leyera y aprendiera sobre el tema, simplemente no podía entrar con éxito en un estado de trance. Probé todas las técnicas que aprendía, pero una y otra vez me decepcionaba. Con el tiempo me di cuenta de que estaba abordando la práctica del trance desde un punto de vista exclusivamente intelectual. En realidad, lo que ocurre es que uno no puede **pensar** en entrar en trance. Cuando dejé de tratar de "descifrar" y "me solté", logré entrar en trance. Es más fácil decirlo que hacerlo, claro, pero es un hecho lo conseguí. Lo mismo debe aplicarse a la magia y a la comunión con la naturaleza. Para tener éxito en los asuntos que estamos tratando, tenemos que dejar de lado los métodos tradicionales de pensamiento y activar una parte más sutil de nosotros mismos. Necesitamos ceder un poco para este tipo de quehaceres.

En el capítulo 4 hablé sobre la comunicación con el mundo que nos rodea, específicamente con las plantas. Comenté sobre la lucha que sostuve para lograr tal tipo de comunicación y cómo experimenté la misma decepción y frustración respecto de mi enfoque exclusivamente lógico. Y es que soy sol en Capricornio y luna en Virgo, lo que me hace tener una mente excesivamente analítica. Digamos que escepticismo y exceso de reflexión son mis superpoderes. Pero cuando retomé mi práctica de brujería en la adultez, tuve que hacer un esfuerzo consciente para dejar atrás mi incredulidad. De hecho, durante varios meses escribí en mi agenda "no seas incrédula", como recordatorio. Por fortuna, con el tiempo he mejorado mucho en ese aspecto.

Curiosamente, los científicos creen que el pensamiento intuitivo ocurre cerca de la glándula pineal, a la que solemos referirnos como el tercer ojo; su apariencia es muy similar al Ojo de Horus. Los espiritualistas consideran que esta parte del cerebro es el asiento del alma, y la apertura del tercer ojo comienza con el ejercicio de la intuición. Esto se logra mediante la meditación, al familiarizarnos con nuestros sueños, o a través de diversos tipos de adivinación, como el *scrying* (mirar en el agua o cristales), el tarot y las runas.

La siguiente meditación está destinada a despertar tu mente sutil e intuitiva. Piensa en ella como una forma de limpiar las impurezas del tercer ojo, porque cuanto más practiques tipos similares de meditación, más fuertes se tornarán tus sentidos sutiles.

Debido a que la glándula pineal es sensible a la vibración, comienza la sesión con un cuenco sonoro, campanas o música relajante de fondo (algo que no te resulte distractor) y adopta la postura de meditación que mejor funcione para ti. A mí me funciona sentarme cruzada de piernas en el suelo, con un cojín debajo del trasero para evitar tensión en la espalda. Antes de comenzar, puedes ungir tu tercer ojo con aceite.

Cierra los ojos y dispón las palmas de tus manos hacia arriba. Haz algunas inhalaciones lentas y profundas por la nariz y exhala por la boca. Con cada inhalación, imagina un haz de luz violeta que inunda tu torso y luego se extiende por brazos y piernas, hasta que finalmente llega a tu cabeza, donde se detiene y resplandece intensamente en tu glándula pineal o tercer ojo. Todo tu cuerpo está lleno de luz violeta, pero es más brillante en el tercer ojo. Mantén tu atención ahí. Respira normalmente, pero a cada inhalación "siente" y "ve" cómo la luz violeta se vuelve más brillante, hasta pulsar ligeramente al ritmo de tu corazón. Presta mucha atención a la sensación que te da la luz violeta. ¿Es cálida? ¿Sientes algún hormigueo? ¿Te sientes mareado? ¿Sientes algún tipo de emoción en particular? Observa con detenimiento todo esto, sin juzgar ni analizar.

Haz que cualquier pensamiento aleatorio que surja en tu cabeza se vaya suavemente, como si fuera llevado por una corriente. Si te distraes, simplemente vuelve tu atención al tercer ojo y siente cómo se abre entre tus cejas. Continúa con la meditación hasta que sientas que está completa. Para quien no acostumbre a meditar, hacerlo con incrementos de cinco a diez minutos en cada sesión es un excelente comienzo. Si la luz violeta te hace sentir demasiado energizado, planta tus pies y manos en el suelo para que el exceso de energía fluya hacia abajo. Para mejores resultados, te recomiendo probar esta meditación durante la luna llena o en momentos liminales, como solsticios o equinoccios. Si es posible, hazlo con un compañero o un grupo; después de todo, Mannaz tiene que ver con la comunidad y con compartir experiencias. Comparte tus impresiones con los demás. ¡Salve, Mannaz!

CORRESPONDENCIAS DE MANNAZ

ELEMENTO	Aire
ZODÍACO	Virgo
PLANETA	Mercurio
FASE LUNAR	Cuarto creciente
TAROT	El Emperador y As de espadas
CRISTAL	Apatita
CHAKRA	Garganta
DEIDADES	Atenea, Heimdall, Ogma, Papa Legba, Seshat, Tenjin y Thot
PLANTAS	Alcaravea, ginkgo, gotu kola, hierba limón, romero y hierbabuena

Alcaravea
(*Carum carvi*)

Las semillas de la alcaravea sirven de apoyo a quienes buscan sabiduría verdadera y quieren mantener una mente abierta. La alcaravea fortalece la memoria y función cognitiva en general, y es una excelente hierba para el estudio. Pon alcaravea en tu almohada, junto con artemisa y lavanda, para que te ayuden a recordar tus sueños. La tradición sostiene que cualquier artículo que contenga semillas de alcaravea no puede ser robado, y un lavado hecho con las semillas puede usarse con el mismo propósito. Colocar manojos de la planta en las entradas de una casa o negocio disuadirá a los ladrones de entrar. Poner un plato lleno de semillas debajo de la cuna de un niño desalentará a entidades malintencionadas de acercarse.

Virtudes medicinales

La alcaravea es bastante similar en sabor al anís y al hinojo, por lo que puede ser un delicioso té que ataca con eficacia todo tipo de indigestión. Sus semillas sirven para aliviar la acidez estomacal, náuseas, abotagamiento y flatulencias excesivas. Las semillas de alcaravea ayudan a mejorar el apetito, alivian la tos y los cólicos menstruales, fomentan la producción de leche materna y son un remedio seguro para tratar la indigestión en los niños. Haz gargarismos con ellas para aliviar dolor de garganta. Acciones: anticancerígena, antiespasmódica, aromática, carminativa, digestiva, diurética, expectorante, galactagoga, estimulante, estomacal, tonificante, caliente.

Ginkgo
(*Ginkgo biloba*)

Después del bombardeo nuclear de Hiroshima, el ginkgo fue la primera planta en regenerarse y, de manera sorprendente, con ninguna mutación genética. Seis árboles sobrevivieron a la explosión y siguen vivos y en buenas condiciones en la actualidad. El ginkgo representa resiliencia. Es una de las plantas más antiguas, pues se remonta a la época de los dinosaurios. En Japón, el ginkgo es considerado sagrado, por lo que suele plantarse en lugares de culto. Este antiguo árbol de la sabiduría promueve la inteligencia, la claridad y la inspiración. Es un verdadero aliado de quienes estudian las artes ocultas y los misterios. Siendo el más vetusto de los árboles, el ginkgo es ideal para hechizos de longevidad y comunicación con los ancestros. Sus semillas representan la fertilidad masculina y prestan sus poderes a diversas formas de magia del amor y reproducción. A fin de estimular la mente para la adivinación, los viajes astrales o la magia de cualquier tipo, muele hojas secas de ginkgo hasta obtener un polvo fino; luego, agrega un poco de aceite de oliva, y con un dedo bañado en este aceite, traza el símbolo de Mannaz en la frente. Siente e imagina cómo el símbolo brilla con una luz dorada intensa, disipando cualquier neblina mental que pudiese bloquear tu trabajo. Este también es un excelente ejercicio para estimular la memoria.

Virtudes medicinales

Mejor conocidas por su capacidad para fortalecer la memoria y cognición, las hojas de ginkgo favorecen la salud del cerebro en general. Mejora la circulación cerebral y reduce el riesgo de sufrir un accidente cerebrovascular, además de mitigar los síntomas de demencia, ansiedad y algunas enfermedades mentales. Ayuda a aliviar mareos, tinnitus, mal de montaña y vértigo. Es un potente antiinflamatorio que funciona bien en el tratamiento de la artritis, síndrome del intestino irritable, dolores de cabeza relacionados con la inflamación y esclerosis múltiple. Promueve la salud ocular al mejorar la circulación. Se le usa para tratar la disfunción sexual masculina y es un remedio valioso para asma y alergias. Para aliviar el silbido en el pecho, ingiere una decocción hecha con sus semillas. Acciones: adaptógeno, anticoagulante, antiinflamatorio, antioxidante, antiespasmódico, ansiolítico, tónico cerebral, hipotensor, nootrópico, vasodilatador y neutral. Evita consumirlo en exceso, pues en grandes dosis podría ser tóxico. Quienes toman anticoagulantes deben consultar a un profesional de la salud antes de ingerir ginkgo.

Gotu Kola
(*Centella asiatica*)

Al igual que el ginkgo, el gotu kola o centella asiática refuerza la mente. Debido a que es una planta de la memoria, quemarla como incienso es una ofrenda apropiada para los seres queridos fallecidos o ancestros en general, sobre todo si se combina con romero. El gotu kola se aplica al desarrollo y equilibrio del chakra corona y, por añadidura, mejora los poderes psíquicos. Es ideal para contrarrestar el olvido y deterioro mental. Úsalo junto con ginkgo y Mannaz para respaldar una función mental óptima.

Virtudes medicinales

Gotu kola es un verdadero alimento para el cerebro que apoya una función cerebral saludable, especialmente la concentración, los estados de alerta y la memoria. Trata la ansiedad, amnesia, demencia, senilidad y fatiga. Como tónico rejuvenecedor de longevidad, es un maravilloso suplemento para las personas mayores. En la medicina ayurvédica se le valora por su capacidad para reparar tejidos, por lo que a menudo se aplica tópicamente para tratar afecciones cutáneas graves, como lepra. También ayuda a prevenir cicatrices. El gotu kola alivia dolores causados por la artritis y equilibra las glándulas suprarrenales. Como diurético suave, estimula la liberación del exceso de toxinas. Acciones: adaptógeno, antiinflamatorio, antioxidante, afrodisiaco, desintoxicante, digestivo, diurético, nervino, nootrópico, sedante, tónico, vulnerario, refrigerante y absorbente. Si se toman anticoagulantes, hay que consultar a un profesional de la salud antes de ingerir gotu kola. En grandes dosis puede provocar dolores de cabeza y mareos. Debe evitarse si hay hiperactividad tiroidea.

Hierba limón
(*Cymbopogon citratus*)

Las energías de la hierba limón poseen una inocencia y pureza casi infantiles, similares a las que se emplean en limpiezas suaves. En incienso, proporciona un fresco aroma a limón que fomenta la apertura de la mente, una memoria mejorada, comunicación más clara, mayor claridad mental, creatividad y enfoque. La hierba limón ayuda a cualquier buscador a encontrar la verdad, en especial respecto de los misterios ocultos. Como hierba para té o de baño, la planta prepara al practicante para la adivinación y otras tareas psíquicas, al tiempo que expulsa energías densas y desfavorables. Junto con sus cualidades para fortalecer la mente, la hierba limón también guarda afinidad con la magia del amor y atracción. Combínala con Mannaz para atraer el éxito en una primera cita.

Virtudes medicinales

La hierba limón alivia gran variedad de problemas digestivos, como flatulencia y abotagamiento. Es un remedio digestivo suave pero efectivo para los niños. Su aceite esencial estimula una mente alerta y ayuda a aliviar la depresión leve. Masajeado en la piel, el aceite diluido de la hierba limón alivia el dolor de artritis, calambres musculares y espasmos, así como afecciones cutáneas fúngicas, como la tiña o el pie de atleta. La hierba limón induce la sudoración, lo que ayuda a reducir la fiebre. Si tienes problemas para dormir, ya sea por insomnio o ansiedad, tomar está planta en té caliente ayuda a conciliar el sueño. La hierba limón es un repelente natural contra mosquitos. Acciones: analgésica, antibacteriana, antiinflamatoria, antiviral, ansiolítica, diaforética, digestiva, sedante y refrigerante.

Romero
(*Salvia rosmarinus*)

El romero está íntimamente asociado a la memoria y concentración por sus vínculos con el dios Odín, cuyos dos cuervos, Huginn (pensamiento) y Muninn (memoria), vuelan cerca y lejos recopilando información para su amo. Al estar asociado a la memoria, el romero es perfecto para honrar y recordar a seres queridos que han fallecido. Es una hierba de Samhain, debido a sus vínculos con la muerte y sus cualidades protectoras, que nos resguardan contra espíritus traviesos que traspasan el velo cuando temporalmente se encuentra delgado. Acostumbro a usar romero para aumentar mi concentración y memoria, sobre todo durante mis estudios pues, aunque soy ratón de biblioteca, me distraigo fácilmente. Si eres como yo y tiendes a divagar y a pensar en cosas vergonzosas que hiciste hace quince años, para luego darte cuenta de que apenas has leído una página, el romero es la hierba para ti. Para las personas que lidian con la pérdida de memoria, la combinación de Mannaz y romero fortalece la función cognitiva. El denso humo del incienso de romero es un purificador fuerte, ideal para combatir enfermedades y aflicciones.

Virtudes medicinales

El romero ha sido utilizado como medicina en África, Asia y Europa durante casi diez mil años, y hoy sigue usándose para mejorar la memoria y concentración. Estimula la circulación hacia el cerebro y contiene propiedades antioxidantes que protegen los vasos sanguíneos internos. Por sus efectos en los vasos sanguíneos del cerebro, es útil para tratar dolores de cabeza y migrañas. También ayuda a prevenir y remediar la pérdida de memoria, depresión, reumatismo, molestias digestivas y presión arterial baja. Es rico en hierro y vitamina C y es un maravilloso aditivo para tópicos destinados a tratar quemaduras, heridas, eccemas, soriasis y ciática. Acciones: antidepresivo, antioxidante, antirreumático, antiséptico, carminativo, tónico cerebral, expectorante, caliente y seco. Es venenoso en grandes dosis y no debe ingerirse a largo plazo. Evítalo durante el embarazo, salvo en cantidades apropiadas a las artes culinarias. Las personas con epilepsia deben evitar su aceite esencial. Evítalo también si tienes alergia a la aspirina.

Hierbabuena
(*Mentha spicata*)

Las vibraciones refrescantes de la hierbabuena son perfectas para purificar objetos, espacios y personas. Sin importar cómo decidas usarla, ya sea como té, incienso o aceite esencial, la hierbabuena promueve la recuperación, buena salud, renovación y éxito. Al igual que su pariente cercana, la menta, es excelente para rituales de sanación, especialmente en lo que respecta a enfermedades de los pulmones. Úsala en cualquier presentación para calmar la ira y ansiedad. La hierbabuena fomenta la comunicación saludable entre parejas, ya sean amantes o socios comerciales y, como atrae paz y claridad mental, es un verdadero aliado herbal para la meditación. Cuando te sientas triste o simplemente fuera de lugar, añade hierbabuena a tu baño para restablecerte y elevar tu ánimo.

Virtudes medicinales

La hierbabuena es más suave que la menta, lo que la vuelve una maravillosa hierba para algunos trastornos en los niños, como hipo, indigestión, vómito y fiebres. Para ayudar a aliviar el estrés, agrega aceite esencial de hierbabuena a un difusor. Para las embarazadas que experimentan náuseas matutinas, vespertinas o nocturnas, la hierbabuena es un remedio seguro que brinda alivio suave. Su sabor y el aroma ayudan a disuadir antojos de azúcar. También ayuda a reequilibrar las hormonas femeninas. Si los niveles de testosterona son muy altos en una mujer, podría aparecer vello facial no deseado; la hierbabuena ayuda a prevenirlo al disminuir la testosterona. Acciones: analgésica, antioxidante, antiespasmódica, antifúngica, carminativa, digestiva, diurética, febrífuga, estimulante, estomacal, refrigerante, cálida y absorbente.

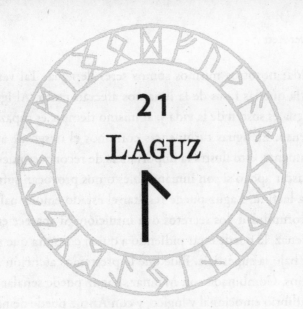

21
LAGUZ

ᛚ

Equivalente fonético: L
Emociones, intuición, sueños

Yo soy puro y bendito
al nadar en sus profundidades.
Con la marea yo fluyo y refluyo,
a dónde llegaré... No lo sé

Laguz (se pronuncia *lágus*) es una de las cuatro runas asociadas al Divino Femenino, junto con Hagalaz, Perthro y Berkana. Se traduce como "agua" y posee las características clásicas ocultas del elemento Agua, como energía lunar, intuición, emoción, sueños, habilidades psíquicas e imaginación. Laguz es posiblemente la runa patrona de la *völva*, vidente y bruja femenina nórdica, debido a su asociación con los mensajes sutiles, trabajo con espíritus, adivinación y proyecciones astrales.

Gracias a su vínculo inextricable con la magia y la luna, Laguz es una aliada maravillosa para quien practique magia de cualquier tipo. Laguz activa y fomenta el fortalecimiento de los sentidos sutiles para entender mejor, tanto nuestro entorno como las energías internas. Puede ayudarnos a explorar nuestras profundidades en busca del poder individual.

Laguz ayuda a procesar las emociones que, como el agua, pueden manifestarse como un estanque tranquilo o como tsunami furioso. El agua da vida; nosotros mismos somos seres de agua. Tal vez esa es la razón por la que las fases de la luna nos afectan tanto. Al igual que el fuego, el agua es sostén de la vida y, al mismo tiempo, es capaz de causar daño inmenso. En aguas turbulentas corremos el riesgo de ahogarnos. Metafóricamente, esto ilustra la importancia de reconocer nuestras emociones y buscar apoyo si son inmanejables o nos provocan sufrimientos.

En una lectura, Laguz puede resaltar el estado emocional actual, el amor, la profundidad, los secretos o la intuición. Si aparece en una lectura con Kenaz, le puede estar pidiendo a quien consulta que ilumine lo que oculta bajo la superficie. Pide que le prestemos atención a la intuición y sueños. Combinada con Mannaz, Laguz puede señalar la necesidad de equilibrio emocional y lógico, y con Ansuz puede demandar que prestes atención a los mensajes que te llegan en sueños. Invertido, en *murkstave*, puede denotar bloqueos, emociones mal manejadas, confusión, depresión, pesadillas o incluso negligencia espiritual.

Laguz se centra en la profundidad y capacidad de ver debajo de la superficie. Es una runa de complejidad, al igual que la psiqueppsique humana. Cuando Kenaz y Laguz se combinan, la implicación sicológica es el surgimiento de recuerdos reprimidos. Como un iceberg, que en un noventa por ciento está hundido bajo del agua, Laguz señala que rara vez podremos ver a una persona o situación exactamente como es. Los humanos somos similares a los icebergs; nuestros comportamientos externos son sometidos a escrutinio por los demás, aunque somos producto de una conglomeración inmensa, no visible, de experiencias que habitan debajo de la superficie. Todos estamos moldeados por nuestras experiencias, ya sean buenas, neutrales o traumáticas. La sabiduría de Laguz nos enseña que, para entender mejor la superficie, primero hay que entender lo que habita debajo de ella.

Dado que Laguz es la runa del agua y de la luna, hay muchas formas de emplear su magia a fin de profundizar nuestra conexión con la naturaleza. Una herramienta popular para la magia es una combinación de ambas: el agua lunar. El agua lunar se obtiene al dejar un cuenco o recipiente transparente lleno de agua bajo la luna, para que se cargue con energías lunares. Es mejor si el agua es de una fuente natural o filtrada, aunque también funciona agua corriente. Se recomienda retirar el agua antes del amanecer. Cuando hago agua lunar, prefiero el agua de lluvia. Si llueve **durante** una luna llena, ese es el momento perfecto para recolectarla.

La fase de luna llena es la fase típica para cargar el agua, aunque pueden elegirse otras fases, según las necesidades mágicas de cada cual. He hecho agua de luna oscura, dejando agua bajo el cielo sin luna, justo antes de la luna nueva. El agua de luna oscura funciona bien para trabajos relacionados con la muerte, finales y pausas. El agua de luna menguante respalda la eliminación y minimización, mientras que el agua de luna creciente apoya el crecimiento y manifestación. Una vez que tengas el agua de tu preferencia, guárdala en un lugar oscuro. Yo guardo mi agua lunar en una jarra de vidrio que coloco en el alféizar de la ventana o afuera, cada luna llena, para incrementar su carga. Esta herramienta, simple pero poderosa, es excelente para consagraciones, limpiezas con agua salada, bases de esencias florales, *scrying* o cristalomancia, y cualquier magia que incluya agua. Agrégala a baños rituales. Si empleas agua filtrada para hacer agua lunar, puedes usarla para preparar té y otras bebidas. Y si vives en una parte del mundo donde nieva, te recomiendo recoger un poco en un frasco y guardar el agua derretida para la magia. El agua de nieve es ideal para la purificación.

La siguiente es mi receta para llenar un rociador con agua de limpieza y carga, la cual utilizo para eliminar residuos energéticos estancados en espacios u objetos e impregnarlos con energías estimulantes.

❧ Rociador de limpieza y carga ☙

Ingredientes:

> Agua de luna
> Agua de nieve
> Vodka (como conservador)
> Artemisa
> Ajenjo
> Angélica
> Hisopo
> Romero
> Lajas de labradorita
> Aceites esenciales de rosa, lavanda, salvia esclarea y olíbano

Preparación

Agrega agua cargada a una tetera y colócala sobre fuego bajo. Una vez que el agua comience a hervir, retírala del fuego e inmediatamente agrega tus hierbas. Haz que el agua y las hierbas conozcan su propósito en esta mezcla y agradéceles por su ayuda en tu magia. Mantén la infusión tapada y permite que repose hasta que se haya enfriado por completo. Una vez que el agua esté a temperatura ambiente, filtra las hierbas y agrega el agua a un rociador; añade un poco de vodka para conservar la mezcla. Agrega los aceites esenciales. Las lajas de cristales también son excelentes aliados para agregar a los rocíos herbales. Ofrece las hierbas residuales a la Tierra, como símbolo de gratitud. Si no tienes todos estos elementos en la lista, no te preocupes; solo son los ingredientes que prefiero usar. Cualquier hierba de limpieza y siquismo te funcionará igual de bien.

Uso

Durante las fases de luna oscura o luna nueva, acostumbro a llevar a cabo "limpiezas masivas" de todas mis herramientas mágicas, y voy limpiándolas una por una. El agua de limpieza y carga se puede usar siempre que sea necesario, independientemente de las condiciones astrológicas. Para usarla rocía la mezcla directamente sobre el objeto o sobre una toalla limpia, para después limpiarlo mientras visualizas cómo las energías estancadas y el lodo psíquico se desintegran y transmutan. Si la usas para limpiar una habitación, rocía los cuatro rincones comenzando con la esquina del este y continúa en la dirección de las manecillas del reloj. Si deseas recitar un encantamiento o mantra durante la limpieza, ese será el momento adecuado. El agua de nieve, vodka, angélica, hisopo y romero se encargan de la limpieza intensa, mientras que el agua de luna, artemisa, ajenjo y labradorita refrescan y recargan el lugar con sus energías. Si es luna nueva o llena, deja los objetos limpios afuera o en el alféizar de la ventana durante la noche para que absorban todavía más la magia lunar. ¡Salve, Laguz!

CORRESPONDENCIAS DE LAGUZ

ELEMENTO	Agua
ZODÍACO	Cáncer, Piscis y Escorpión
PLANETA	Luna
FASE LUNAR	Todas
TAROT	La Luna y Reina de copas
CRISTAL	Celestita
CHAKRA	Tercer ojo Eye
DEIDADES	Chandra, Yuturna, Mami Wata, Njord, Poseidón, Tefnut y Yemayá
PLANTAS	Sábila, sargazo vejigoso, clitoria, hierba gatera, lúpulo, jazmín, violeta y sauce

Las plantas asociadas con Laguz son profundamente intuitivas y emocionales, por lo que abarcan las energías del Divino Femenino. Para aprovechar al máximo su magia, es mejor emplearlas los lunes, días gobernados por la luna, o durante la fase lunar asociada: cuarto creciente, para ganar y aumentar; cuarto menguante, para remover y disminuir; y luna llena, cuando se requieren energías fuertes.

Sábila
(*Aloe vera*)

La sábila está regida por Cáncer y Escorpión, por lo que se asocia con el elemento Agua, cualidad ampliamente demostrada por el gel que hay dentro de sus hojas. Esta planta casera común nutre y respalda curaciones emocionales profundas. Dibuja el símbolo de Laguz sobre tu corazón con su gel para promover la apertura y limpieza del chakra del corazón. Fiel al elemento Agua, la sábila es aliada de la magia lunar, especialmente en la fase de luna oscura. Al hacer magia del agua, la combinación de sábila, Laguz y luna en Cáncer o Escorpión te proporcionarán las energías óptimas para tus trabajos.

Virtudes medicinales

El gel dentro de las hojas de sábila, que es noventa y cinco por ciento agua y está repleto de vitaminas, acelera la curación y reparación de los tejidos dañados de la piel y es efectivo contra quemaduras y otros problemas cutáneos. También retarda el envejecimiento de la piel, trata afecciones secas, desvanece cicatrices (como marcas de acné y estrías), cura cortaduras y picaduras de insectos, reduce los riesgos de infección y alivia el sarpullido. Puede tomarse a diario como suplemento para fortalecer el sistema inmunológico. Aplica gel de sábila en dientes adoloridos o úlceras bucales y combina con consuelda para tratar fracturas. Acciones: antibacteriana, antifúngica, antiinflamatoria, antioxidante, antiséptica, antiviral, demulcente, emoliente, hepática, laxante, purgante, rejuvenecedora, vermífugo, vulneraria, fría y humectante.

Sargazo vejigoso
(*Fucus vesiculosus*)

El sargazo vejigoso es un alga marina que a menudo se aprovecha mágicamente en trabajos con espíritus y elementales del Agua, por lo que resulta perfecto como ofrenda a deidades oceánicas. Su conexión con el agua contribuye al trabajo de los sueños, procesamiento de emociones complicadas y aumento de habilidades psíquicas. Puedes disfrutarlo en té caliente o agregarlo a un baño ritual. Esta planta está asociada con la abundancia y es magnífica para la magia del dinero y carrera profesional. Agrégala a lavados de piso del hogar o negocio a fin de incrementar tus ingresos. Ofrece protección a quienes viajan por el agua, especialmente cuando se combina con Laguz y Elhaz.

Virtudes medicinales

Para aprovechar al máximo los beneficios medicinales del sargazo vejigoso, recomiendo tomarlo fresco. De no ser posible, su presentación en polvo es la siguiente mejor opción. Pero debido a que es demulcente, no funciona tan bien en tinturas alcohólicas. El sargazo vejigoso ayuda al cuerpo a asimilar nutrientes y expulsar toxinas ambientales, como la radiación; también promueve el peso corporal saludable y reduce el hambre al estimular la glándula tiroides. Alivia el reflujo gastroesofágico, disminuye la presión arterial, reduce el agrandamiento de la próstata y acelera los procesos de curación tras una enfermedad. Como emoliente, el sargazo vejigoso es nutritivo para el cabello y piel, y como compresa, trata condiciones reumáticas, contusiones y esguinces. En la antigüedad se le usó para tratar la tuberculosis. Acciones: nutritivo, depurativo, antibacteriano, antibiótico, anticancerígeno, antiinflamatorio, antioxidante, antirreumático, demulcente, diurético, emoliente, expectorante, laxante, frío y humectante. Debes descansar de su ingesta de manera regular para mantener el equilibrio de yodo en tu cuerpo. Evita su uso en caso de existir hipertiroidismo. Evítalo también durante el embarazo y lactancia.

Clitoria
(*Clitoria ternatea*)

La clitoria es una flor muy llamativa valorada tanto por su belleza como por sus numerosas propiedades curativas. Su sugestiva forma sin duda inspiró su nombre latino, así como su mágica conexión con la sexualidad y fertilidad femeninas. La clitoria apoya a quien transite la senda de transformación espiritual. Para apreciar sus propiedades físicas transformativas, basta con agregarla a un jugo de cítricos, donde su color, un vibrante índigo, cambiará a un fucsia brillante. Es un espectáculo que me recuerda la elevación desde el tercer ojo hasta el chakra de la corona. La clitoria, asociada con la luna, apoya la creatividad y mejora las capacidades psíquicas.

Virtudes medicinales

La clitoria es altamente apreciada en la medicina ayurvédica y en la medicina tradicional china por muy buenas razones. Es calmante, estimulante y una maravillosa aliada para quienes sufren de ansiedad y depresión. Como planta nootrópica, apoya la salud cognitiva. Sus bioflavonoides son ricos en antioxidantes, por lo que tienen la capacidad de estimular la producción de colágeno, combatir el envejecimiento prematuro de la piel y promover el crecimiento del cabello. Mejora la vista débil y el glaucoma al aumentar el flujo sanguíneo hacia los ojos. También es un afrodisiaco de la libido femenina y trata problemas vaginales, como la leucorrea. Asimismo, reduce la presión arterial y fiebres. Acciones: analgésica, antibiótica, anticancerígena, anticonvulsiva, antiinflamatoria, ansiolítica, antipirética, diurética, nootrópica, sedante y refrescante.

Hierba gatera
(*Nepeta cataria*)

Para aquellos con amigos y familiares felinos, la hierba gatera ayuda a fortalecer la conexión psíquica entre humanos y animales. Si bien está estrechamente relacionada con los gatos, fortalece la conexión con cualquier animal. Como ofrenda es perfecta para deidades felinas, como Bastet, Sekhmet, Dagón o Freyja, cuyo carro es tirado por dos gatos. Además de aprovecharse en la magia animal, la hierba gatera se aplica tradicionalmente en hechizos de amor y fertilidad, magia del dinero y rituales de inauguración de viviendas. Es un suave alucinógeno y relajante, ideal para los viajes astrales, trabajo con los sueños, adivinación y cambios de forma. Se le usa principalmente para los viajes astrales, pero si puedes cambiar de forma fuera de ellos, ganarás en magia. Ayuda a calmar pesadillas, ansiedad y nostalgia. Tiene una reconfortante cualidad materna que funciona bien para el trabajo con la sombra y curación de traumas. Aparte de toda la magia en la que puedes emplearla, no olvides agregar un poco a una bolsita para tu gato. ¡Te lo agradecerá!

Virtudes medicinales

La hierba gatera es un sedante suave con efectos refrescantes que trata varios males, como resfriados, insomnio, histeria, dolores de cabeza nerviosos, estómago irritable y retraso menstrual. Incluso repele a los insectos. En los niños, la hierba gatera ayuda a calmar la hiperactividad, dolores por dentición, cólicos, fiebres, diarreas e indigestión, siempre tomando en cuenta que no debe administrarse por periodos prolongados. Suministros en pequeñas dosis evitan problemas estomacales y vómitos. Es una excelente adición a los aceites para masajes relajantes. Como infusión, aplícala sobre los ojos para aliviar hinchazón y ojeras. Al hacer té o tinturas, es mejor usar la planta fresca. Acciones: analgésica, antiespasmódica, astringente, broncodilatadora, carminativa, diaforética, digestiva, emenagoga, febrífuga, hemostática, nervina, refrigerante, sedante, estimulante, enfriadora y absorbente. Debe evitarse durante el embarazo y lactancia. Evítala combinada con alcohol o algún farmacéutico sedante.

Lúpulo
(*Humulus lupulus*)

El lúpulo crece como enredadera y se le conoce principalmente por ser un ingrediente primordial en la cerveza. En magia es un aliado común para el trabajo visionario y los sueños lúcidos. Para tener sueños proféticos, haz una botella mágica con lúpulo y otras plantas, como hierba gatera, lavanda, artemisa y verbena. Etiqueta la botella con el símbolo de Laguz y mantenla al lado o debajo de la cama. Refresca su contenido según sea necesario. Agrega flores de lúpulo a un baño antes de acostarte para fomentar un sueño profundo y reparador. Añádelas también a tu lavado de pisos para ayudar a disuadir el caos en el hogar.

Virtudes medicinales

El lúpulo proporciona a la cerveza su inconfundible sabor amargo, que estimula una digestión saludable. Sus potentes cualidades como nervino y sedante ayudan a aliviar la ansiedad, insomnio e irritabilidad. El lúpulo limpia la sangre y órganos, mejora la producción de leche materna, aumenta el deseo sexual en las mujeres y disminuye el deseo sexual en los hombres. Beber una taza de té de lúpulo antes de una comida evita hinchazón y ayuda a reducir el exceso de gases. Es bueno contra erupciones cutáneas, hematomas y esguinces. Acciones: analgésico, antiácido, antiespasmódico, ansiolítico, amargo, digestivo, diurético, estrogénico, galactagogo, nervino, sedante, soporífero, estomacal, vulnerario y refrescante. Quienes sufran de depresión deben evitar el lúpulo. Si estás embarazada, consulta con un profesional de la salud antes de tomarlo.

Jazmín
(*Jasminum grandiflorum*)

El jazmín es una flor lunar, levemente eufórica, asociada con las diosas lunares, como Artemisa, Chang'e, Diana o Rhiannon, y con el Divino

Femenino. La sensualidad del jazmín se presta para la magia amorosa, de belleza y sexual. Se dice que quien porta su fragancia atrae el verdadero amor. El jazmín amplifica el trabajo de hechizos, ofrece protección psíquica y obra para limpiar el aura de energías estancadas y perjudiciales. Sus flores son perfectas para limpiar y cargar cristales, cartas de tarot y runas. Su aceite esencial es calmante y alivia el estrés. Si pones agua de jazmín en un difusor y la rocías, te ayudará en la meditación y trabajo de trance. Mantén ramos secos de jazmín en tu hogar para propiciar un ambiente pacífico. Aplica un poco de aceite de jazmín diluido en el tercer ojo antes de la adivinación y magia astral.

Virtudes medicinales

El jazmín es una flor calmante que alivia la depresión, ataca la ansiedad, evita la irritabilidad y estimula la producción de dopamina en el cerebro. Aplica una infusión de jazmín en los ojos irritados para aliviarlos. Tópicamente, el aceite de sus flores hidrata, mejora la elasticidad, alivia quemaduras solares y trata la dermatitis; también alivia espasmos musculares y dolor en general. El aroma floral ligero es estimulante y beneficia a quienes sufren depresión, estrés crónico y ansiedad. Como emenagogo, el jazmín alivia dolor menstrual. La esencia de la flor se recomienda para aquellos con problemas para dormir o de personalidad nerviosa tipo A. Acciones: antidepresivo, ansiolítico, antiséptico, antiespasmódico, aromático, emenagogo, nervino, sedante, vulnerario, caliente y humectante.

Violeta
(*Viola* spp.)

Las personas que guardan luto encontrarán consuelo en las energías suaves y benignas de las violetas. De manera tradicional, las violetas se esparcen sobre las tumbas para honrar a seres queridos que partieron al más allá. Estos heraldos de la primavera están asociados con renovación, amor y el sabbat de Ostara. Las violetas traen buena fortuna a las mujeres y, como están asociadas con la belleza femenina, sus flores secas son ideales para quemarse durante la magia de encanto sensual o *glamour*. Sus flores son ofrendas apropiadas al trabajar con diosas de la luna. Combina las violetas con rosas o flores de jazmín para hacer hechizos que atraigan una pareja romántica. Para aumentar la intuición, prepárate una taza de té de violeta y con una cucharita, o un dedo, si no está demasiado caliente, traza la runa de Laguz en la superficie del líquido. Mientras lo haces, imagina que Laguz carga el té con los poderes de la intuición, que se habrán de transferir a ti después, mientras disfrutas de tu bebida.

Virtudes medicinales

Las violetas son flores refrescantes y humectantes, ideales para condiciones secas, como el estreñimiento y tos seca. Las violetas desintoxican el cuerpo, fortalecen el sistema inmune y limpian la sangre. Tiene cualidades antiinflamatorias levemente analgésicas que ayudan a aliviar el dolor en las articulaciones y dolencias causadas por la artritis. Sus flores ayudan a contrarrestar afecciones cutáneas, como erupciones y piquetes de insectos. Utiliza un bálsamo, emplasto o lavado cutáneo para aliviar irritaciones de la piel. La violeta es un laxante seguro y suave para los niños. En Medio Oriente, Irán en particular, el aceite de violeta se usa como remedio tradicional contra el insomnio. Acciones: depurativa, analgésica, antibacteriana, antiinflamatoria, antiséptica, demulcente, diaforética, emética, expectorante, febrífuga, laxante, refrescante y humectante. Sus raíces y semillas son tóxicas, así que no las ingieras.

Sauce llorón
(*Salix* spp.)

La vista de un sauce llorón basta para conmover al más plantado. El sauce es un árbol de gran magnificencia, pero también implica tristeza, de ahí su nombre completo. La luna y el elemento Agua, inexorablemente ligados a las emociones, gobiernan a los sauces. Este árbol se encuentra típicamente en cementerios como consuelo para quienes están de duelo, además de alejar el mal. Los sauces canalizan una magia increíble y se aplican a trabajos de intuición, habilidades psíquicas y trabajos de sueños, amor, curación, magia lunar y femenina, conjuros y protección. Quienes pretendan atraer el amor, deben llevar hojas de sauce consigo mientras estén fuera de su hogar. Al buscar un objeto perdido, convoca los poderes psíquicos del sauce para ayudarte a encontrarlo. La madera del sauce, empleada durante siglos en la construcción de escobas de brujas, es ideal para hacer runas y varitas. Si encuentras ramas ya rotas, fácilmente podrás hacer un talismán de Laguz con un poco de cuerda para colocarlo sobre la puerta de tu casa, como recordatorio de nuestra conexión con la divinidad. La sinergia de Laguz y los sauces crea una magia psíquica inmensa que resulta ideal para los rituales de luna y agua, magia femenina y adivinación. Ambos elementos suelen ir siempre juntos, como los gatos negros y el *Halloween*.

Virtudes medicinales

La corteza de sauce, también conocida como aspirina de las brujas, contiene salicina, compuesto que alivia de forma natural el dolor, la fiebre y la inflamación. Es eficaz contra dolores de espalda, migrañas y dolores reumáticos, pero, a diferencia de la aspirina, no diluye la sangre. Combina sauce con hipérico para tratar dolores nerviosos. Las propiedades refrescantes ayudan a aliviar sofocos y sudores nocturnos frecuentes durante la menopausia. El sauce ayuda a restaurar la vitalidad en condiciones de debilidad. Acciones: depurativo, analgésico, anafrodisiaco, anodino, antibacteriano, antiinflamatorio, antiséptico, antirreumático, astringente, diaforético, digestivo, sedante, refrescante y absorbente. Evitar el sauce si eres alérgica a la aspirina y durante el embarazo. No lo uses a largo plazo.

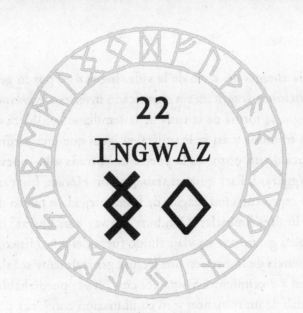

22
INGWAZ

Equivalente fonético: ing
Semilla, desarrollo, fertilidad masculina

Ingwaz es la única semilla,
enterrada en el suelo oscuro y frío.
Desde allí, los brotes emergerán,
alzándose hacia el Sol.

Ingwaz o Inguz es una runa del elemento Tierra que simboliza semillas y fertilidad. Recibe su nombre del antiguo dios Ing, probablemente sinónimo del dios vanir Freyr. Como dios vanir, Freyr gobierna el oro, la prosperidad y la virilidad. A menudo se le representa con un pene erecto para indicar su papel como deidad de la fertilidad. Ingwaz es de naturaleza sexual y masculina, por lo que se contrapone a la femenina Perthro. Al igual que Teiwaz, es la runa de la semilla y símbolo del Divino Masculino.

Ingwaz simboliza potencial, crecimiento, canalizar la energía, desarrollo personal y fuerza procreativa masculina (las semillas de esperma). Observa cómo la primera versión del bastón rúnico se asemeja al ADN, los bloques de construcción que contienen el plano individual de cada ser vivo. La segunda versión del símbolo de Ingwaz parece una semilla que germina y se convierte en la cosecha de Jera. De hecho, la forma de Jera es una versión abierta de la runa Ingwaz y, juntas, Ingwaz y Jera canalizan la energía del ciclo de la vida. Ingwaz es, por lo general, una runa beneficiosa y fructífera sin significado inverso o *murkstave*.

En magia, la forma de la runa de la semilla se considera como portal a **otros mundos** y así se le utiliza, al igual que una piedra de bruja o la apertura de un pozo. Es la puerta de entrada a los nueve mundos del árbol Yggdrasil. Para quienes trabajan con Hécate, Ingwaz funciona bien como representación mágica de la encrucijada o punto de encuentro de los límites liminales. Combina Ingwaz con Ehwaz, la runa del vehículo, para garantizar un viaje fluido fuera del reino físico.

La presencia de Ingwaz en una lectura generalmente señala periodos de potencial y crecimiento. Si aparece con Ehwaz puede hablar sobre el florecimiento de un romance; y en combinación con Uruz podría indicar el comienzo de un viaje de sanación.

Ingwaz es la idea que precede a cada invención, creación y acción; es el impulsor del avance tecnológico de la raza humana. Si observamos la Tierra desde el espacio, vemos claramente vastas extensiones verdes de bosques y pastizales, y de toda la vida en la Tierra los árboles son los que dominan: cálculos científicos estiman que hay poco más de tres billones de árboles en este planeta, y cada uno es producto de Ingwaz. Todos y cada uno de esos árboles, imponentes y majestuosos, nos proporcionan madera para nuestros hogares, para fabricar muebles y para prensar el papel de este libro. Todos surgen gracias a una semilla, donde se guarda el microcosmos que contiene los planos del macrocosmos. Al igual que la pequeña bellota da pie al poderoso roble, Ingwaz ha dado pie a todo el mundo físico que nos rodea.

Ingwaz nos conecta con la naturaleza a través del cultivo de nuestros propios jardines o con las plantas que tengamos dentro de casa. La Madre Naturaleza es la columna vertebral de la brujería y su *raison d'être*, su razón de ser. No hay nada en el mundo que llene tanto nuestros corazones. La naturaleza es auténtica, salvaje y llena de magia ilimitada. Para muchos, incluyéndome, la naturaleza inalterada es sinónimo de lo que muchos llaman Dios.

Antes de escribir esta sección, aproveché el maravilloso clima que había y caminé por senderos que nunca había frecuentado. Aunque técnicamente forman parte de la ciudad, el aire olía limpio y fresco y la vegetación circundante me transportó a un lugar completamente distinto. Estar sola en un bosque es una de las pocas veces en las que puedo salir de mi cabeza con facilidad y seguir plenamente consciente. Caminé lentamente, absorbiendo mis alrededores, mientras expresaba palabras de gratitud en silencio. Llegó un momento en que me sentí tan libre y llena paz que casi lloro. Sé que muchas personas entienden este sentimiento.

Tener un jardín o plantas bajo techo es la manera de llevar pequeñas partes de la Madre Naturaleza a nuestros hogares. Cuando decidí volverme "mamá de plantas" me desanimé por no tener buena mano con ellas. Todas mis plantas acababan muriendo, incluso las que la gente me recomendaba porque eran "difíciles de matar". ¿Difíciles? ¡Prácticamente era una asesina serial de plantas! Pero como con todo, luego de aprender de mis errores, del consejo de los demás y hacer mucho trabajo de investigación, la mayoría de mis plantas han podido prosperar. Aunque tomé numerosos cursos de herbolaria, no necesariamente aprendí a cultivar plantas.

Si también enfrentas problemas para mantener tus plantas vivas y prosperando, ten en cuenta que agregarlas a tu espacio no significa que tengas que empezar desde las semillas. Tiendas de artículos para el hogar, mercados de agricultores y viveros ofrecen una amplia selección de plantas, hierbas y verduras listas para sembrar. Y es que, al igual que perderse en la naturaleza, adornar el hogar con plantas conlleva muchos beneficios. Estudios demuestran que interactuar con las plantas, ya sea trasplantándolas o podándolas, por ejemplo, reduce la presión arterial y el estrés en general*. La terapia hortícola sirve para aliviar la ansiedad y depresión, al mismo tiempo que brinda una sensación de bienestar. Ya sea que estés en un bosque o en tu hogar rodeado de macetas, los investigadores han descubierto mejores paisajes y mayor calidad del aire. Las mejores plantas para purificar el aire en interiores son el ficus elástico o gomero, plantas araña, helechos Boston y el género *ficus*, en general.

---

*Min-sun Lee, Juyoung Lee, Bum-Jin Park, and Yoshifumi Miyazaki, "Interaction with Indoor Plants May Reduce Psychological and Physiological Stress by Suppressing Autonomic Nervous System Activity in Young Adults: A Randomized Crossover Study," *Journal of Physiological Anthropology* 34, no. 1 (2015): 21.

Al adquirir plantas para interiores hay varias cosas qué considerar. Si tienes mascotas o niños pequeños, debes elegir variedades no tóxicas. En centros de control de intoxicaciones podrás hallar listas con los nombres de las plantas no recomendadas. También considera el mantenimiento, incluyendo cuánta luz solar necesita cada planta y si debe ser directa. La mayoría de las plantas que se compran en maceta vienen con pequeñas tarjetas informativas con claras instrucciones sobre el riego y requerimientos de luz solar. Tengo un robusto roble en mi patio delantero que tapa la luz solar sobre la mitad de mi casa. Por lo tanto, mantengo casi todas mis plantas de interior en la parte trasera, donde el sol de la tarde las baña pródigamente. Además, descubrí que tener plantas de interior era un maravilloso antecedente para sembrar mi jardín al aire libre.

Si vives en la ciudad, posiblemente te cuestiones si un jardín al aire libre es una posibilidad. En mi caso, mi "patio trasero" no es otra cosa que una azotea, donde tengo una jardinera elevada, de unos tres por dos metros, que un amigo me fabricó con madera reciclada. Aunque parece pequeño, ya contiene lechuga romana, brócoli, chícharos, tomates, albahaca y lavanda, con espacio de sobra. ¡Nada mal para un pequeño rectángulo de madera lleno de tierra! Por otro lado, algunas ciudades ofrecen espacios en huertos comunitarios para quienes no pueden tener cultivos en casa. Una búsqueda rápida en internet te permitirá localizar los jardines más cercanos.

En el capítulo 4 discutimos sobre la comunicación con las plantas y vimos cómo el trabajo con ellas representa un maravilloso precursor para la eventual interacción. Trabajar de manera práctica con las plantas nos proporciona bases sólidas para construir una relación significativa con ellas. Si tener un jardín no te es posible, basta con que tengas una pequeña planta en una maceta para iniciar una relación personal con el mundo verde. Si también eres un "asesino serial de plantas", puedes empezar con algo que requiera poco mantenimiento, como una suculenta, cactus, sábila o malamadre. Y si tus plantas se siguen muriendo, no te rindas. Averigua qué salió mal, habla con alguien que sepa sobre el tema, investiga y confía en que, con un poco de práctica, verás la diferencia. ¡Salve, Ingwaz!

CORRESPONDENCIAS DE INGWAZ

ELEMENTO	Tierra
ZODÍACO	Acuario
PLANETA	Marte y Júpiter
FASE LUNAR	Luna nueva y cuarto creciente
TAROT	El Emperador y el Rey de copas
CRISTAL	Pirita
CHAKRA	Raíz
DEIDADES	Äkräs, Cernunnos, Freyr, Lono, Pan y Priapo
PLANTAS	Cohosh negro, cardo bendito, muérdago, pino y palmito salvaje

Las plantas de Ingwaz representan la siembra metafórica de semillas, su nutrición y crecimiento. Son ideales para trabajos mágicos relacionados con ideas nuevas, viajes a otros mundos, fertilidad y virilidad.

Cohosh negro
(*Cimicifuga racemosa*)

Tradicionalmente, el cohosh negro, también conocido como raíz de serpiente cascabel, es un remedio agresivo para la impotencia, por lo que a menudo se añadía al vino durante los baños rituales para aumentar libido y fertilidad. La combinación de cohosh negro e Ingwaz resulta en una potente energía sexual masculina. Para comenzar un ritual de fertilidad, agrega un poco de cohosh negro en polvo al vino tinto (o jugo de uva, para quienes no toman alcohol) y traza la runa de Ingwaz en la superficie del líquido nueve veces antes de tomar un trago. El cohosh negro también funciona para mantener el mal a raya, por lo que suele esparcirse por las entradas de la casa o se agrega a lavados de pisos para aumentar la protección, sobre todo ante la sospecha de un ataque psíquico.

Virtudes medicinales

El cohosh negro suele usarse como ayuda para aliviar síntomas de la menopausia, como sofocos, cambios de ánimo, resequedad vaginal y sudores nocturnos. También contribuye a aliviar la dismenorrea y tratar el síndrome de ovario poliquístico. Ayuda a aliviar asma, tos severa y resfriados. Es un remedio eficaz contra la presión arterial alta, tinnitus y dolores causados por artritis al mejorar la circulación. Acciones: depurativo, analgésico, antidepresivo, antiinflamatorio, antirreumático, antiespasmódico, antivenenoso, digestivo, emenagogo, expectorante, estrogénico, hipotensivo, sedante y refrigerante. Evita usarlo durante el embarazo y lactancia y en grandes dosis pues puede provocar dolores de cabeza, mareos y náuseas. No deben ingerirlo quienes padezcan de problemas hepáticos.

Cardo bendito
(*Cnicus benedictus* o *Carduus benedictus*)

El cardo bendito es una hierba marcial de protección, fuerza y misterios masculinos. Como ofrenda, es ideal para los espíritus que cuidan la naturaleza y la vida silvestre. Es particularmente sagrado para los dioses con cuernos, como Cernunnos y Pan. El cardo bendito representa potencia sexual y puede ser utilizado para invocar a dioses de la fertilidad, como Freyr. Como afrodisiaco, resulta adecuado para la magia sexual. Si eres blanco de malas intenciones o de una maldición, el cardo bendito no solo bloqueará la energía perjudicial, sino que la devolverá a quien te la envió. El cardo bendito e Ingwaz juntos forman un dúo feroz para la magia de la fertilidad y el Divino Masculino.

Virtudes medicinales
El cardo bendito facilita la digestión, estimula el apetito y apoya la función hepática. Como expectorante, sirve para diluir el moco, lo que resulta en una tos más fluida. Aunque se le considera principalmente como una hierba para la salud masculina, el cardo bendito es un galactagogo, lo que significa que aumenta la producción de leche materna (solo hay que tener precaución y no confundirlo con el cardo mariano). Durante la Edad Media llegó a creerse que curaba la peste. Acciones: depurativo, antibacteriano, antifúngico, antiinflamatorio, amargo, colagogo, expectorante, galactagogo, emético, hepático, vulnerario, refrescante y absorbente. Evita usarlo durante el embarazo. En grandes dosis

puede causar vómitos. No se recomienda como incienso, pues su humo podría irritar los senos paranasales y garganta.

Muérdago
(*Viscum album*)

El muérdago es una planta parasitaria que tiene a varios árboles como hogar. Muchos estamos familiarizados con el muérdago; algunos, incluso, nos hemos besado debajo de él. Era sagrado para los antiguos druidas, y lo llamaban "sanador de todo" porque creían que encontrar esta planta indicaba la presencia de los dioses. El muérdago representa amor, creatividad y fertilidad, por lo que beneficia a las parejas que quieren concebir. Es una planta sumamente protectora que puede colocarse por todo el hogar para proteger a la familia en todo momento, no solo durante las festividades de Yule. Se dice que en su presencia los fantasmas no se pueden ocultar ni el mal puede habitar. Es perfecto para hechizos de amor, sobre todo cuando se desea a una persona en específico. En la mitología nórdica se le asocia al dios Baldur, hijo de Odín y Frigga. Cuando Baldur nació, Frigga rogó a todos los seres del mundo que nunca dañaran a su hijo y eso lo volvió invencible... pero pasó por alto al muérdago. Así, Baldur encuentra su fin cuando es alcanzado por una flecha impregnada con muérdago. En la tradición nórdica antigua se decía que, si uno se topaba con un enemigo debajo del muérdago, ambas partes debían deponer sus armas y relacionarse pacíficamente. Así surgió la tradición de besarse bajo el muérgano, lo que hizo que la planta dejara de ser un distintivo de odio y muerte para ser un símbolo de amor y vida.

Virtudes medicinales

Antaño, el muérdago se usaba para tratar convulsiones, tinnitus, vértigo e hipertensión, pero ha caído en desuso en la medicina moderna debido a su toxicidad. Acciones: cardiaco, emenagogo, hipotensivo, nervino, relajante, sedante, refrigerante y absorbente. El muérdago, por ser un poco tóxico, solo debe usarse con precaución, en pequeñas cantidades y bajo la supervisión de un profesional de la salud. En animales y niños, el muérdago podría causar la muerte. Debe evitarse durante el embarazo y la lactancia.

Pino
(*Pinus* spp.)

Al igual que el muérdago, el pino es símbolo de las fiestas de Yule, Navidad y otras tradiciones invernales. Hoy se le conoce más como el "árbol de Navidad". Dicha práctica surgió de la tradición precristiana de llevar sus ramas perennes al hogar durante las fiestas de invierno; un acto simbólico de preservación, puesto que los pinos prosperan en invierno, a diferencia de la mayoría de las plantas, que llegan al final de su ciclo. También se creía que sus ramas brindaban protección contra el hambre y las enfermedades. Las agujas secas y resina del pino pueden agregarse al incienso para ayudar en la limpieza de espacios. Seguramente esta es la razón por la que el aroma a pino se añade a diversos limpiadores comerciales para el hogar, por su cualidad para limpiar espacios y por su estimulante aroma fresco. Al pino se le asocia con la sexualidad masculina. Sus piñas son excelentes talismanes para la magia de la fertilidad, pues desprenden vibraciones positivas de salud y confianza. Este miembro de las coníferas tiene una gran capacidad para guardar energías y es ideal como la decoración e incienso durante las reuniones. En la magia, el pino puede ayudarnos a descubrir la verdad.

Virtudes medicinales

La corteza de pino funciona bien para despejar la congestión y tos húmeda, y es ideal para infecciones crónicas de los pulmones y senos paranasales. Su corteza interior contiene vitamina C y se le ha utilizado para acortar la duración de resfriados y gripes. Al primer síntoma de resfriado o gripe, combínalo con saúco para hacer un té que puedes beber diariamente mientras persistan los síntomas. La brea de pino ayuda a sanar heridas y calma llagas, forúnculos, erupciones y quemaduras. Su aceite esencial ayuda a aliviar el estrés y la ira. Añádelo a un aceite de masaje para aliviar músculos adoloridos. El polen del pino, que contiene testosterona, es un gran auxiliar para los hombres que no pueden producir suficiente hormona de modo natural. Acciones: antiséptico, aromático, expectorante, favorecedor de la testosterona, vulnerario, caliente y absorbente.

Palmito salvaje
(*Sabal serrulata, Serenoa repens*)

El palmito salvaje es masculino, a nivel energético, y se le asocia con Marte y el elemento Fuego. Con fines mágicos puede ayudar a un hombre a atraer al ser deseado y aumentar su energía sexual. Para aprovechar sus cualidades afrodisiacas, es común agregar las bayas del palmito salvaje a bebidas alcohólicas, como el vino. Esta hierba es adecuada para quienes trabajan con el dios nórdico Freyr, que entre otras cosas es el dios de la virilidad y aparece con un gran pene erecto en muchas representaciones. El palmito salvaje, a nivel mágico, ofrece mejores resultados los martes (día de Marte y de Tyr) e invoca energías y virtudes asertivas del planeta, así como las deidades correspondientes.

Virtudes medicinales

El palmito salvaje beneficia la salud masculina al tratar eficazmente dolencias como prostatitis, cáncer de próstata y problemas urinarios. Los hombres mayores, sobre todo aquellos que sufren condiciones de desgaste, pueden beneficiarse al usarlo de manera regular. Promueve la salud digestiva y aumento de peso. Sus raíces y hojas pueden utilizarse como remedio contra la disentería, mientras que sus bayas son efectivas para calmar la tos severa, además de usarse como tratamiento contra la pérdida de cabello causada por la alopecia. En las mujeres, puede retrasar la menopausia. Acciones: antiinflamatorio, antiespasmódico, digestivo, diurético, expectorante, sedante, tónico, caliente y humectante. Debe evitarse durante la lactancia.

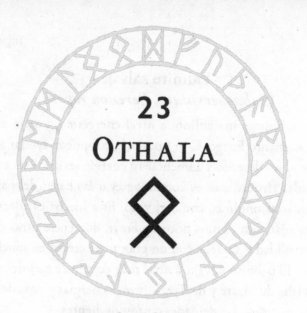

23
OTHALA

Equivalente fonético: O
Hogar, familia, ancestros

Othala es donde el corazón reside.
Es lugar de cobijo, amor y descanso.
Construida con huesos y sangre de ancestros,
sobre esta tierra estamos seguros y bendecidos.

Othala (se pronuncia *ótala*) es la runa del hogar y la familia. En este libro es la penúltima runa, pero no es raro ver secuencias de Futhark en las que es la runa final. Existe un debate sobre quién debería terminar el Futhark Antiguo, si Othala o Dagaz. Me inclino por Dagaz como runa final y en el siguiente capítulo daré mis razones. También existe la teoría *uthark* de que Uruz debería ser la primera runa y Fehu la última. Como sea, el tema va más allá de los alcances de este libro.

Los significados básicos de Othala incluyen herencia, sabiduría ancestral, propiedad, tradición y santuario. Othala representa la herencia en general: tierras, sistemas de creencias, genética, valores fundamentales, sentido de pertenencia y conexión con las raíces familiares. Es simplemente un lugar donde uno se siente seguro y aceptado.

Energéticamente, la runa de los ancestros tiene el poder de invocar al dios Odín, al igual que Ansuz, y contribuye al trabajo de vidas pasadas y curación de traumas familiares, además de honrar y comunicarse con los ancestros.

En una lectura, Othala puede señalar que la situación actual de alguien está directamente afectada por su crianza. También puede sugerir la necesidad de buscar apoyo de seres queridos u ofrecer apoyo a un ser querido con dificultades. Otra posibilidad es que pida que desafíes tus sistemas de creencias aprendidos, que solo sirven para frenarte. Si se presenta en una lectura junto a Dagaz, puede representar cambios en la dinámica familiar u hogar. En una lectura con Berkana haría referencia a una figura materna o al embarazo. En posición invertida puede indicar desplazamiento, falta de seguridad, pérdida de posesiones, traumas familiares duraderos, conflictos familiares o falta de vivienda.

Basándonos en su forma y significado, esta runa parece ser una combinación de Gebo e Ingwaz con cierta semejanza al ADN, como Ingwaz. Othala también representa el cuerpo físico viviente, tu templo sagrado, que alberga al espíritu, y de manera similar a las paredes de un hogar, ofrece comodidad, protección y resguardo de la severidad e incertidumbre del mundo exterior. En relación con el árbol Yggdrasill y los nueve mundos que lo rodean, esta runa representa a Midgard o la Tierra, y al igual que Mannaz, Othala es la tribu, la cual puede ser la familia de sangre, un aquelarre o cualquier grupo de personas que trabajen juntas en pos del mismo objetivo. Podemos entender que la forma de Othala recopila y sella la energía, de manera parecida a la magia de los nudos.

Othala nos mantiene en contacto con nuestras raíces, tanto familiares como de la Tierra, y si aprovechamos el poder que tiene sobre la conexión ancestral, podremos honrar y comunicarnos con la naturaleza tal como lo hicieron nuestros antecedentes. Explorar nuestra genealogía nunca fue tan fácil como ahora, gracias a los equipos de prueba de ADN. Las pruebas de ADN son especialmente útiles para los que no tienen otra forma de conocer sus raíces sanguíneas, como las personas que fueron adoptadas al nacer.

Sin embargo, cuando se trata de ascendencia, el concepto no se limita a la relación sanguínea. Quienes practican las artes ocultas suelen optar por ver a los predecesores mágicos como ancestros, independientemente de la consanguineidad que pudiese existir. Solo recuerda: lo adecuado será lo que te parezca correcto a ti.

Mi práctica personal es bastante ecléctica, debido a la diversidad de mi herencia. Provengo, principalmente, del sur de Italia, pero también tengo raíces irlandesas, escandinavas, egipcias, del Medio Oriente, ibéricas y balcánicas, por lo que me siento naturalmente atraída hacia esas culturas espiritualistas. Mi práctica está fuertemente influenciada por la magia popular italiana, espiritualidad celta, magia y mitología nórdicas, mitología egipcia antigua, budismo y las tradiciones balcánicas. Estudio y descubro su folklor y tradiciones a través de la meditación y los viajes internos. Por eso invoco a ancestros de sangre y ancestros mágicos, según la situación presente o el conocimiento que esté buscando.

Lo que sabemos con certeza es que nuestros ancestros siempre estaban a merced de la naturaleza, por lo que solían honrar y apaciguar a los espíritus de la Tierra, el Aire y el Agua. En contraste, muy pocos se preocupan hoy por la escasez de alimentos durante sequías o tormentas de nieve, pues nos damos el lujo de tener mercados locales y supermercados bien surtidos. Pero estos lujos, de los que dependemos actualmente, son los que han generado la desconexión lamentable entre el ser humano moderno y la naturaleza salvaje de la Tierra. No me quejo de los lujos, mas no imagino las dificultades que azotaron a nuestros antecesores. Ellos, lo quisieran o no, dependían únicamente de la naturaleza. Esa era su realidad y no podían alejarse de ella. Pero muchos de nosotros, hoy en día, tenemos la opción de decidir qué papel jugará la naturaleza en nuestras vidas.

Si no estás seguro de cómo incorporar esa conexión de la naturaleza a tu vida, recurre a la orientación de los ancestros. Para mí, lograr tal conexión puede significar pasar días al aire libre, comer alimentos de mi jardín o prescindir por completo de la tecnología. Cuando cosecho alimentos y hierbas de mi jardín siento una fuerte conexión con mis ancestros, específicamente con los italianos. Quizás se deba al penetrante olor de mi albahaca. Estudiar y trabajar con símbolos es otra práctica que realizo para percibir y construir conexiones ancestrales, además del obvio trabajo con las runas, símbolos islandeses (como el *vegvisir*), la cruz de la vida egipcia y los ojos de Horus y Ra, la triqueta celta y el símbolo oriental Aum, entre otros. Los símbolos desbloquean nuestra forma primitiva de pensar y nos sirven como atajos cerebrales para entender significados complejos. Meditar con un símbolo de tu linaje, o simplemente estudiarlo, es una excelente forma de iniciar una relación con aquellos que vivieron antes que ti.

Si Othala es una excelente aliada para nuestra renaturalización, es porque es una representación mágica del hogar que todos compartimos: la Tierra. Por lo tanto, no hay mejor runa para preguntarle: ¿qué pueden enseñarme mis ancestros sobre lo que significa ser parte del mundo natural? No tienes que abandonar tu casa, trabajo, auto y demás pertenencias personales y mudarte a una pequeña choza en el bosque para vivir cerca de la naturaleza. Podemos seguir viviendo en el mundo moderno, con tecnología y modernidad, mientras pasemos algo de tiempo al aire libre. Así mantendremos nuestro espíritu firmemente arraigado a la Tierra. ¡Salve, Othala!

CORRESPONDENCIAS DE OTHALA

ELEMENTO	Tierra
ZODÍACO	Tauro
PLANETA	Júpiter
FASE LUNAR	Luna llena
TAROT	10 of Oros
CRISTAL	Peridoto
CHAKRA	Corazón
DEITIES	Bes, Brigid, Chantico, Frigga, Hestia y Zao Jun
PLANTS	Hierba de San Benito, árbol de la cera, zarzamora, coriandro, verbena, vetiver y hamamelis

Las plantas de Othala representan la conexión ancestral y energía que deseamos invitar a nuestros hogares y a nuestras familias. Estas plantas ayudan en trabajos mágicos relacionados con nuestra herencia, la protección del hogar y familia, la tradición y la ruptura de traumas generacionales.

Hierba de San Benito
(*Geum urbanum*)

La herbolaria Maud Grieve sugiere que la hierba de San Benito también ha sido llamada "hierba bendita", pues se creía que "alejaba a los espíritus malignos y bestias venenosas"*. Y añade que *The Hortus Sanitatis*, impreso en 1491, sostiene: "Si las raíces están en casa, Satanás no podrá hacer nada y huirá de ahí". De lo anterior se deduce que la hierba de San Benito es bastante útil para limpiezas y exorcismos. Puedes agregar su raíz seca y en polvo a mezclas de incienso y quemarlo cuando un espacio necesite una limpieza extrema. Si tienes que tratar con alguna magia potencialmente peligrosa, como la nigromancia, crea una barrera en círculo con esta hierba en polvo, olíbano y angélica, para tener un escudo protector contra energías dañinas. El círculo debe ser lo suficientemente grande como para albergar al practicante y las herramientas rituales que llegase a necesitar.

Virtudes medicinales

La hierba de San Benito se utiliza por sus propiedades astringentes, pues cura llagas bucales, diarreas y síndrome del intestino irritable. Tópicamente se usa para aliviar hemorroides y reducir o detener por completo el sangrado excesivo. También es útil para disminuir la fiebre. Acciones: antiinflamatoria, antiséptica, astringente, diaforética, febrífuga, estíptica y absorbente. A la fecha no hay suficiente información para saber si la hierba es segura durante el embarazo, así que es mejor evitar su uso durante el embarazo y lactancia.

Bayberry
(*Myrica cerifera*)

La raíz de la *bayberry*, también conocida como *wax myrtle*, se acostumbraba en las tradiciones populares de América del Norte para bendecir hogares, tener más suerte y hacer hechizos que atraen el dinero. Esta planta sugiere fuertes vibraciones domésticas y gran afinidad con el hogar. La *bayberry* está gobernada por Júpiter, planeta de la buena

---

*Maud Grieve, "Avens", Botanical.com, 2021.

fortuna y crecimiento. La cera de sus frutos puede usarse para hacer velas y jabones, y como sustituto vegano de la cera de abejas. Cuando una deuda no ha sido saldada, se dice que la magia de la *bayberry* asegura el regreso del dinero prestado. Agrega sus raíces, hojas o bayas secas al incienso para hacer bendiciones y limpiezas en el hogar. Si tu casa está habitada por fantasmas, aprovecha su incienso y haz un ritual con la *bayberry* para ayudarlos, con suma gentileza, a encontrar la paz y moverse.

Virtudes medicinales

A nivel medicinal, la *bayberry* es similar a la hierba de san Benito; fuertemente astringente y benéfica para tratar trastornos gastrointestinales, como diarrea, colitis y disentería. Como estimulante suave, aumenta la circulación. Su raíz pulverizada es recomendable en casos de resfriado y gripe, dolor de garganta y fiebre. Como ungüento tópico ayuda a aliviar dolores musculares y articulares. Acciones: antibacteriana, astringente, emética, expectorante, hemostática, estimulante, estíptica, vulneraria, caliente y absorbente. No se debe tomar en dosis grandes o durante mucho tiempo por su astringencia. Debe evitarse durante el embarazo.

Zarzamora
(*Rubus fruticosus*)

Según Maud Grieve, las zarzamoras ofrecen protección contra todas las "runas maléficas" si se recogen bajo la "fase correcta de la luna"*. No especifica a qué fase lunar se refiere, pero lo que más me intriga es la parte de las "runas maléficas". Por eso debo insistir: ninguna runa es inherentemente "mala" o "maléfica", aunque sí puedan usarse en maldiciones y maleficios. Cabe recordar que la magia es maléfica solo si esa es la intención del practicante. También debo reiterar que la palabra **runa**, palabra derivada del protogermánico que se traduce como "secreto", no es exclusiva de los antiguos alfabetos de esa lengua. La capacidad de la zarzamora para alejar el mal, la hace planta perfecta para la protección del hogar y para la magia contra ataques psíquicos.

---

*Maud Grieve, "Blackberry," Botanical.com, 2021.

Sus espinas, en particular, pueden emplearse en magia defensiva, por lo que la zarzamora es una compañera valiosa para Thurisaz. Para elaborar rápida y fácilmente un amuleto de protección para el hogar, pega varias espinas de zarzamora en forma de Othala en un papel y ponlo cerca de la entrada o entradas principales. Si precisas de más protección, incluye a Othala en un *bindrune* con Elhaz y Thurisaz.

Virtudes medicinales

La raíz de zarzamora es uno de los astringentes más efectivos para aliviar tos con flema, llagas en la boca, dolor de garganta, diarrea y disentería, por nombrar algunos males. Es un remedio gentil, aparte de delicioso, para los pequeñines que sufren diarrea. Con compresas de té de zarzamora diluido se puede atenuar la irritación de los ojos. Es rica en vitaminas y minerales, por lo que resultan buena aliada contra la anemia. Agrega zarzamora y hamamelis a un baño para tratar hemorroides. Acciones: antiinflamatoria, antioxidante, astringente, nutritiva, enfriadora y absorbente.

Coriandro
(*Coriandrum sativum*)

Se dice que el coriandro, también conocido como cilantro o perejil chino, aporta paz y protección al jardinero que lo cultiva. Cuelga manojos secos en las puertas de tu hogar para invitar energías pacíficas y repeler tanto el caos como energías perjudiciales. El coriandro ayuda a repeler diversas enfermedades y promueve un proceso de curación rápido en las personas enfermas. Es un afrodisiaco que se puede usar en magia de amor, sexo y fertilidad. En ciertas tradiciones místicas chinas se aprovechó para crear pociones de amor y mejorar la calidad de vida.

Virtudes medicinales

El coriandro es un fuerte desintoxicante, además de curar la tos, abotagamiento, gases en exceso y dolores abdominales. El coriandro ayuda a calmar la ansiedad, tensión y nervios, además de favorecer el sueño. Puede aplicarse tópicamente para aliviar dolores reumáticos. Gracias a que ayuda a fortalecer el tracto urinario, quienes padecen infecciones crónicas pueden beneficiarse de su uso regular. Acciones: afrodisiaco, aromático, carminativo, diaforético, diurético, expectorante, nervino, refrescante y absorbente.

Verbena
(*Verbena officinalis*)

La verbena es una hierba mágicamente versátil que, en honor a la verdad, funciona bien con casi cualquier runa. Si la incluyo con Othala es por su capacidad para repeler lo que no queremos en nuestro hogar, como maldiciones o energías maléficas, y atraer lo que sí queremos, como riquezas, bienestar espiritual, salud física y amor. Puede usarse para bendecir, sanar, proteger y purificar. Como potente hierba visionaria, la verbena ayuda a conectarnos con los espíritus, el inframundo y los misterios infinitos del cosmos, además de ayudar a perfeccionar las habilidades de adivinación. Trabaja para revertir maldiciones y maleficios, por lo que es indispensable portarla durante un exorcismo. Los druidas la usaban para purificar y consagrar espacios sagrados y para contactar a los espíritus del territorio. Se dice que la verbena es más potente cuando se recolecta durante Litha, el solsticio de verano. Agrégala a cualquier amuleto mágico y amplificarás el poder de cualquier hechizo. La verbena inspira la creatividad y se considera como la "hierba del artista". Ten un manojo en la habitación del bebé, pero fuera de su alcance, para contar con un refuerzo adicional de protección. Se dice que la verbena se usó para limpiar las heridas de Jesús durante su crucifixión.

Virtudes medicinales

La verbena es versátil para la medicina y magia. Sirve para reducir hinchazones, espasmos y convulsiones. Como cataplasma alrededor de hombros, cuello y nuca, alivia la tensión y dolores de cabeza. Es un remedio frío ideal para condiciones "calientes", como la inflamación, la irritabilidad y la ira. La verbena restaura el sistema nervioso y promueve una digestión saludable, además de ser un excelente tónico para aquellos que se recuperan de adicciones o enfermedades crónicas. Ayuda a prevenir y disolver cálculos renales y biliares. Acciones: antidepresiva leve,

antiespasmódica, ansiolítica, amarga leve, colagoga, diaforética, digestiva, emenagoga, febrífuga, galactagoga, hepática, nervina, rubefaciente,
tonificante, vermífuga, refrescante y absorbente. Consumida en grandes
dosis puede provocar vómitos. Evita su uso durante el embarazo, y si
tomas anticoagulantes o suplementos minerales.

Vetiver
(*Vetiveria zizanioides*)

La planta de vetiver repele cualquier ente con malas intenciones, especialmente aquellos que son "amantes de lo ajeno". Mantén vetiver en tu
hogar o en el auto para proteger a las personas y objetos que se hallen
en ellos. Es muy útil en los negocios, ya que ahuyenta a los ladrones y
atrae clientes y éxito financiero. En forma de incienso y como aceite
esencial, se puede usar para refrescar las energías de las herramientas
de adivinación. También es útil para la magia del bienestar emocional,
enraizamiento y protección. Ayuda a resolver disputas entre familiares,
amigos o incluso parejas románticas.

Virtudes medicinales

El vetiver se usa, primordialmente, como aceite esencial que promueve
la relajación y eleva los ánimos. Igual que Othala, está gobernado por el
elemento Tierra y es profundamente equilibrante y calmante. Quienes
sufren inquietud nocturna pueden beneficiarse de sus energías tranqui-
lizadoras. Cuando se agrega a productos para el cuidado de la piel, el
aceite ayuda a reafirmar, tensar y proteger la piel contra los daños provocados por el medioambiente. Su habilidad natural para refrescar hace
que el aceite de vetiver sea maravilloso para mitigar calores incómodos
de la fiebre. Acciones: antiinflamatorio, antioxidante, antiséptico, afrodisiaco, cicatrizante, nervino, refrigerante, sedante y vulnerario.

Hamamelis
(*Hamamelis virginiana*)

En la magia, el hamamelis se usa como varillas de zahorí para encontrar objetos perdidos o tesoros en la tierra. Sirve para sanar corazones rotos, sobre todo después de una complicada y trágica ruptura.

Quema hamamelis o agrégalo a un lavado de piso para cuidar tu hogar y familia de influencias malévolas. Si vives en una zona densamente poblada, lleva algo de esta planta en tu bolsillo para proteger tu salud áurica de las influencias ajenas. El hamamelis contiene las energías del sol y Fuego y es ideal para atraer no solo el amor y pasión, sino también la vitalidad en el hogar.

Virtudes medicinales

El hamamelis es un astringente versátil utilizado principalmente en productos para el cuidado de la piel. Aplica hamamelis tópicamente para aliviar la inflamación, mitigar dolores y detener el sangrado. También resulta adecuado contra resfriados e infecciones respiratorias que generen mucha mucosidad. Agrégalo a baños de asiento para tratar hemorroides o aplícalo como lavado de ojos para aliviar la inflamación. El hamamelis alivia el prurito o picazón excesiva y muchas otras afecciones cutáneas, como eccemas, lobanillos y tumores. Igual que muchas otras hierbas astringentes, es útil para aliviar la diarrea. El hamamelis también puede usarse como tónico postaborto. Acciones: analgésico, antiinflamatorio, astringente, sedante, estíptico, vulnerario, neutro y absorbente. Úsalo internamente solo bajo la guía de un profesional de la salud. No debe ingerirse durante el embarazo y lactancia.

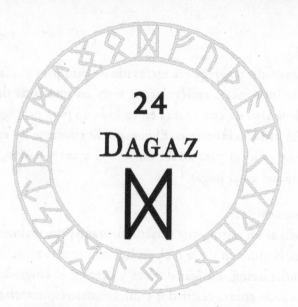

24
DAGAZ

Equivalente fonético: D
Amanecer, transformación, iluminación

Dagaz es el infinito
donde la oscuridad se convierte en luz,
donde el día se convierte en noche
y así sucesivamente...

¡Lo logramos! Dagaz (se pronuncia *dágas*) marca el final del Futhark Antiguo. El nombre de esta runa final se traduce como "luz del día", aunque se refiere más al **crepúsculo** o la fase liminal entre la oscuridad y el amanecer, y por eso es una runa de avance y transformación.

Al ser la última runa del Futhark Antiguo puede considerarse como el final, pero al igual que la fase de la luna oscura, simplemente es un periodo de transición y renacimiento. Su forma, muy parecida al símbolo de infinito, indica la ausencia de un principio o fin, pues Dagaz está en constante movimiento, como un péndulo. Al ser la runa postrera nos invita a alcanzar el último estado del despertar espiritual, llamado a veces iluminación.

Dagaz representa polaridad y reconciliación de los opuestos. Durante el proceso del despertar espiritual es posible reconciliar el cuerpo material con el espíritu sutil, lo femenino con lo masculino y lo de arriba con lo de abajo. La ilusión de dualidad es reemplazada por una comprensión congruente y una aceptación incondicional de la totalidad cósmica. En términos de las leyes herméticas, estas ideas se relacionan con la ley de la polaridad, que establece que los opuestos no están separados, sino que son extremos contrastantes del mismo espectro.

Dagaz se relaciona con la carta del Mundo, el arcano mayor del tarot con el número veintiuno. Ambos buscan ayudar a quien practica la magia a lograr equilibrio y entereza, conceptos claramente reflejados en sus imágenes tradicionales. Dagaz y la carta del Mundo ilustran el momento de verdadero despertar espiritual y pérdida de apego al ego. En su aspecto más espiritual, ambos elementos representan la unidad con el cosmos y la conciencia colectiva.

En una lectura, Dagaz puede darnos a conocer noticias sobre cambios inmensos, avance, esperanza y éxito. Puede indicar la necesidad de equilibrio en algún área de nuestras vidas. Dagaz es una runa de buen agüero, con fuerzas que podemos invocar para trabajar a nuestro favor. Cuando se extrae junto con Fehu, la lectura de Dagaz puede denotar la necesidad de un cambio de carrera. Con Elhaz, puede representar un momento crucial en el viaje espiritual de alguien. Dagaz no puede aparecer en *murkstave*, aunque sus energías de transformación radical puedan sorprender a las personas desprevenidas.

A continuación, pretendo detallar por qué prefiero la secuencia del Futhark Antiguo en la que Dagaz es la runa final. Dagaz es la vigésima cuarta runa, y por ello se relaciona con las veinticuatro horas del día. Jera, por su parte, es la duodécima runa (la mitad de veinticuatro) y se relaciona con los doce meses del año. De tal suerte, Jera es el ciclo anual y Dagaz el ciclo diario. Jera es un cambio suave y lento, mientras que Dagaz es un cambio rápido y absoluto.

En cuanto al ciclo de las runas, creo que Jera y Dagaz están destinadas a ser contrapartes, lo cual no sería posible si Othala ocupara la posición final. Cuando el Futhark Antiguo se escribe en un círculo, Dagaz y Jera aparecen directamente opuestas entre sí. Además, como runa de transformación radical, tiene sentido que Dagaz sea la runa final, al igual que la carta del Mundo en los arcanos mayores o la luna oscura que precede a la luna nueva. El orden de las runas no es arbitrario.

Dagaz favorece una cercanía con la naturaleza a través de la constancia, rutinas y ritual. Todas las mañanas sabemos que el sol no se quedará dormido y aparecerá tarde. ¿Cómo podemos lograr la misma consistencia devocional en nuestra práctica y en nuestra relación con la naturaleza? No hay una respuesta fácil a eso, y he de confesar que desarrollar rutinas dentro de mi práctica siempre ha sido un desafío para mí. Muchos tenemos hijos, mascotas, pareja y trabajo que nos roban gran parte de nuestra atención y energía.

Desconozco cuántas veces he intentado mantener una rutina de meditación, oración u ofrendas. Tengo éxito durante una semana o poco más, pero eventualmente la vida reclama atención y los esfuerzos se desvanecen. Nuestras vidas se ocupan. En mi casa hay dos humanos (yo soy uno de ellos) y cinco animales que requieren mi atención y cuidados. No es una excusa, simplemente una realidad. Pero debo reconocer que mi incapacidad para mantener un ritual diario comenzó a pesarme.

Mi solución a esta falta de constancia consistió en incluir aspectos espirituales en tareas mundanas que realizo diario, como pasear a los perros. Mientras lo hago puedo meditar y entrar en comunión con la naturaleza, aunque sea por poco tiempo. Disfruto mucho de la meditación mientras camino, pues hacerla sentada me repercute en dolores de espalda. Claro que mientras camino surgen interrupciones: otras personas pasean a sus perros, debo hacer paradas cuando llama la naturaleza (a los canes, no a mí) y escucho el ruido de los autos. Pero al igual que con la meditación de atención plena o *mindfulness*, simplemente reconozco esas interrupciones, recojo las heces de los perros y suavemente retomo mi meditación. Aunque se trata de algo simple, esto ha sido una revelación para mí en lo que se refiere a llevar una rutina. Porque llueva, truene o relampaguee, los perros necesitan salir a pasear y eso me permite mantener de manera constante mi rutina de meditación.

Las "necesidades" diarias varían de persona a persona. Si eres alguien que bebe café o té regularmente, podrías descubrir que tu taza matutina te da la oportunidad de hacer una ofrenda a tu deidad protectora. Incluso podrías servir dos tazas en vez de una. Yo tengo una taza de té en miniatura que sirve para mis ofrendas. Hay quien combina afirmaciones y mantras mientras disfruta de su elíxir matutino, con intenciones diarias saboreadas a conciencia. Si pasas parte del tiempo en el tráfico de la mañana, aprovecha ese tiempo para expresar gratitud por las bendiciones que tienes en la vida, entre las cuales, irónicamente, están el automóvil y el trabajo al que te diriges. Medita en la ducha mientras te bañas y sientes el agua y la espuma en tu piel, aspiras el aroma del gel de baño y del champú, escuchas cómo corre el agua y observas tu cuerpo desnudo sin juzgarlo. Recita afirmaciones mientras te cepillas los dientes. Así no solo tendrás una mentalidad positiva, sino que también te reirás de tus locuras. Al participar en pequeñas rutinas de este tipo, inevitablemente perfeccionarás la habilidad de la constancia, algo importante para practicar la magia con seriedad, sobre todo si vas camino a la transformación espiritual.

Y pregúntate todas las mañanas: ¿cómo y en qué podrías ser diligente cada día? ¿De qué manera podrías ser tan confiable como el sol? En la medida en que vamos dejando atrás la juventud, nos damos cuenta de que el día no tiene suficientes horas para hacer todo lo que nos gustaría, pero si mantenemos aunque sea algunas pequeñas rutinas en nuestra práctica diaria, terminaremos por tener éxito. Y si digo "pequeñas" es porque esas rutinas no tienen que ser nada elaborado. La vida nos exige cumplir con una pequeña lista de tareas que debemos ejecutar a diario para mantener nuestro bienestar, como cepillarnos los dientes, comer de forma saludable y hacer algo de ejercicio. Mantener un automóvil en buen estado requiere de gasolina, aire en las llantas, cambios de aceite y ajustes. Las relaciones saludables exigen honestidad, comunicación, compromiso e intimidad. Si consideras que tu práctica mágica debe tener la misma prioridad que tus relaciones, higiene y salud, solo pregúntate qué pequeñas tareas de mantenimiento podrías hacer a diario para que esté en óptimas condiciones. Como brujos, druidas, paganos, etcétera, cuando priorizamos nuestra magia y la volvemos parte de la vida diaria, inevitablemente le hacemos espacio al mundo natural.

Los mejores momentos para trabajar con la runa Dagaz son durante los tiempos liminales, como el amanecer y atardecer, así como en los equinoccios, pues entonces hay un equilibrio entre la luz y la oscuridad. La runa de la transformación es un recordatorio de que el cambio es la única constante. Cuando parece que no podemos sumar nada a nuestras atiborradas agendas, la runa de avance aparece para ayudarnos y nos enseña cómo apartar tiempo para nuestra magia. Dagaz es la fuerza motriz detrás de cada cambio que pretendemos hacer para mejorar. Dagaz quiere vernos triunfar en todo lo que emprendamos.

He aquí un ritual para apoyar a quienes atraviesan cambios grandes en su vida.

Necesitarás:

Una vela negra o blanca
Un portavelas
Fósforos o encendedor
Un tazón de agua
Una ofrenda de tu elección

El mejor momento para realizar este ritual es al amanecer, atardecer o durante los equinoccios. Comienza por elegir un lugar tranquilo donde nada ni nadie te moleste. Dispón del agua y la vela frente a ti y al alcance de la mano (considero que una vela tipo candelabro funciona mejor para esto). Enciéndela y recita: "Mientras el fuego entra/ sale" (entra para el amanecer y para el equinoccio de primavera; sale para el atardecer y el equinoccio de otoño) "al cielo, invoco el poder de Dagaz, poderosa runa de la transformación, para que me ayude con mi magia. Con reverencia y humildad te ofrezco este tributo" (mencionar tributo).

Toma la vela, ladéala y permite que la cera gotee en el agua mientras mueves la vela trazando la forma de Dagaz, recitando: "Así como la cera se transforma de líquida a sólida con facilidad, pido fuerzas para aceptar y adaptarme a los cambios en mi vida. Te pido, por favor, que me ayudes, Dagaz, mientras navego por territorios desconocidos".

Coloca la vela en el portavelas y mantén tu mirada fija en el agua y la cera. Ocupa este tiempo para sentir cómo tu corazón y mente se abren a la idea del cambio. Permítete reflexionar en gratitud todo el tiempo que desees; luego, apaga la vela. Para terminar, recoge y desecha los restos de cera y ofrece el agua a la Tierra. ¡Salve, Dagaz! Veneradas sean todas las runas.

CORRESPONDENCIAS DE DAGAZ

ELEMENTO	Fuego
ZODÍACO	Piscis
PLANETA	Sol y Plutón
FASE LUNAR	Todas
TAROT	El Mundo y el Juicio
CRISTAL	Cuarzo arcoíris
CHAKRA	Corona
DEIDADES	Aurora, Cerridwen, Eos, Khepri, Nut y Nyx
PLANTAS	Olíbano, almágica, lobelia, mandrágora y pasionaria

Las plantas de Dagaz establecen la unión entre lo físico y espiritual, pues sus poderes son transformadores, equilibrantes y elevadores. En trabajos mágicos, las siguientes plantas apoyan un inmenso crecimiento espiritual.

Olíbano
(*Boswellia* spp.)

Si estás familiarizada con la historia del nacimiento de Jesús, tal vez hayas oído hablar de los tres Reyes Magos que le llevaron regalos, uno de los cuales era olíbano o frankincienso. Esta resina, inmensamente purificadora, es un elemento básico para la oración, rituales y consagración, gracias a que eleva las vibraciones y conciencia. El olíbano es un protector poderoso del alma, espíritu y cuerpo astral. Es aliado clave en los exorcismos, gracias a su capacidad para transformar por completo las energías en un determinado espacio. Una vez oí a un demonólogo decir: "Si quieres repeler a un demonio, quema olíbano... Y si quieres hacerlo reír, quema salvia". Claro que no hay que menospreciar la salvia, pues funciona para transmutar las energías en un cierto espacio, aunque de manera más tersa. Esta resina estimulante está gobernada por el Sol y es apropiada para los rituales solares, celebraciones del solsticio, trabajos energéticos y hechizos para el éxito. En incienso, ayuda para la concentración durante la meditación y magia, además de representar una excelente opción de ofrenda para diversas deidades. Combinado con Dagaz, el olíbano apoya la conexión con la vida en general y con el cosmos como un todo.

Virtudes medicinales

El olíbano es un elemento básico en la aromaterapia, porque alivia el estrés, ansiedad y depresión. Hoy en día rara vez se ingiere, pero tiene su historial como medicina interna, especialmente en la ayurveda. En el pasado sirvió también como remedio para la artritis. Suele utilizarse para tratar diarrea, principalmente la ocasionada por la enfermedad de Crohn, así como colitis ulcerosa. Las personas con tumores abdominales o fibrosis quística pueden beneficiarse con el uso del olíbano. Esta planta ayuda a inducir la menstruación y alivia dolores menstruales. Por otra parte, sus propiedades antisépticas lo convierten en un excelente medicamento tópico. Acciones: analgésico, antiinflamatorio, antiséptico, astringente, carminativo, emenagogo, expectorante, nervino, sedante, caliente y absorbente. Su aceite esencial puede irritar pieles muy sensibles. En grandes dosis puede causar reacciones alérgicas a algunas personas.

Almáciga
(*Pistacia lentiscus*)

La almáciga es una resina aromática que se extrae de ciertos árboles del Mediterráneo y que sirve para elevar las vibraciones y desterrar energías perjudiciales. Es útil para quien experimenta cambios espirituales radicales y la ascensión, principalmente al combinarse con Dagaz. Tanto la runa como la resina promueven una transformación fuerte y fluida. Esta resina suele quemarse durante iniciaciones, consagraciones, purificaciones y prácticas de magia ceremonial.

Virtudes medicinales

Los usos tradicionales de la almáciga incluyen el tratamiento de la tos y bronquitis. Debido a sus propiedades antifúngicas, la almáciga suele agregarse a fórmulas tópicas para tratar trastornos cutáneos, como llagas y forúnculos. Durante siglos, la almáciga se ha utilizado como goma de mascar para mantener la salud dental. También remedia trastornos gastrointestinales, como colitis, reflujo ácido y enfermedad de Crohn. Los antiguos egipcios la usaban para embalsamar. Acciones: antibacteriana, antifúngica, antiinflamatoria, antioxidante, antiséptica, digestiva y hepatoprotectora. Evita su uso durante el embarazo y lactancia.

Lobelia
(*Lobelia inflata*)

La lobelia favorece un estado de bienestar general, gracias a que protege la salud física, mental y espiritual. La lobelia está gobernada por el elemento Agua y el onírico planeta Neptuno, por lo que sus flores fomentan sueños proféticos y ayudan en la adivinación. Esta planta tropical fomenta la liberación de lo que ya no es necesario, por eso resulta maravillosa para trabajar en la purga de emociones y energías tóxicas del cuerpo. En el pasado, la lobelia se empleaba para apaciguar tormentas de extraordinaria fuerza, por lo que funciona igual de bien cuando se trata de calmar tormentas emocionales que de vez en cuando tratan de arrasar con todo.

Virtudes medicinales

La tintura de lobelia proporciona alivio contra el trastorno de la articulación temporomandibular, pues relaja los músculos que hacen que rechinen y se aprieten los dientes. Los nativos de América y Europa la usaban para tratar asma y sífilis. Actúa sobre los receptores de la nicotina, aunque no contiene nicotina, por lo que se ha usado como apoyo para quienes quieren dejar de fumar. Debido a sus propiedades eméticas, en inglés se le conoce como *pukeweed* y *gagroot* (hierba o raíz provocadora del vómito). Acciones: alterante, antiespasmódica, diaforética, emética, expectorante, nervina, neutral y secante. En altas dosis puede resultar tóxica y provocar somnolencia, vómitos y fallo respiratorio. La lobelia fresca nunca debe ingerirse. Evita su uso durante el embarazo o la lactancia.

Mandrágora
(*Mandragora officinarum*)

La raíz de mandrágora es increíblemente versátil y goza de una añeja reputación como poderosa planta mágica. Aunque a menudo se asocia con la magia maléfica y la muerte, es una inamovible protectora contra el mal, especialmente contra las posesiones demoniacas. Pero como sucede con la mayoría de las plantas que producen efectos embriagadores, mucha gente la considera malévola. La tradición indica que debe cosecharse durante un ritual en la oscuridad de la noche, justo antes del amanecer de un viernes, debido a su asociación con Venus. La raíz madura semeja un cuerpo humano, por lo que tiene un añejo historial de uso como muñeco mágico. Es ideal para la comunicación con deidades conectadas con la muerte, como Hel, Anubis, Sedna y la diosa celta Morrigan. Su raíz en polvo puede agregarse al incienso para inducir estados hipnóticos a fin de viajar a otros mundos. También presta sus poderes a la magia relacionada con el dinero, amor y sexo. Aquellos que intenten concebir, deben colocar la raíz de la mandrágora debajo de su colchón. La tradición sugiere que la planta emite un grito espantoso cuando se arranca del suelo, algo que incluso podría matar a quien lo escuche. Para evitar la muerte y obtener la raíz, se cuenta que los tallos de mandrágora eran atados a las colas de los perros para desenterrarlas. Guarda un trozo de la raíz en un altar o repisa para invitar la alegría y suerte tu hogar y proteger a sus habitantes. Otro uso tradicional consiste en esculpir la raíz para talismanes. Remoja la raíz en agua la noche antes de Samhain, cuando el velo que nos separa del mundo espiritual está en su punto más delgado. Por la mañana, con un dedo o pincel, usa el agua para trazar la runa de Dagaz en cada puerta, bloquear los espíritus no deseados y permitir la entrada de los que sí fueron invitados.

Virtudes medicinales

La mandrágora se encuentra entre las solanáceas más seguras, pero aun así debe manejarse con extrema precaución. Históricamente, sus efectos embriagadores se utilizaron como anestesia para practicar cirugías. La mandrágora tiene gran afinidad con el hígado, por lo que en dosis adecuadas apoya eficazmente tu salud hepática. Sus hojas son refrescantes y se han empleado como alivio contra el dolor de muelas. Tópicamente solía usarse para aliviar dolores reumáticos, quemaduras solares y fiebre. Acciones: analgésica, emética, narcótica, nervina, purgante, somnífera, fría y absorbente. Tanto la raíz como la corteza son altamente tóxicas si se consumen en grandes dosis. Se recomienda consultar con un herbolario profesional antes de trabajar con la mandrágora.

Pasiflora
(*Passiflora incarnata*)

Como sugiere su nombre, la pasiflora o flor de la pasión está asociada con pasión y amor. Como planta de Neptuno y Venus, es la ofrenda perfecta para las diosas Freyja y Frigga (consideradas a veces una misma), Afrodita y Hathor. La pasiflora no está asociada únicamente con el amor romántico, sino también con amor propio, de amigos y consanguíneo. Lleva en un saquito amarillo un poco de pasiflora para atraer nuevas amistades. Ayuda a aliviar los cambios de humor, ira y tristeza profunda. Elegí a Dagaz como la runa de la pasiflora debido a su afinidad con el equilibrio, bienestar y transformación personal. La pasiflora ayuda a enfocarnos nuevamente y promueve la tranquilidad, además de silenciar el parloteo mental y fomentar relajación y concentración. Úsala como incienso cuando necesites tener equilibrio emocional. Es un maravilloso aditivo para mezclas de incienso que bendicen el hogar, fomentando la paz entre los habitantes de la casa.

Virtudes medicinales

La pasiflora es una gran aliada de aquellos que viven nerviosos o inquietos porque relaja el sistema nervioso central, reduce la presión arterial y es perfecta para quienes sufren insomnio, pues no solo ayuda a conciliar el sueño, sino también a mantenerlo. Puede usarse para aliviar espasmos, hipo, temblores, convulsiones y tensión en general. Sus efectos sedantes son comparables a los de la raíz de valeriana. Tomada como infusión o tintura, ayuda a calmar una mente hiperactiva. Acciones: analgésica, antibacteriana, antidepresiva, antifúngica, antiinflamatoria, antiespasmódica, afrodisiaca, diaforética, hipotensora, nervina, sedante, refrescante y absorbente. La pasiflora puede provocar somnolencia. Evita consumirla en grandes dosis durante el embarazo y lactancia. La fruta verde de la pasiflora, no madura, es tóxica.

CONCLUSIÓN

Con todo mi corazón deseo que hayas encontrado valiosa la información contenida en estas páginas, pues sin duda te ayudará a elevar tu práctica y a empoderarte como brujo. Cuando encontramos nuestro nicho entre las muchas ramas de la brujería, adquirimos un sentido personal de poder y satisfacción. Mi práctica comenzó siendo ecléctica y diversa, y aunque, en buena parte, lo sigue siendo, comenzó a tomar forma cuando descubrí mi amor por la medicina vegetal, los rituales y la tradición. Al poco tiempo de comenzar mi aventura con las plantas me introduje al mundo de las runas, y eso es lo que realmente selló mi identidad como **bruja**.

Sin importar si te consideras *heathen* (brujo pagano), chamán, ocultista, místico o ninguna de las anteriores, creo que en lo que todos estamos de acuerdo es en que buscamos algo más allá de lo que muchos aceptan como la plena realidad. No solo queremos tener respuesta a los grandes misterios de la vida; también trabajamos por lograr el ansiado conocimiento y lo hacemos con la ayuda de aliados como runas, plantas, tarot, cristales, meditación y más. Somos alquimistas y buscadores del progreso y verdad, y florecemos ante la dicotomía de lo que se dice es real o no. Independientemente de nuestros títulos o la falta de ellos, estamos conscientes de que no solo somos cuerpos terrenales, sino también espíritus cósmicos. ¿Qué significa eso? Pues es precisamente lo que estamos tratando de descubrir.

Te deseo crecimiento, amor, sabiduría y magia en tu viaje.

APÉNDICE

EL FORMULARIO RÚNICO

¡Yahora viene lo divertido! Como brujo, ¿habrá algo más gratificante que crear pociones, inciensos, remedios y botellas mágicas? Personalmente, no lo creo. En las siguientes líneas conocerás algunas de mis mezclas comprobadas con el tiempo; puedes probarlas y modificarlas a tu antojo. La información de este libro sirve para que te armes con los conocimientos necesarios a fin de crear tus propias fórmulas herbales de manera segura y efectiva. Solo asegúrate de que el material vegetal que elijas sea seguro para tus propósitos, trátese de su consumo interno, aplicación tópica o de rociarlo con fines fumigatorios. Cuando tengas la plena certeza de que las plantas que elegiste son seguras para tus creaciones, no te detengas. No podría decir cuántas infusiones con sabor horrible he bebido por creer que se trataba de una mezcla en tisana que sabría bien. Así es como se aprende, mediante el ensayo y error. Te aseguro que con práctica aprenderás cuáles hierbas se complementan entre sí y de qué manera. Sugiero que tengas a la mano un cuaderno para apuntar tus formulas y sus resultados. Antes de pasar a las fórmulas rúnicas, echémosle un vistazo a los diversos métodos de preparación que tienes a tu disposición.

Mezclas de incienso

El incienso suelto es divertido y fácil de hacer. El primer paso es seleccionar tus plantas secas y resinas. Tener un mortero es útil, y un molino para café te serviría para triturar las partes más duras de las plantas, como las raíces. El incienso, finamente pulverizado, producirá mucho humo y se quemará rápidamente. Trozos más grandes de material vegetal seco y resinas se queman más lento. Una vez que hayas molido las hierbas y resinas deseadas, simplemente mézclalas y guárdalas en un frasco al que no le llegue la luz solar directa. El incienso suelto arde mejor sobre carbón, por lo que deberás colocar todo en un recipiente resistente al calor, como un caldero. El incienso se utiliza más a menudo en rituales de purificación, consagración y para cambiar la conciencia, pero puedes hacer inciensos para cualquier propósito. También es ideal como ofrenda.

Tinturas

Al hacer tinturas, el primer paso es elegir tus hierbas y el solvente, que no es otra cosa que el líquido que extraerá los constituyentes medicinales del material vegetal. Alcohol, glicerina y vinagre son las opciones de solvente más comunes. El alcohol tiende a funcionar mejor para las extracciones (excepto para hierbas mucilaginosas, que maceran mejor en glicerina), pero quizá no sea la mejor alternativa para niños o personas que deben evitarlo. Las instrucciones detalladas sobre cómo hacer tinturas están más allá del alcance de este libro. Si es algo que te interesa aprender, te recomiendo literatura que hable sobre la preparación de medicinas herbales. Las tinturas pueden tener una vida útil de hasta tres años si se almacenan adecuadamente, alejadas de la luz y con temperatura controlada. Siempre es mejor utilizar este tipo de remedio herbal como medicina preventiva.

Aceites infusionados

El proceso para hacer aceites macerados o infusionados es similar a la preparación de tinturas. Primero tendrás que elegir tus hierbas (deben estar secas) y luego tus aceites esenciales y un aceite portador, por ejemplo, aceite de oliva, de pepita de uva o de jojoba. Como con cualquier otra preparación, me gusta comunicarles a las plantas el papel que jugarán en la mezcla y ofrecerles mi gratitud durante el proceso. La maceración de los aceites infusionados puede efectuarse de diversas maneras. Una es almacenarlo en un lugar oscuro durante seis semanas, pero debe agitarse con regularidad. Utilizar el método de baño maría es mucho más rápido y el aceite puede obtenerse en aproximadamente tres o cuatro horas. Las infusiones solares utilizan la energía y calor del sol para el proceso de maceración; en este caso, simplemente deja el frasco en un lugar con sol durante tres semanas, pero recuerda agitarlo a diario. Puedes agregar aceite de vitamina E a tus mezclas como conservador. Los aceites "infusionados" tienen una vida útil de uno a dos años. El aceite de jojoba es mi aceite portador preferido, ya que su duración es más larga que la mayoría de los aceites portadores. Los aceites son ideales para bendiciones, ya sea de personas u objetos rituales, para dibujar símbolos mágicos en el cuerpo, ungir chakras y como adición a los baños rituales.

Tés

Todos conocemos los tés. Son infusiones, productos líquidos obtenidos por infusión. Un té típico tarda en prepararse de cinco a diez minutos. Un té medicinal puede permanecer toda la noche en una tetera cerrada y, por la mañana, se cuela el material vegetal y el té se puede refrigerar y usar durante tres días. Beber té antes de un ritual es una forma de invocar a las energías necesarias para alcanzar tus objetivos. Los tés también son excelentes ofrendas.

Aerosoles

Para hacer un aerosol herbal, el primer paso es macerar el material vegetal seco en agua caliente, tal como harías con el té. A mí me gusta usar agua de luna, lluvia o nieve, pero cualquier agua que tengas a la mano te funcionará bien. Cuanto más tiempo dejes el material en el agua, más extraerás el espíritu de las plantas y sus constituyentes medicinales. Una vez que el té se haya enfriado, agrega una parte de vodka (como conservador) por cinco partes del té. Embotella y agrega tus aceites esenciales favoritos. Los aerosoles herbales suelen usarse con mucha frecuencia como alternativas al incienso, sobre todo en espacios pequeños y con personas que no toleran el humo.

Mezclas para baño

Para hacer mezclas destinadas al baño, debes combinar tus hierbas y aceites esenciales seleccionados con sales de Epsom (sulfato de magnesio) y un poco de bicarbonato de sodio (opcional). Si no puedes tener hierbas sueltas en tu bañera debido a problemas de drenaje, prepara primero una buena cantidad de té con las hierbas seleccionadas, cuela la materia vegetal y agrega el té al agua de tu baño con aceites esenciales y una taza de sales de Epsom.

Podrías valerte también de un infusor de té, pero de tamaño grande. Las mezclas para baño se usan para limpiar e imbuir a los brujos con ciertas energías y, por lo general, tienen lugar antes de un ritual. Después de un ritual o un trabajo mágico son todavía mejores, para limpiar las energías indeseables que se pudieran haber atraído.

Botellas mágicas

Las botellas y saquitos mágicos son perfectos cuando quieres hacer una preparación herbal, pero no necesariamente deseas quemarla, ingerirla o aplicarla en la piel. Todo lo que requieres es un frasco de vidrio pequeño, con tapa o corcho, y tu material vegetal seco. Dependiendo del fin que tenga la botella mágica, otros elementos comunes que puedes agregar son lajas de piedras o cristales, sigilos o símbolos mágicos, cabello, uñas, gotas de sangre, conchas marinas o arena. Una vez completa, tu botella mágica te servirá como amuleto energético para promover tus intenciones.

Dentro de las siguientes mezclas están algunas propuestas mías y sugerencias generales. Recuerda que nada está escrito en piedra, por lo que puedes modificarlas de acuerdo con tus propias necesidades.

FEHU

❧ Aceite ritual para atraer dinero ☙

Alfalfa
Albahaca
Potentilla
Manzanilla
Aceite esencial de cedro
Aceite esencial de pino
Aceite de girasol

❧ Botella mágica para el éxito ☙

Aventurina verde
Hojas de laurel
Pimienta de Jamaica
Menta
Escaramujos de rosa

Semillas de girasol
Caléndula
Achicoria

URUZ ᚢ

ᔥ Té para la energía vital ᔥ

Raíz de equinácea
Bayas de saúco
Té verde
Canela
Nuez moscada

THURISAZ ᚦ

ᔥ Aerosol para protección ᔥ

Ortiga
Hisopo
Angélica
Semillas de eneldo
Agrimonia
Aceite esencial de olíbano
Aceite esencial de lavanda

ANSUZ ᚨ

ᔥ Incienso para comunicación clara ᔥ

Salvia
Clavo de olor
Anís
Uvas ursi
Corteza de cedro

ᔥ Aceite para adivinación y búsqueda de la verdad ᔥ

Milenrama
Tomillo

Artemisa

Eufrasia

Verbena

Aceite esencial de nardo americano

Aceite esencial de salvia esclarea

Aceite de pepitas de uva

RAIDHO

✍ Botella mágica para el control ✍

Jengibre

Cálamo aromático

Albahaca

Milenrama

Tomillo

Consuelda

Sello de Salomón

Obsidiana

KENAZ

✍ Té para el fuego creativo ✍

Escaramujos de rosa

Jengibre

Canela

Cardamomo

Clavo de olor

Verbena

✍ Aceite para el amor y la lujuria ✍

Damiana

Rosas

Jazmín

Shatavari

Palmito salvaje

Cuarzo rosa

Aceite esencial de ylang ylang

Aceite de oliva

GEBO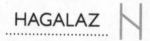

❧ Tintura para el equilibrio ☙

Tulsi

Ashwagandha

Astrágalo

Raíz de regaliz

Reishi

WUNJO ᛈ

❧ Aceite para la buena vibra ☙

Anís

Melisa

Lavanda

Raíz de malvavisco

Rosas

Madreselva

Aceite de girasol

❧ Té (o baño) para aliviar el dolor emocional ☙

Bayas de espino

Corteza de sauce blanco

Zarzaparrilla

Mejorana

Trébol rojo

Miel

HAGALAZ ᚼ

❧ Aceite de la "chica mala" ☙

Resina de sangre de dragón

Rosas

Clavos de olor

Ortiga

Hojas de laurel

Artemisa

Dong quai

Aceite esencial de mirra

Aceite esencial de rosas

Aceite de jojoba

NAUTHIZ

❧ Tintura para la sanación emocional ❧

Melisa

Agripalma

Ashwagandha

Manzanilla

Escutelaria

ISA

❧ Té para combatir el frío exterior ❧

Jengibre

Cardamomo

Clavos de olor

Canela

Raíz de diente de león

Vainilla

Rooibos rojo

❧ Té para conservar la calma

(Puede causar somnolencia. Evítalo si vas a conducir u operar alguna maquinaria).

Kava kava

Manzanilla

Melisa

Pasiflora
Canela
Miel

JERA

❧ **Tintura para transiciones suaves** ❧

Dong quai
Lavanda
Clavos de olor
Tulsi
Escutelaria

EIHWAZ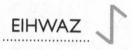

❧ **Incienso del recuerdo** ❧
(Ofrenda para los fallecidos)

Caléndula
Romero
Díctamo de Creta
Anís
Mirra

PERTHRO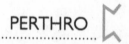

❧ **Botella mágica para la conciencia cósmica** ❧

Uvas ursi
Ruda
Salvia
Anís
Vara de oro
Tulsi
Gotu kola
Corteza de sauce blanco
Labradorita

❧ Aceite de la fertilidad ❧

Semillas de linaza
Pie de león
Hojas de frambuesa
Agripalma
Cardo bendito
Shatavari
Aceite esencial de ylang ylang
Aceite de pepitas de uva

ELHAZ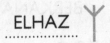

❧ Aerosol para protección divina ❧

Laurel
Albahaca
Gordolobo
Lavanda
Angélica
Hisopo
Bayas de enebro
Aceite esencial de sándalo

SOWILO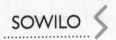

❧ Aceite de energía solar ❧

Caléndula
Girasol
Diente de león
Eufrasia
Aceite esencial de olíbano
Aceite de cártamo
Citrino

TEIWAZ ↑

❧ Té para la valentía ☙

Borraja
Jengibre
Cúrcuma
Galangal
Limón

BERKANA ᛒ

❧ Baño de renacimiento ☙

Hierbabuena
Caléndula
Violeta
Pasiflora
Sales de Epsom
Bicarbonato de sodio
Aceite esencial de bergamota

❧ Tintura amor de madre ☙

Agripalma
Espigas verdes de avena (*milky oats*)
Manzanilla
Hierba gatera
Tulsi

EHWAZ ᛗ

❧ Botella mágica para la protección animal ☙

Eneldo
Cedro
Albahaca
Hierba gatera

Gordolobo

Angélica

Trébol rojo

Hojas o corteza de arce

Pelo de animales (trozos de pelo caído; no es necesario cortarle el pelo a tu mascota)

MANNAZ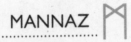

❧ Tintura poción para el cerebro ☙

Ginkgo

Gotu kola

Reishi

Ashwagandha

Clitoria

LAGUZ

❧ Aceite de energía lunar ☙

Jazmín

Sargazo vejigoso

Artemisa

Loto

Violeta

Aceite esencial de alcanfor

Aceite esencial de lavanda

INGWAZ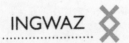

❧ Té para desbloquear el potencial ☙

Fenogreco

Lavanda

Hierba limón

Hibisco

Escaramujos de rosa

OTHALA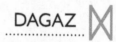

❧ Aerosol o aditivo para limpiadores de piso "Protege mi hogar" ❧

Hierba de San Benito
Angélica
Hojas de zarzamora
Ulmaria
Hamamelis
Agua de luna
Aceite esencial de eucalipto
(Agrega algunas espinas de zarzamora a la fórmula final)

DAGAZ

❧ Té para despertar el espíritu ❧

Té negro
Maracuyá
Hibisco
Piel de naranja
Escaramujos de rosa
Raíz de regaliz
Eleutero
Limón

GLOSARIO

Abortivo: provoca aborto.

Acuárético: promueve el aumento de la micción sin pérdida de electrolitos.

Adaptógeno: ayuda al cuerpo a adaptarse a los factores de estrés y promueve la normalización de los procesos corporales.

Alexitérico: resistente a la ponzoña o veneno.

Amargo: extracto de plantas que estimulan la producción de bilis en el hígado, mejorando la digestión y absorción.

Analgésico: alivia el dolor.

Ansiolítico: reduce la ansiedad.

Antiácido: neutraliza la acidez estomacal.

Antibacteriano: combate y previene el desarrollo bacteriano.

Antiedematoso: reduce los edemas.

Antiemético: alivia náuseas y vómito.

Antiespasmódico: alivia los espasmos musculares.

Antifúngico: combate y previene el crecimiento de hongos.

Antihistamínico: compuestos utilizados para tratar las alergias.

Antioxidante: inhibe el daño oxidativo.

Antipirético: previene o reduce la fiebre.

Antiplaquetario: inhibe la agregación plaquetaria para mantener una circulación arterial saludable.

Antiséptico: previene el crecimiento de microorganismos dañinos.

Antivenenoso: se opone a las acciones del veneno.

Antiviral: combate y previene los virus.

Aromático: plantas con olores agradables.

Astringente: contrae las células de la piel y los tejidos corporales.

Broncodilatador: provoca la apertura de los bronquios.

Carminativo: alivia las flatulencias.

Cataplasma: masa de material vegetal húmedo, aplicada a la piel para aliviar la inflamación o el dolor.

Catártico: acelera la evacuación intestinal.

Cicatrizante: construye tejido cicatricial en el proceso de curación de heridas.

Circulatorio: relacionado con el movimiento de la sangre.

Colagogo: estimula las contracciones de la vesícula biliar para segregar bilis.

Colerético: estimula la producción de bilis por parte del hígado.

Descongestionante: alivia la congestión nasal.

Demulcente: sustancia aceitosa que calma la inflamación de las membranas mucosas.

Depurativo: purifica la sangre.

Desintoxicante: elimina sustancias dañinas.

Diaforético: induce la sudoración.

Digestivo: promueve la adecuada digestión de los alimentos.

Diurético: promueve la micción aumentada.

Emenagogo: estimula el flujo menstrual.

Emético: induce al vómito.

Emoliente: humectante.

Estimulante: sustancia utilizada para excitar una función corporal.

Estomacal: promueve el apetito y la digestión saludable.

Estornutatorio: induce al estornudo.

Estrogénico: regulador de las hormonas femeninas.

Expectorante: trata la tos al promover la secreción de esputo que hay en las vías respiratorias.

Galactagogo: estimula la producción de leche materna.

Hemostático: comprime los vasos para detener el flujo sanguíneo.

Hepatoprotector: previene daños hepáticos.

Hipotensivo: reduce la presión arterial.

Laxante: estimula la evacuación intestinal.

Mucilaginoso: de consistencia viscosa.

Narcótico: alivia el dolor severo, invita al sueño y altera los estados de ánimo.

Nervino: calma los nervios.

Neuroprotector: apoya el buen funcionamiento del sistema nervioso.

Nootrópico: mejora la memoria y la función cognitiva.

Nutritivo: nutriente.

Oxitócico: acelera el parto.

Parturienta: persona o animal a punto de dar a luz.

Purgante: laxante fuerte.

Refrescante: promueve el enfriamiento.

Restaurativo: tiene capacidad de restaurar equilibrio, fuerza y salud.

Rubefaciente: incrementa el enrojecimiento de la piel al aumentar la circulación.

Sedante: induce la calma y el sueño.

Sialogogo: fomenta la producción de saliva.

Soporífero: causa somnolencia y provoca sueño.

Suprarrenal: se refiere a un par de glándulas sin conductos ubicadas sobre los riñones.

Tónico: sustancia que proporciona vigor y una sensación de bienestar.

Vasodilatador: dilata los vasos sanguíneos.

Vermífugo: expulsa gusanos parasitarios.

Vulnerario: cicatriza heridas.

BIBLIOGRAFÍA

Apelian, Nicole y Claude Davis. *The Lost Book of Herbal Remedies*. N.p.: Global Brother, 2021.

Aswynn, Freya. *Northern Mysteries and Magick*. St. Paul, Minnesota: Llewellyn Worldwide, 1998.

Beyerl, Paul. *The Master Book of Herbalism*. Custer, Washington: Phoenix Publishing Co., 1984.

Brewer, Gregory Michael. *The Ancient Magick of Trees*. Woodbury, Minnesota: Llewellyn Worldwide, 2019.

Butterworth, Lisa. *The Beginner's Guide to Crystals: The Everyday Magic of Crystal Healing, with 65+ Stones*. Nueva York: Ten Speed Press, 2019.

Chevallier, Andrew. *Enciclopedia de Plantas Medicinales*. Madrid, España: Acento editorial, 1997.

Cohen, Deatra y Adam Siegel. *Ashkenazi Herbalism: Rediscovering the Herbal Traditions of Eastern European Jews*. Berkeley, California: North Atlantic Books, 2021.

Crowley, Aleister. *Magick, Liber ABA, Book 4*. Playa York, Maine: Weiser Books, 1994

Easley, Thomas y Steven Horne. *Botiquín de hierbas medicinales: Guía para la elaboración de medicamentos naturales*. Nirvana Libros, S.A. de C.V. 2018.

Greer, John Michael. *Encyclopedia of Natural Magic*. St. Paul, Minnesota: Llewellyn, 2019.

Grieve, Maud. "Aconite". Botanical.com (sitio web), 2021.

———. "Avens". Botanical.com (sitio web), 2021.

———. "Blackberry". Botanical.com (sitio web), 2021.

Harrison, Karen. *The Herbal Alchemist's Handbook: A Complete Guide to Magickal Herbs and How to Use Them*. Newburyport, Massachusetts: Weiser Books, 2020.

Hopman, Ellen Evert. *The Sacred Herbs of Samhain: Plants to Contact the Spirits of the Dead*. Rochester, Vermont: Destiny Books, 2019.

Lee, Min-sun, Juyoung Lee, Bum-Jin Park y Yoshifumi Miyazaki, "Interaction with Indoor Plants May Reduce Psychological and Physiological Stress by Suppressing Autonomic Nervous System Activity in Young Adults: A Randomized Crossover Study", *Journal of Physiological Anthropology 34*, núm. 1 (2015): 21.

Levine, Noah. *Dharma Punx: A memoir*. San Francisco: HarperCollins, 2003.

Lindrooth, Charis. "When in Doubt, Try Nettles!" BotanicWise (sitio web), 2023.

Loðursson, Ljóssál. *Ginnrúnbók*. N.p.: Fall of Man, 2021.

Mars, Brigitte y Chrystle Fiedler. *The Home Reference to Holistic Health and Healing*. Beverly, Massachusetts.: Fair Winds Press, 2015.

McCarthy, Juliana. *Somos Estrellas: Una guía moderna de astrología*. Koan Ediciones, 2019.

Michael, Coby. *Herbolario de la Senda de los Venenos: Hierbas nocivas, solanáceas medicinales y enteógenos rituales*. Rochester, Vermont. Inner Traditions en Español, 2023.

Neves, Liz. *Northeast Medicinal Plants: Identify, Harvest, and Use 111 Wild Herbs for Health and Wellness*. Portland Oregon: Timber Press, 2020.

Paine, Angela. *Healing Plants of the Celtic Druids*. Winchester, Reino Unido: Moon Books, 2017.

Patterson, Rachel. *Curative Magic: A Witch's Guide to Self-Discovery, Care & Healing*. Woodbury, Minnesota: Llewellyn Publications, 2020.

Paxson, Diana. *Taking Up the Runes: A Complete Guide to Using Runes in Spells, Rituals, Divination, and Magic*. Boston, Massachusetts: Red Wheel/Weiser LLC, 2005.

Penczak, Christopher. *The Inner Temple of Witchcraft: Magick, Meditation, and Psychic Development*. Woodbury, Minn.: Llewellyn Publications, 2003.

Pollack, Rachel. *Los setenta y ocho grados de sabiduría del Tarot*. Barcelona, España. Ediciones Urano, 2019.

Robbins, Jim. "How Immersing Yourself in Nature Benefits Your Health". *PBS News Hour* (sitio web). 12 de enero de 2020.

Sheffield, Ann Gróa. *Long Branches: Runes of the Younger Futhark*. Autopublicado, Lulu.com, 2013.

Shoemaker, SaVanna. "All You Need to Know about Figs". *Healthline* (sitio web), 3 de junio de 2020.

Steward, Amy. *Wicked Plants: The Weed that Killed Lincoln's Mother & Other Botanical Atrocities.* Chapel Hill, North Carolina: Algonquin Books of Chapel Hill, 2009.

Tierra, Michael. *Planetary Herbology: An Integration of Western Herbs into the Traditional Chinese and Ayurvedic Systems.* Twin Lakes, Wisc.: Lotus Press, 1988.

Winston, David y Steven Maimes. *Adaptogens: Herbs for Strength, Stamina, and Stress Relief.* Rochester, Vermont: Healing Arts Press, 2007.

ÍNDICE ANALÍTICO